JN139703

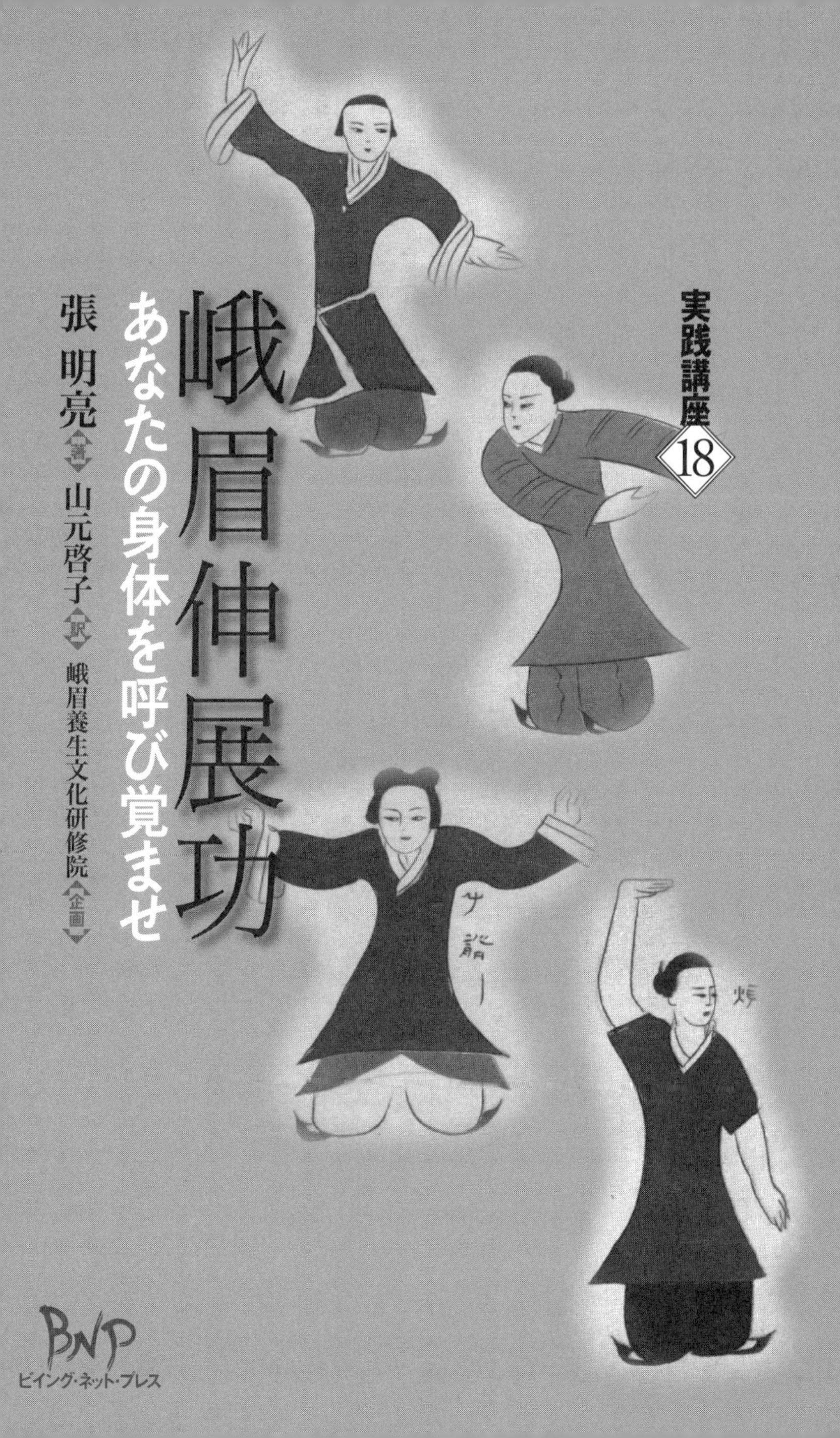
実践講座
18
峨眉伸展功
あなたの身体を呼び覚ませ
張 明亮 著
山元啓子 訳
峨眉養生文化研修院 企画
BNP
ビイング・ネット・プレス

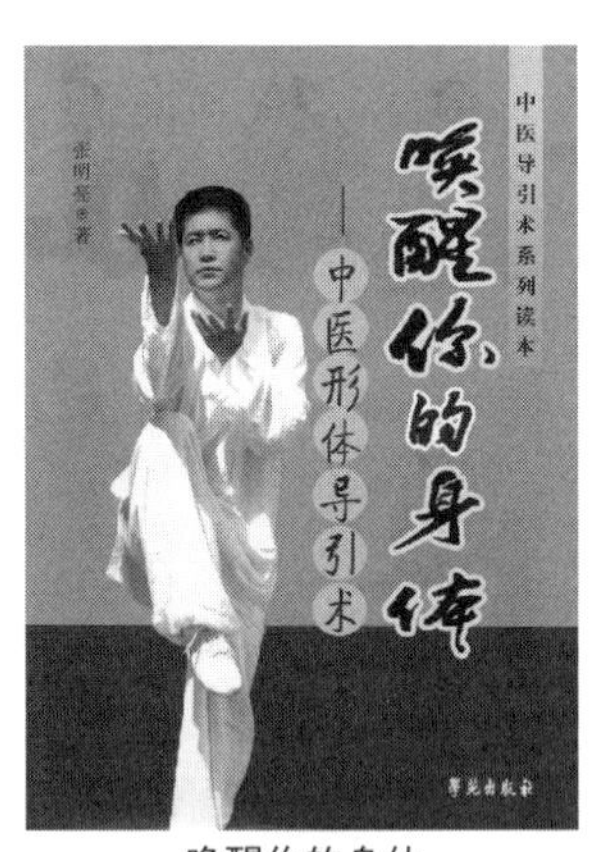

唤醒你的身体
中医形体導引術
中国・学苑出版社

峨眉伸展功
あなたの身体を呼び覚ませ
原著

序――光明に至る身心変容技法としての「峨眉伸展功」

鎌田東二
上智大学グリーフケア研究所特任教授
京都大学名誉教授・宗教哲学

私はこれまでさまざまな大学で宗教哲学や民俗学や比較文明学を教えたり、研究したりしてきたが、二〇一一年度から日本学術振興会科学研究費補助金（基盤研究A）「身心変容技法の比較宗教学――心と体とモノをつなぐワザの総合的研究」という大型研究プロジェクトを四〇名ほどの各大学の研究者たちと進めることになった。

その研究の一環で、二〇一三年九月、張明亮老師を当時私が務めていた京都大学こころの未来研究センターに招聘し、身心変容技法研究会主催で「気功と身心変容技法」をテーマとした三日間の国際シンポジウム・ワークショップを行った。そこで張老師に「峨眉丹道医薬養生学派の気功における身心変容技法」と題して講義をしてもらい、併せて実修も行った（この国際シンポジウムの全記録は『身心変容技法研究第三号』一三二―一七五頁、京都大学こころの未来研究センター、二〇一四年三月刊に一挙掲載している）。また二〇一五年四月には、その第二弾として、「峨眉丹道気功と身心変容のワザ」の講演をしてもらい、気功における偏差や「走火入魔」など、いわゆる「魔境問題」についてディスカッションを行った。

その後、二〇一五年六月に一般社団法人峨眉養生文化研修院が設立され、院長を張明亮老師が、代表理事を縁あって私が務めることとなり、峨眉丹道気功を中核とする峨眉養生文化のさらなる研究と実修に一定の役割と責任を負う立場となった。

気功は、①導引、②吐納、③存思の三つの要素を持っているが、それを、身体・呼吸・意念とも、調身・調息・調心とも言い換えることができる。

ということは、

①導引—身体—調身
②吐納—呼吸—調息
③存思—意念—調心

という三つの系をつなぎ、調和させることが気功の目標であり修練ということになろう。

中でも、呼吸＝吐納＝調息は、「身心変容技法」として要をなす要素であり技法である。呼吸の仕方が「身心変容」の引き金となるからだ。

目に見える体と目に見えない心が人間の二つの極であるとすれば、その間にあって、体と心のデリケートな変化をそのつど表わし引き起こすのが呼吸である。呼吸を通して心と体はインターフェース

（相互浸透）する。

たとえば、緊張している時の呼吸は荒くて、速い。その時、体は硬く、防衛的になっている。その反対に、リラックスしている時の呼吸は緩やかで、深い。その時、体は柔らかく、受容的になっている。そこで、意図的に、呼吸の仕方によって体と心の状態を変化させ、コントロールすることができることを学ぶ。これが、座禅であったり、気功であったりする。

特に、峨眉派気功は、一二世紀南宋末の白雲禅師に始まる「峨眉臨済宗」の「身心変容技法」として発展してきたものである。ここに、座禅的な呼吸瞑想と道教的な導引の両方が統合されている。

京都大学の国際シンポジウムの三日目の実修の中で、張老師は「峨眉伸展功」について講義をし、実演した。そこで、張老師は、真に「放鬆」を達成するためには「伸展」が必要だと力説した。身心を緩めて「放鬆」に導くためには、その前提として、大きく深い「伸展」がなければそこに至ることはできないという、当たり前の鉄則を身をもって示した。

禅ではよく「大円」の形が完全なる悟りの状態を表わすシンボルとして使用される。だが、その「大円」を自らの身心を通して実現するためには、大きく深いどこまでも真っ直ぐに伸びていく「伸展」がなされなければその「大円」の充実に至ることはできない。この真理を張老師は実に明晰に講義し、実演し、そして私たち一人一人の身心を通して納得させた。素晴らしい講義と実修であった。

中国で白雲禅師が「峨眉臨済宗」として峨眉派気功を始めた頃、日本では栄西禅師（一一四一―一二一五）が出て、新しい中国仏教を学ぶために、一一六八年に南宋に留学して天台山万年寺で禅を学んだ。そして、一一八七年、再度南宋に渡り、一一九四年に天台山万年寺の虚庵懐敞から臨済宗黄龍派の嗣法印可を受けて帰国し、一一九五年に九州の博多に日本で最初の禅道場として聖福寺を創建した。この栄西禅師は日本の臨済宗の宗祖となっている。

このように、中国での峨眉臨済宗の起こりと、日本での臨済宗の始まりとは軌を一にしているのである。

近年の張明亮老師の来日・講演・実修、そして峨眉養生文化研修院の設立と活動は、この一二世紀の白雲禅師と栄西禅師の出逢いにも比すことのできる歴史的邂逅と展開である。

この貴重なる出逢いを通して、これから日本と中国の気功の新たな交流とさらなる進展が生まれてくることを心から期待している。特に本書は、実修に重きを置きつつも、その理論的な根拠や背景も明確に説明する良書である。本書と前著『気功の真髄―DVD付き 丹道・峨眉気功の扉を開く』(KADOKAWA、二〇一五年)をぜひ併読・併修していただきたい。

峨眉丹道医薬養生学派のますますの発展と中国気功文化のさらなる錬成と広がりが、混迷する世界や日本の情勢にひとすじの光明と道標と具体的な方法をもたらすことになると私は確信している。本書はその光明と道標と方法の証の書である。

日本語版に寄せて

『峨眉伸展功――あなたの身体を呼び覚ませ』（原著名『喚醒你的身体――中医形体導引術』）は、私が中国で北京の学苑出版社と共に世に送り出した『張明亮中医導引術シリーズ読本』の中の第二冊目の本です。この本は、主に「峨眉伸展功」の功法、功理の解説を通して、読者の方々が実用的で、簡単に行える自分で自分の心と身体を健康にする方法をマスターできるように作りました。そして中医学、気功、導引、太極拳などの古い医療的な体育や伝統文化の正しい基本的な理解に役立てて頂きたいと思っています。またこの厳しい現代社会に生きる私たちが、進めば進むほど遠ざかってしまっている本来のあるべき姿、心身の健康と、調和のとれた、愉快な生活を、皆さんが少しずつ取り戻されることを願っています。

峨眉伸展功は、すぐにマスターできる効果的な功法です。実践するとストレスから解放され、心身の疲労が回復し、様々な病気の痛みも緩和されることを実感するでしょう。そして身体がよく動くようになり、しなやかになり、バランスもよくなり、情緒も安定し、記憶力、洞察力が高まります。なので、多くの方々に好まれています。

私は、この功法を日本で紹介してすでに一二年になり、多くの方々に伝えてきました。今までたくさんの人がその良さを実感し、この功法の愛好家、練功者となり、またそれを普及して下さっています。

このような方々の情熱や励ましや、峨眉派が伝承する養生文化を日本人の心身の健康のために研究し、普及するために設立された一般社団法人 峨眉養生文化研修院の積極的な援助のもとに、私はこの本を翻訳し出版することができました。それはまた私たちの共通の願いである、より多くの人が健康と喜びを手に入れることにつながるのだと確信します。

今回、功法の動作の分解練習の写真を撮り直しました。読者の皆さんは、写真を見ながら、よく練習ができると思います。

翻訳者の山元啓子先生、編集協力者の鳥飼美和子先生、日本峨眉養生文化研修院の理事長鎌田東二先生、理事の萩原邦枝先生、津山鮎子先生、友野恵子先生とすべてのメンバー、ビイング・ネット・プレスの編集長の野村敏晴様、日本語版の出版を快諾下さった学苑出版社に、心より感謝の意を表すとともに、峨眉功法のすべての練功者の皆さま、これから峨眉功法を学ぼうとする皆さまに、熱いエールを送ります。

二〇一六年一月二日

中国峨眉丹道医薬養生学派第十四代伝人
峨眉内功導引按蹻術無形文化遺産伝承者

張 明亮

目次

はじめに

もしも私たちの身体を一本の樹木と見なすなら、それは疑いも無く、この世界で、最も繊細で精密な構造で、最も複雑なプログラムをもち、最も動きがよく、不思議なコミュニケーション能力を発揮する「生命の樹」、「宇宙の樹」です。その樹は、天地によって造られ育まれ、万物の霊が帰る所でもあり、今日に至っても依然として限りなく尽きることのない未知の潜在能力を埋蔵しているのです。

人類は、昔からこの樹を宝物として大変愛してきました。それだけでなく、ずっと様々な方法を用いて探索し理解しようと試み、より多くの機能を発掘し、自分自身や世界をより良く変化させたいと願ってきました。古い中国医薬や養生学は、まさにこのようにして誕生したのです。中医学、気功、導引、養生学これらの独特の方法は、珍しい美しい花のようであり、数千年を経ても枯れることがなく、科学技術が発達した今日においても、ますます、輝かしく美しい光を放っています。

導引は、伝統医学や養生学の中では重要な構成要素で、昔から心身を修養し、病を治し、健康を保つ重要な方法とされ、歴代の医家や養生家によって大変高く評価されてきました。現代人にとっては、導引養生は、簡単で実践しやすく、主体的に行え、さらに省エネであり、環境にやさしく、まったく副作用を伴わない心身の鍛錬法、健康法です。そのため現代生活の中でも大変有効であると、次第に高い評価と注目を受けるようになりました。

では、導引とはどのようなものでしょうか。
約一七〇〇年前の『抱朴子内篇・微旨』の中に、「知屈伸之法者、則曰導引、可以難老矣（屈伸の法を知る者は、則ち曰く導引なり、以て老い難かるべし）」とあります。それは、「身体の屈伸の方法を理解していることを導引といい、それは老化しにくいという効果を生みだす」という意味です。ここでは、肢体の屈伸、鬆緊（緊張・弛緩）の順序立った運動を通して、全身の気血の流れを導引し、調整して、自己コントロールすることができ、それによって健康になり、病を取り去り、老化を遅らせるという目的に達することができる、ということをいっているのです。

私は、幼いときから師に従って、二十四節気導引術、諸仙の導引法、峨眉十二荘、少林達磨易筋経、武当太極功十三式など伝統導引術を学び、すでに三十余年になります。峨眉伸展功は、私の自分自身の練功と学生たちに教えた経験をもとに、仏家の禅修（座禅や観法を修めること）、道家の静坐、インドのヨガの理論や方法と結び合わせ、深い内容でありながら簡単に学べ、段階的にレベルアップできるような内功導引術として作成しました。私自身の毎日必修の「朝練」にもなっています。皆さんの強い要望を受けて、さらにまとめながら、普及と指導を行ってきました。国内外の多くの練功者に喜ばれています。

峨眉伸展功は、導引養生術の入門の基礎功法であり、中医学を学び、内功の必修功法の実践でもあります。さらには多くの慢性疾患者が自分で健康を取り戻すことが可能な、保健的にも有効な治療法です。功法は、中医学の形、気、神理論を中核に、導引煉形に吐納煉気、存思煉神を合わせ、臓象学、経絡学説を根拠に、気脈内景の理解を通して心身合一の目的に到達しようとする、自分自身で行う導引養生術です。

毎朝、峨眉伸展功の練習で私たちの身体を呼び覚まし、目覚めさせてゆきましょう…。

峨眉真仁　張　明亮

二〇一四年正月並州に於いて

峨眉伸展功

あなたの身体を呼び覚ませ

序章

伸展の中で、あなたの身体を呼び覚ます

毎日早朝に目覚めたときが、身体を伸展させる動きの練習に最もふさわしい時間であり、伸展の中で徐々に身体を目覚めさせ、意識もはっきりし、エネルギーが充満した身体の状態にすることができます。このような身体の状態があってこそ、私たちは充実した一日を始めることができるのではないでしょうか。

伝統的な中医学の形（けい）、気（き）、神（しん）の理論においてはもちろんのこと、現代医学の解剖、生理学の角度から見ても、身体が本当に「覚醒する」には、大変複雑なプロセスを経なければならず、身体の各部の組織、器官や意識が互いに助け合う必要があります。ですから目覚めるプロセスにはかなりの時間を

要します。

生活の中で、私たちは朝起きたときによく妙なことに気がつきます。例えば、

・朝起きて「食欲がない」、「食べたくない」ので朝食をとる習慣がない。
・朝起きると首が痛くて動かなくなっている。
・腰を曲げて顔を洗った、または掃除をしただけなのに腰の筋を違える。
・くしゃみで脇腹を痛めたり、ぎっくり腰になる。

などです。なぜそうなるのでしょうか?

それは、目は覚めたのですが、身体や意識がまだ完全に目覚めていないからなのです。毎朝目が覚めてから、何もしない時間を過ごして、身体が少しずつ起きるのを待っているくらいだったら、目覚めた後、意識的に少し伸展功の練習をして、頭から足までを呼び覚ましたらどうでしょうか。私たちの心身の健康に大いに役立つはずです。

人間は、ほんとうに万物の霊長というにふさわしいと思います。人体には天地の造化や玄妙な自然界の摂理、メカニズムが包含されています。複雑で完全な創造物であることに対して、本当に感嘆を覚えます。また、人体は、ブラックボックスでもあります。中には巨大な潜在能力が育まれており、それは私たちの理解や想像を遥かに超えるものなのです。

以前に読んだニュースですが、六〇余歳の婦人の住んでいたマンションが火事になりました。燃え盛る炎の中、彼女は自分の体重より遥かに重いタンスを抱えて、一〇階から一階の空き地まで一気に

運び下ろしたのでした。しかし、火が消された後、彼女は、この貴重品が入ったタンスを動かすことはできませんでした。

前世紀、一九五〇年代、ある山村に暮らしていた農婦が自分の力だけで、おくるみの赤子を豹から取り戻しました。近くの村人が、事件を耳にして駆けつけたときには、その母親はすでに豹を絞め殺していたのでした。幸いにも子供にけがはありませんでした。人々が豹を担いで行ってしまってから、その母親の腕は、豹の首を絞めたときの曲がったままの状態で、どうしても真っ直ぐに伸びなくなっていたことがわかりました。数日後、母親の腕はやっと少しずつ正常に戻っていきました。この豹の口から子供を奪い返した「豹口奪子（ひょうくだっし）」の話は、当時広く伝えられました。

医学者は、早くから人体がもつ、驚くような潜在能力に気づいていました。アメリカのボストンに住む八〇歳の男性の老人が、不幸にも交通事故でなくなりました。検死解剖をした医者は、老人の多くの臓器は、とっくにひどく衰えていたことを発見しました。血管は著しく硬化し、心臓は正常者の二倍にも肥大し、肺には結核の病変があり、腎臓は両側とも慢性の腎炎で、肝臓の血管が塞がって横に別の血管ができて、血液はそこを循環していました。医者の目には、それぞれの病変が、どれも死因となるほどの状態でした。しかし、調査によるとその老人は、生前、生活に支障はなく、よく親戚や友達を訪ねたりして活動していたというのです。では、この奇跡はどういうことなのでしょう。医学者は、人体の器官は大きな潜在能力を有していて、もしも器官の一部が負傷しても、他の部分がそれに代わって働き、正常な機能を維持することができると考察しています。

このような尋常でない人体の奇跡は、人体の巨大な潜在能力の存在を物語っています。このような潜在能力は、往々にして非常事態に遭遇したときに発揮され、自分でも驚くようなことが起こるのです。

躁病の人は、何日も睡眠をとらなくても平気で、体力もあり、食べる、眠る、住まうなどあらゆる面で、躁病でない人には耐えられないほどの状態でも、彼らは精神も体力も驚くほど活発にみえます。科学者は、人の大脳は、利用されている部分はわずか約一〇％程度にすぎず、高度に緊張して、興奮しているときでさえ、五〇％位の脳細胞は依然として休眠状態にあると証明しています。ある学者は、「人の潜在能力の大きさは驚くべきものであり、もし人が大脳の能力の半分を出さざるを得ないような状況に追い込まれたとすれば、私たちは軽々と四〇言語をマスターし、百科事典を最初から最後まで暗記し、何十課目もの大学の講義を修めることができるだろう」といっています。

ちょっと考えてみましょう。まだ始動していない大脳の潜在能力が、私たちにとってはある種の保護の状態であるとするならば、その原因は、私たちの身体がまだ眠っているからではないでしょうか。あるいは、私たちの身体と大脳がまだ完全な融合状態になっていないからではないでしょうか。一人一人の身体は宝の蔵なのです。ひょっとすると、ほとんどの人が一生この宝の蔵を見つけられないのかもしれません。私たちの身体は、依然としてまだ眠りの中にいるのです……。

伸展の中で、あなたの病や痛みを癒す

日々の生活には常に様々な傷害や危険が存在します。しかし、そう簡単に私たちの生命や健康がお

びやかされないのは、人類の意識や身体の構造に一定の自己防御、自己修復、自己治療の能力が備わっているからなのです。やけどをすると、本能的に手を引っ込め、寒気がやってくれば身体は寒さと戦います。疲れや、渇きや、空腹を感じること、涙と笑い、ため息、指の切り傷が治る、これらの様々な現象は、もともと備わった機能が働いているから起こるのです。では、失神、発熱、咳、下痢は、どういうことでしょう。角度をかえれば、これらも一種の自己防衛反応であり、臨床では、私たちはそれを「症状」とみなしているだけなのです。これらの機能が正常に働くための基礎となるのは気血です。気血の流れが正常であれば、正気は強く大きく、私たちの外界に対する感度も上がり、自己調整能力も強くなります。気血の流れが異常になれば、症状がはっきり現れていても隠れていても、抵抗力は下がっていきます。私たちは特別な方法を用いてこれらの機能を呼び覚まし、高めることによって、やっと「正気が内に存すれば、邪は干渉すべからず」という状態になるのです。

　中医学の経典『黄帝内経』の「生気通天論篇」に、「是を以て聖人は陰陽を陳べ、筋脈を和同し、骨髄を堅固にし気血皆従うなり……是を故に謹みて五味を和すれば、骨正しく、筋柔らかく、気血以て流れ、腠理以て密なり。かくの如くなれば則ち骨気以て精し、道を謹むこと法の如くなれば長く天命をたもつなり」とあります。ここでいっているのは、昔の聖人賢者は合理的に陰陽を応用する方法を知っていたので、筋脈を調整し、骨髄を堅固にし、気血は経絡に沿って流れる。逆からいえば、気血が経絡に沿ってよく流れることによって、「骨正しく、筋柔らかく」のよい状態になるのです。この気と血も陰陽に分けられて、気は陽、血は陰、気は血の帥で、血は気の母で、血は有形の気で、気は無形の血なのです。両者にはお互いに助け合い、補い合う関係があり不可分のものなのです。人が生きているということはこの気が存在するからで、気こそがすべての生命の根源なのです。

気血の正常な流れが健康を保証する基本条件です。現代生活では、私たちは坐っていることが多く、動きが少なく、飽食し、就寝が遅いなど養生の規律に合わない行為ばかりで、疾病の罹患者の弱年化、肥満体形の普遍化を助長しています。

これは、体内の気血の巡りがよくないこと、すなわち中医学でいう「五労所病也（五労するところ病なり）」（日常生活の習慣によっておこる病）が原因となっています。伸展功の目的は、気血の流れを促進させ、経脈を通すことにあります。実は、私たちは意識せずとも、伸展のすばらしさを生活の様々な場面で感じています。朝起きて、腰を伸ばしたり、筋肉や骨を引っ張ったり、蹴ってみたりして身体を伸ばすと、一日身体が軽く感じます。首が凝ると、同僚が揉んでくれる、腹を冷やして痛くなったら温める、腰や背中がこわばってきたら、あちこち押したり叩いたりすると、ああ、気持ちいいと感じるのです。これは、一体どういうことなのでしょう。それは、局部の組織が外からの力で拡げられ、伸ばされて、気血の巡りが改善したので、気持ちよくなったと感じるのです。これも、「通ずれば痛まず、痛まずば通ず」の簡単な説明です。臨床でも、肩関節炎、膝蓋骨骨折の快復期や一部の腰の椎間板ヘルニアなどの症状には、外からの力で牽引、伸展を行って治療します。これらも伸展の必要性をはっきり表しているのです。

中医学では、伸展は経絡を外から治療する基本方法の一つです。私たちがいつも適度に身体を広げたり伸ばしたりして気血の流れを良くしていれば「内外が調和し、邪が害する能わず、耳目聡明にして、気立つこと故の如し」という効果をもたらします。また、伸展は主体的な自己導引の治病方法です。この方法は、早くは『黄帝内経』の中で明確な記述があり、随時代の医師・巣元方（そうげんぼう）の著書『諸病源候論（しょびょうげんこうろん）』は導引治療法の集大成です。

『諸病源候論』は、中医学の「七経」（七つの重要な文献）の一つだとされています。中国に現存する最も古い病気のメカニズムの専門書で、全五〇巻あり、六七門、一七三九論に分かれています。内容は、内科、外科、婦人科、小児科、五官（五つの感覚器官。目・耳・鼻・舌・口）科などの疾病が含まれ、様々な症候の病因やそのメカニズムを述べています。この書物には、薬の処方はありませんが、各症候に対して導引治病の方法が列挙されており、疾病を治療するのに導引を用いています。よって導引、気功療法などの発展の道しるべとなり、大きな貢献を果たしました。導引気功治療を学問的に体系化し、弁証的施術、弁証的練功方法を打ち立てました。全五〇巻に収められている導引法は、二八〇種類、内科、外科、婦人科、小児科、五官科各科に渡っています。ただ、残念なことに、歴代の研究者に、中医学と導引の両方に精通する者が非常に少なく、中医学と導引を融合した真髄ともいうべき本書は次第に忘れられてしまいました。

数年前から、私は恩師や友人に激励され、学生と共に『諸病源候論』の系統的な研究と整理を始めています。将来みなさんにその成果をお届けできることを願っています。

伸展の中で、真気の流れを感知する

気血が正常に流れることの重要性を認識したならば、気がどのように流れるかも理解しなければなりません。

道家の功法である周天搬運法は、気の流れを発見し、気の流れの規律性を理解し、そこからさらに気の巡りを主体的に調整コントロールする基本方法です。気を把握して自分を認識し、理解し、自分を変えていく、さらに人、物、天を合一する有効な方法です。これは、道家思想の具現化したもので、最も代表的な修練方法の一つなのです。

昔の人は、このような功法の実践によって、体内の真気の流れる状態や運行路線を認識しました。それを分析したり法則性を導き出したりして統一し、次第に人体の内景の「経絡図」が完成したのです。これが、中医学の十二経脈と奇経八脈を主とする大きなシステムなのです。さらに進んで、『子午流注論』が著わされ、鍼灸学、推拿学や導引学の理論的基礎を打ち立てました。中医内科学の「聖経」と呼ばれている『傷寒雑病論』、『金匱玉函経』の「六経伝変」の規則性などの理論も、これから組み立てられたものなのです。また、中国医学の最も基礎であり、代表的な気化論は、内景功夫（体内の気脈の流れを感知できる能力）と密接な繋がりがあるのです。

では、どのようにしたら真気の存在や流れを感知することができるのでしょうか。

「真気」は私たちの生命を維持させる根本ですが、内力が充実している内家拳の達人であれば真気の状態を体感できるかもしれませんが、一般人は日常生活の中では、その存在や流れを感じることはできません。あるいは非日常の特別な実践や状況の下で真気の真実の威力を「呼び出す」ことはできるかもしれません。しかし、そのような状況は大きな危険を伴いますので、この種の方法を試すことをお勧めすることはできません。では、どのようにすれば真気を感知できるのでしょう。

自分に合った内家功法を見つけ、持続して長く練習を積めば、一定の「真気」の概念は得られると思います。では、伸展功はどうでしょうか。もちろんOKです。伸展功は経絡を通し、気血を整え、臓腑の機能を高めることが目的の保健功法の一つです。簡単で学びやすく、かつ深い内容が含まれているのです。人体の健康の根本は気血だと述べました。気と血の形体は違っていますが密接な関係があるのです。私たちが、伸展を行うと、気の流動性は高まり、血気が脈道内で運行し変化するのを助けます。汗だくになったり、力の限り運動して、筋肉や心肺機能を高めているのではないのです。これは、真気の「動」の認識であり、もう一方に「静」があります。伸展功の特徴は、相対的な静止を基として、動作は比較的大きく、動作の過程では細やかに、速さは比較的ゆっくり、弛緩と緊張、遠近を使って練習していきます。表面的には、意念に対して特別な要求はしていません。しかし、練習する人に、一定の所を注視するように要求すれば、練功者は両目を用いて意識を集中していきます。この過程が相対的な安静状態なのです。これが導引の「静」なのです。静になるとその部分の欲するままに真気を流すことができるようになります。これこそが真の「静」の理解なのです。

中医学の経典の言葉に、「恬淡虚無（てんたんきょむ）にして、真気これに従い、精神を内守すれば、病いずくんぞ来たらん」とあります。歴代の道家、仏家、儒家、医家、武術家各派の名人は、気に対しての一定のコントロール力があり、意識的に、ある一定の範囲において気に対して適切な調整を行って健康を促進し、自分の功力（実力）を高めていました。この功力の表れが気に対するコントロール力です。このような能力が使えるのも、すべて「気脈内景」の理解と応用とコントロールがその源となっているのです。

伸展の中で、人体の内景を洞察する

『黄帝内経』は中医学の根本経典で、上古の時代の三大奇書の一つです。歴代の医家は法律のように見なし、後世にもその名を残す大家は宝物ように大切にしているのです。『黄帝内経』の学問的観点や理論体系は、陰陽五行論が根本理念となり、弁証論治法則を応用し重要な手段として、臨床の施術を行うものです。自然の方法を採用し、偏りや欠点を補い矯正する方法で体内の陰陽盛衰の矛盾を整えて、最終的に人体の「和合致中（調和して節度に適った状態）」「陰平陽秘（陰気の和平と陽気の固密、両者の相互調節により相対的なバランスが維持される状態）」の状態を実現させるのです。

『黄帝内経』を学ぶには、必ず理論と実践の結びつきを重視しなくてはなりません。理論の学習は、「内」「外」に分かれ、実践を高めるにも「内」「外」の違いがあり、二者が効率よく結びつくそのキーポイントは「返観内視」にあるのです。

まず、何が「外」なのかですが、「外」は疾病の外に現れた症状を観察し、分析し総括し、それと自分自身の体験や研究とを結び付け、自然界の「類似、形似（形の似たもの）、象同（象の同じもの）」

の現象を探し、そのメカニズムや共通性を研究することによって、最終的にふさわしい診断と治療を行うのです。このような実践は確かに貴重ではありますが限界があります。それは、「外相」の一部分を識別しているに過ぎず、「内景」がどのようであるかを理解していないのです。よって、昔の人はそれを「相似覚（覚りに似たもの、究極の覚りには達していない、途中の段階）」といって「上工（名医、『金匱要略』「上工治未病、中工治病」より）」の条件を満たしていないと見なしました。

陰陽五行学説は中国の優れた伝統文化であり、様々な分野の思想体系や学術構造の主導的な理論です。医学や薬学の二分野に限られたものではありません。よって、陰陽五行の相互関係、本質的な理論と応用を深く理解するには、『黄帝内経』の中だけの研究では限界があり、研究求道の慎重、緻密さをよしとする精神にはかなっていないのです。

よって、陰陽五行学説を学ぶときは、範囲を広げて、四方八方を捜し、各種経典の中で資料を収集し、その重要な内容を理解し、実質をつかみとります。それによって、深い理解が得られ、広く応用することができるのです。最も豊富な宝庫に、『道蔵（道教経典の集成、典籍群）』や『大蔵経（仏教経典の集成、典籍群）』をしのぐものはありません。その次が周秦の孔子、老子、荘子など諸子の著作です。明の時代の偉大な医師・李時珍（りじちん）は、諸家の著作八〇〇余部を参考にし、二七年の歳月を費やして代々伝わる医薬の大著『本草綱目（ほんぞうこうもく）』を著しました。ここからも医薬の研究は、莫大なシステムに厳密かつ慎重な態度をもって臨むべきであり、決して一朝一夕の見解であってはならないことが理解できます。これが、「外」の部分です。

では、「内」について話しましょう。同じく李時珍が著わした『奇経八脈考』の中で、感慨深く、「人体内景の隧道は、ただ返観するものがこれを能く察し、その言必ず謬たず」と、記しています。

赤ちゃんは「発見」と接触の方法を用いて世界を認識し始めます。ですから、人は、自分自身を探すことにおいても、習慣的に外に向かってしまうのです。このように常に外に向かおうとする思考方法は、生活の中ではともすれば思惑とは違った、逆の方向に行ってしまいます。すると人は簡単に弱気になり、過度に周囲の人や環境に依存してしまいます。しかし、周囲の人のことをよく知っているわけではなく、環境も安全だとは限らないのです。それでも、人々はそこに期待し、帰属することを願います。そして実際に自分では抜け出すことができないところに落ち込んでしまうのです。よって、儒、釈（仏）、道諸家の伝統的な修練方法は、みな「返観内視」の方法を強調し、眼、耳、鼻、舌、身、意識を身体の内部に集中させて、真実の自我を感じ取り発見するのです。心の深いところに存在する真実の要求や感情の変化、身体の内部の気血の流れ、その反応や、感覚（冷たい、熱いなど）の存在を発見するのです。これは、外に対しては「無為」なのですが、実際には自分に対しては「有為」であり、最終的には「無所不為（為さざるは無し）」どんなことでもする、という超越した境地に至るのです。返観内視は、方法であり境地でもあります。それは適切な導きと長い修練を必要とし、その修練を通して、私たちは、体内に隠れて存在する巨大な潜在力を、徐々に発見し、表現していくことができるのです。

道家の修行は、自己の認識から始まります。仏教の『般若波羅蜜多心経』の第一句「観自在菩薩」の「観」

も「返観自己」の意味です。儒家の説く修養の順序である「格物致知、誠意正心（物〈法〉を格し、知を致め、意を誠にして、心を正す）」も私たちが自分自身から出発することを求めています。どのような観点であれ、「返観内視」は自己を高める修練の重要な道だということが理解できます。すなわち、私たちはまず身体も含めた自分を認識し、そして尽力して勝ち取ったものが「有根の水（根源、根拠のあること）」であり、そうすれば間違って虚妄の境地に入ることはないのです。

『黄帝内経』を学ぶこと、そして中医学を学ぶことは「内視功夫（内視の実践）」から始めます。体験し、認識し、「内景」の認識を合理的に利用することが、医道を高める鍵となります。この点は、現代の多くの医家があまり言及しない観点です。経絡論、気化論、子午流注論、六経伝変論、臓象論など中医学の優れた理論は、昔の人が内視の方法を根拠にして運用し、発見、発展してきたもので、解剖によって理解できるものではないのです。ですから、中医学、気功などの中国の優れた伝統文化を学ぶのであれば、必ず深く研究し「内視」の方法を実践して、やっと正真正銘の「医家上工（最も優秀な医師）」になることができるのです。これらの内容以外にも、多くの古い医学書の中に、「内視」の論述が数多くあります。例えば、『史記・扁鵲倉公列伝』に、扁鵲は、「垣根の向こう側にいる人を透視する」、「五臓にあるしこりをすべて見る」ことができたと記載されています。近代では近世の名医張錫純の『論医士当用静坐之功以悟哲学』、『医家宜参看《丹経》論』などがあります。以上から、「内視」の方法には間違いないことが充分に証明されると思います。試しに医、儒、道、仏の経典を読んでみれば、多くの「返観内視」に関連した論述を見つけるでしょう。

「返観内視」は抽象的な概念ではなく、自己を認識し、生命を感知する、生き生きとした具体的な体験方法です。伸展は、現代人が自己を返観内視に導くよい方法であり、伸展功の普及や実践がなかったら、私たちが内視状態に入るのは難しいでしょう。伸展功は、私たちを「楽受（身心の心地よいと感じる感受）」に導き「禅定内視」に向かわせる簡単な功法なのです。

伸展の中で、養生の真諦（根本）を証明し、悟る

人に生命が与えられるのはたった一度であり、生命の貴さは、万物に勝ります。健康と長寿は、生命の根本であり、何よりも大事なものです。それは人類が求める最大の幸福であり財産でもあり、一人ひとりがずっと求め続けてきた目標であり願いでもあるのです。

中医養生学は、「天人合一」の理念を守って、中医学の理論を基礎として、生活パターンを調整し、生命状態を改善し、生存の質を高めるよい方法です。中医養生学の発生、発展は人類固有の養生に対する意識と密接な関係があり、養生の意識は人類の自己保存の一種の本能といえます。有史以来、人類は火を利用し、採集し、農作物の種を播くようになり養生の実践が始まります。このような原始的な実践活動が基礎となって、人類は経験を積み上げて、理論を高め、それをまた実践に活かし、次第に「養生学」を形成したのです。中華民族は、悠久の歴史の流れの中で、自然、疾病、老化と戦う中で、模索と総括を続け、徐々に人体生命の本質や規則性の理解を深めました。そして、幅広い内容をもつ、理論と方法が揃った独自の特色をもった健康長寿システム「中国伝統養生学」を作り上げてき

たのでした。

中国伝統養生学は、中国文化に燦然と輝く宝玉のような存在であり、疾病を予防治療し、心身を保養し、老化を遅らせ、人類を健康で、長寿で、幸福にする学問なのです。そこには、按摩（マッサージ）、導引、気功、鍼灸、服気、医薬など多種多彩な内容が含まれます。まさに、『黄帝内経霊枢・本神第八』の中の「故に智者の生を養うや、必ず四時に順いて寒暑に適い、喜怒を和して居処に安んじ、陰陽を節して剛柔を調う。かくの如くあれば則ち僻邪至らず、長生久視ならん」という言葉のとおりなのです。

その意味は、智恵ある人の養生の道は、必ず四季の気候の変化に順応し、寒暑の変化に適応し、喜怒の情緒を和ませて安らかに生活し、陰陽剛柔を調整するというものです。このようにすれば、病邪の侵入を受けず、老衰に到らず健康を保持することができるということです。東晋の著名な養生家・張湛は、それらを簡潔にまとめて、「養生大要、一曰嗇神、二曰愛気、三曰養形、四曰導引、五曰言語、六曰飲食、七曰房室、八曰反俗、九曰医薬、十曰禁忌（一に神を惜しむ〈考えすぎたり、感情に流されたりしない〉、二に気を愛しみ大切にする、三に身体を養う、四に導引を行う、五に言語を慎む、六に飲食の節制、七に正しい性生活、八に世俗に流されない、九に適切に医薬を用いる、十に、してはならぬことを敢えてしない）」といっています。

ここから、養生は総合的な作用をもつものだということがわかります。非常に豊富な内容、例えば、生活の規律を調整する、生活環境を改善する、飲食の良し悪しを重視する、各種の鍛錬法（動功、静功、導引、按蹻などを含む）を合わせて行う、ある種の薬品を用いる方法など、医学、栄養学、社会学、体育、気功、音楽、宗教、自然環境など様々な領域に及んでいるのです。平たくいえば、養生とは現在を良くし、また未来のために適切な準備をしているということなのです。現代の保健の理論では、人類の健康は、生物学的特徴、生活環境、生活方式および保健医療体制により構成されていると考えます。では、中国伝統養生学の核心の理論、方法、目的とはどういうものでしょうか。

中国伝統養生学では、人は先天の元気を持って生まれてくると考えます。その元気は元精（げんせい）（父母の精）が変化したもので、生命活動の根本、生命の根源、生命の原動力なのです。人の全ての生命活動は、みな元気の推進力に頼っているのです。ある人の元気が充足していれば、その人の生命力は旺盛で、身体は強壮ですが、もし元気が損なわれることがあれば、身体は衰弱し、内が傷つき外からの影響を受けやすく、様々な病気が生まれます。もし人が元気を使い果たしてしまえば、燃料が尽きて灯火が消えるように、人は死んでしまうのです。

元気は、出生時に持って生まれてきた一つのボンベに入った「天然ガス」のようなものです。誰もが持って生まれてきたものですから、仏家は、これを「衆生平等（しゅじょう）」というのです。その天然資源が充分ある人もいるし、また、少ない人もいます。多いか少ないか、という差だけなのです。人の一生は、このボンベの「気」を使ってゆくことで、死は天然資源を使い終わることと同じです。もし、毎日強火で燃焼させれば、元気は早く使いつくされてしまい、生命の終結が早くなります。養生の道を知る者は、合理的に毎日少しずつ使います。弱火でことこと煮るのと同じで、そうすれば「気」を生みだすこともでき、健康に一〇〇歳を超して天寿をまっとうすることも可能になるのです。
『医宗必読』に「先天の本は腎に在り」とあります。私たちは自分で先天の気の多少を決めることはできないのですが、元気の管理と使用方法を選ぶことはできます。これが、「養生」なのです。人にはまだ後天の本もあります。脾胃が後天の本で、気血生化の源なのです。『黄帝内経素問・霊蘭秘典論』では、「脾胃は、蔵廩の宮にして、五味を出るなり」とあり、脾胃は五行の中では土に属し、腎は五行では水に属し、土と水は相克の関係にあります。脾胃は、食物を摂取し消化吸収する主要な臓腑であり、脾胃は四肢をつかさどり、また「化（変化）」をつかさどり、腎は「蔵（貯蔵）」をつかさどっています。もし肢体の伸展を行えば、そこから逆に脾胃に影響し、脾胃の気血生化の機能が高まり、それが腎臓の精気を納める機能を促進するのです。脾胃の生化の働きや腎の貯蔵の機能の調整が上手くいけば、「水土合徳（腎、脾胃相互のよい協調状態）」の形成を促し、これこそが養生の最高のレベルなのです。

古今の様々な養生の方法を見渡すと、多くは修練して、自分の元気を培って堅固にし、節約を行っています。細い水が長く流れるようにすれば、長生きの目的を達成することができるのです。

ここから、養生の真諦、根本の意味は、健康管理においては、脾胃や腎臓の機能を調整し、気を使用するときは節約することを第一とする、ということです。あなたの気を節約し、できる限り長く使いましょう。省エネにすることよって、元気を固め、節約することができるのです。これこそが、本当の養生なのです。

この理屈が理解できれば、養生と摂生の理解は難しくないでしょう。昔の人の養生の理念は、嗇神、愛気、養形などだけでなく、少思、少念、少欲、少事、少語、少笑、少愁、少楽、少喜、少怒、少好、少悪なども強調しています。道家は、内丹学の気脈の「大小周天搬運」の基礎の下に、徐々に気脈を収斂して「五気帰元」させ、最終的には「清静無為」、仏家禅宗のいう「無修無証」「本地風光を把握する」などの境地をめざしています。それは、この養生の考え方からきているといえるでしょう。

伸展の中で、心身合一に到達する

伸展功は、自分で「形を以て知を促し、知に因って形を弛める」ことを行っているのです。「形」の概念は、狭い意味と広い意味に分かれますが、ここでの意味は狭い意味での「形」の改善や調節を通じて、基本的な「形と神を倶にす」の状態を作るのです。身体は、相対的な極限（人それぞれの極限）の伸展を通して、気血が、表裏、経絡に流れたり、経から臓や腑に入ることをなどを促進し、円運動を行う中で、臓腑の運行や相互協力の機能を高めます。そして気血津液の運行や変化の状態を改善し、意識と形態が呼応するよいリズムを作り出すのです。広い意味の「形」は、人の一生が描き出す養生の軌跡を指します。

中医養生の最もよい状態は、「正気存内、邪不可干（正気内に存すれば、邪干すべからず）」の状態です。精神状態が充実していて、思うようにそのエネルギーを保管できるのは、意識が身体をコントロールできるからであり、そしてまたエネルギーを元の大きなエネルギーの流れに戻すこともできるのです。この過程は消耗が少ないので、精神は充実します、その逆もまた然りです。このような意識のコントロールや、また意識が身体をコントロールすることは、平素の身体の状態によって決まってきます。これが、「陰は内に在り、陽はこれを守り、陽が外にあり、陰がこれを使う」ということなのです。陰は全ての物質に現れてくる、動こうと準備している基礎となるものです。陽は、すべての昇華されたものであり、今まさに表現されていて、動いているものです。弁証的な相互関係の観点からいえば、意識と物質の関係は定まっているのではなく、陰陽が明確に相互に転化するという特徴をもっているのです。ただこの転化の条件が相当厳しく、また私たちの肉眼や感知能力ではその変化の過程を知ることができないのです。私たちは習慣的に現存する状態を見て事物の性状を判断し、意識と物質の間の相互に転化する過程を知るのです。養生学では、この意識と物質の境界を越える方法が、すなわち意識と身体の融合を実現することなのです。

　意識と身体の融合により、精神の理性的な自由を実現し、意識は臓腑に対して主動的に機能の調整を行い、行為は思想の適切な表現となり、生活の中で霊性との融合を感じます。

　身体の各細胞が気の流れを感知するようになることは、かなりハイレベルの鍛錬なのです。伸展の練習を続け、気血が勢いよく流れるようになり、そのような状態でも依然として意念の制御を受けていて、意念が湧き上がってきたときでも、依然として気血は「循道（道に循（したが）う）」の基礎の下に自由に流れている状態、これこそが、私たちの練功の目的「心身合一」の世界なのです。

伸展の中で、禅静の糧を集める

儒家の心斎坐忘、道家の清静無為、仏家の定能生慧、医家の恬淡虚無などから見ると、静は体、根本であり、智慧であり、健康であるので、各家とも静の理論や方法をとても重視しているのがわかります。では、静とはいったい何なのでしょう。

弟子：師匠、私は入静しました。

師匠：どんな感じだった？

弟子：静になって何もわからなくなりました。

師匠：（大笑）それは眠ってしまったのだよ。

静とは、覚醒と睡眠の中間の状態、または、第三の状態ともいえます。それは、覚醒時に考えがあちこち飛んだり、心が散乱した状態ではなく、意識が沈み込んだり知覚が低下したこん睡状態でもなく、自覚のある、覚醒した、持続的な、集中した特殊な意識の状態なのです。このような状態において、私たちは自分の身体、心、環境の微妙な変化に気付き、また、次第に身体と心と環境が高度に調和し、統一した状態に到達していくのです。

小坊主：和尚さん、静とはなんですか。

和尚：静とは仏、如如不動である。

静は、一種の覚醒した状態で、その状態において、私たちは、目の前にある全ての事物や、一瞬にして様々に変化する状況に対して終始平静であり、縁に従い、積極的にことに応ずる心を次第に修得してゆくことができるのです。また、このような状態の中で、自分の心身や周囲の環境の影響を受けない真の安らぎを得ることができます。

若い道士：師匠、静とはどのようなものですか？

師匠：静とは道、生生不已（絶えず生じて止むことはない）ということである。

静は、無限に生成変化している状態です。天地万物はこのような状態の中で発生し、発展し、変化し、このような自我の存在を忘却したような状態の中で、天地宇宙や心身の深部からくる巨大な変化や、微細な変化を感じるのです。

中医学の学生：先生、静とはなんですか？

先生：静とは陰陽であり、陰平陽秘である。

静は、一種の自己発見であり、自己認識なのです。ある一定の範囲内において自己コントロールする方法、状態なのです。この状態において、私達は心身合一を理解し、陰陽のバランスの取れた状態を探し出し、健康ですべてが整った生命状態に到達するのです。

伸展功の練習では、有効に経絡を疎通させ、脈結（気滞）を打開し、身体を強壮にし、エネルギーを蓄え、道家の導引吐納、仏家の拝懺経行や密教の金剛拳、大礼拝、宝瓶気などと同じように、本当の禅静によって充分な糧を集めるのです。その後、坐を行うと、長い日々を費やさなくてもその証しを得ることができ、水が集まって水路ができるように、自然に優れた生命状態に達することができるのです。

伸展の中で、無限の喜びを獲得する

現代に生きる人は、現実の生活の中で、感情が不足して恐れたり、意固地になっていたり、「喜怒哀楽悲恐驚」の負の感情の世界に陥り、自分では抜け出せなくなっています。良くない情緒が影響し、正しい判断ができなくなり、多くの疾病を生み出しています。身体の良くない状態が、ある臓腑の「脅迫」によって気血が「過與不及（多すぎるか足りないか）」の状態になり、良くない感情が作られます。気血が良くない状態で巡るのは、気血そのものか、臓腑か、あるいは運化の過程にあらわれた様々な問題によるのでしょう。このような良くない状態が長く続くと、私たちの身体や、心、生活、さらに仕事など社会的な活動にも大なり小なり問題が出てきます。ひどいときには、私たちの生命の継続にも影響しかねないのです。生命の意義は、私たちが考えるより遥かに深遠です。社会的価値は、ただ社会の管理者が完璧をもとめているだけで、私たちにとって、生命の意義は絶対にそれだけではないのです。

では、私たちは情緒があってはいけないのでしょうか。いえ、あるべきです、必ずなくてはなりません。なければ完全な人とはいえないのです。では、どのような情緒だと私たちの身体を傷つけないのでしょうか。『中庸』に「喜怒哀楽の未だ発せざる、これを中と謂う。発して皆節に中る、これを和と謂う」という言葉があります。情緒の変化がまだ表に現れていないときを「中」といい、発しても節度にしたがっているのを「和」というのです。このようにできたら情緒は最もよい状態だといえるのです。しかし、このような状態にそう簡単になれるものではありません。ある種の境地、健康良好な状態、そして周囲の環境に対して正しく判断できる自己コントロールが必要なのです。

　多くの人は、生存と生活は別物だと思い込んで、自分を奮い立たせ、脅迫し、必ず成功することを自身に強いるのです。しかし、成功とはなんでしょう。どのようであれば成功と呼べるのでしょうか。成功と自分が本当に望んでいる生活は同じでしょうか。どのような生活を送りたいかと、生活の中で何が最も重要であるかは違う概念なのです。しかし私たちは往々にしてこのことを軽く考えたり、混同したりしているのです。私たちは、真剣にこの問題を考えてみるべきなのです。

　ある人はこういっています。「現代人の多くは、何が幸福なのか知らないのではなく、また不幸なのでもない。しかし、いつも自分が他人よりも幸福でないと感じているのだ。」このように愚かな、人と張り合う心理が良くない情緒を引き起こす悪事の張本人なのです。この病的な心理の特徴は、自分自身からひどく離脱し、身体は負の感情に引っ張られて流されてしまい、ひどいときには精神に異常を来たしてしまうのです。

　健康な身体があってこそ、正常な心理活動があり、健全な人格が健康な身体を導くのです。時代が進歩し、社会が発展し、人類が不断に進化する中で、私たちは不幸な境遇を変えることはできなくても、環境に対する態度は変えることができます。これは、大変重要なことです。劉禹錫（りゅううしゃく）の『陋室銘（ろうしつめい）』（注）や、范仲淹（はんちゅうえん）の『岳陽楼記（がくようろうき）』（注）で、彼らが表したのは、決して奇をてらったのではなく、生き様、境地なのです。

三国志で有名な英雄・諸葛亮の『戒子書』に「それ君子の行いは、静以て身を修め、倹以て徳を養う。淡泊にあらざれば、以て志を明らかにすることなく、寧静にあらざれば、以て遠きを致すことなし。それ学は須く静なるべく、才は須く学ぶべし。学ぶにあらざれば、以て才を広むるなく、志あるにあらざれば以て学を成すなし。淫慢なれば則ち精を励ますこと能はず、険躁なれば則ち性を治むること能はず。年は時と与に馳せ、意は日と与に去り、遂に枯落を成し、多く世に接せず。窮廬を悲しみ守るも、将た復た何ぞ及ばん（君子は静かに身を修め、質素倹約をして徳を養う。無欲でなければ志が明確にならず、冷静でなければ高遠な目的を達成することはかなわない。学問は静から、才能は学から生まれる。学ぶことで才能は開花し、志がなければ学問の完成はない。傲慢になれば勤勉から遠ざかり、心が険騒ならば自らを失う。齢を重ね意欲も失せ、次第に、落ちぶれ世間から遠ざかる。そうなって嘆き悲しんでも取り返しがつかない）」とあり、これは、政治家、軍人である一人の父親が幼子に心をこめて送った戒めなのです。

伸展は、私たちの気血をのびやかにし、溜まっていた気脈をよく流れるようにし、塞いでいた通路を開通させます。健康を手に入れると同時に、次第に「禅悦」「法喜充満」の状態を体感し、無限の喜び、充足感を獲得するのです。

ここに、私個人が練功の中で得た体験と喜びを、皆さんと分かち合うことで、皆さんにも一人の健康人として本当の喜びを体験し、手に入れて欲しいと思います。普段の生活の中で、楽観的な心を保ち、仕事中には積極さを体現し、時間が空いたら本当の意味での清心静思を実現しましょう。皆さんと手を携えて宇宙と人類の間の秘密を探索し、生活と私たちのつながりを発見し、養生の観点から人類の智慧を掘り起こしましょう。そして自分を知り、生活のあり方を理解し、柔軟に変化し、積極的に向上をはかろうとする生命の状態を保って、私たちの生存の質を向上し、自然界や、周囲の事物と調和して歩んでいくこと、これが、私が皆さんに峨眉伸展功を紹介する目的であり、最大の願いなのです。

注

・劉禹錫：中唐の詩人、白居易と親しく交流した。

『陋室銘』

山は高きに在らざるも、仙有りて則ち名とす。
水は深きに在らざるも、龍有れば則ち霊たり。
斯は是れ陋室にして、惟だ吾が徳のみ馨れり。
苔痕は階に上りて緑、草色は簾に入りて青し。
談笑するに鴻儒有り、往来するに白丁無し。
素琴を調べ、金経を閲するを以てすべし。
絲竹の耳を乱すること無く、案牘の形を労することも無し。
南陽の諸葛の廬、西蜀の子雲亭、
孔子の云はく、何の陋きことか、之れ有らんと。

・范仲淹：北宋の著名な思想家、政治家、軍事家、文学家。彼の著作『岳陽楼記』の中に、自らの志が記されている。
「天下を以て己が任となし、天下の憂いに先んじて憂え、天下の楽しみにおくれて楽しむ（先憂後楽、後楽園の由来）」

入門篇　導引は健康を生み出す

一　新しい健康の概念

今、あなたが、生命にとって一番大事なものは何ですか？　と聞かれたとします。その答えは、家庭、仕事、愛、理想、お金でしょうか？

もし、健康でなかったら、それらの目標は、どのようにして実現させることができるでしょうか？

では、あなたが、健康とは何ですか？　と聞かれたら、その答えは？

健康の本当の意味は、身体に欠陥や病気がないとか、よく食べたり眠れたりするということだけではないし、もちろん健康美に富んだ体形をもつことだけでもありません。本当の健康は、これらのことを含んでいますが、それだけではないのです。

「健康とは、心身が調和統一し、社会や自然環境に適応した満たされた状態である」これが、世界保健機関（ＷＨＯ）が下した新しい健康の定義です。もし人が心身共に、このような状態にあれば、社会の片隅にいても必ずや輝いている人物でしょう。しかしこの定義に基づいて行われた調査では、この健康の標準に達している人は五％にも満たず、六〇％以上の人が亜健康（半健康）の状態だとのことです。

亜健康は、健康と病気の中間の状態で、身体的にも、精神的にもその影響が現れます。身体的には、倦怠感、動悸、心悸亢進、息切れ、胸苦しさ、自汗（気虚による多汗）など、身体を動かすと悪化する状態や、食欲不振、頭痛、めまい、頸部のコリ、顔色が悪い、原因不明の視力の低下に伴うかすみ目などがあります。精神的には、気力がない、気持ちが沈みがち、反応が鈍い、不眠や多夢症、白昼の眠気、注意力散漫、記憶力減退、分析能力の低下、いらいら、焦燥感、緊張感などです。中高年や仕事のストレスの大きい都会に住む人には、亜健康の状態が多く見られます。自分にもいくつかの症状が見つかるのではないでしょうか？　そして、自分も亜健康状態の仲間入りをしていることに驚きつつ自覚することでしょう。

忙しい現代の都市での生活、緊張の多い仕事や学習は、まるで息を継ぐ暇もないようです。私たちの生活は、物質的には豊かになりましたが、同時に自分の身体や精神的な面では、コントロールを失っているのではないでしょうか。科学技術は日増しに進歩していますが、突発的に発生する疾病、流行病、伝染病に対してはまるで手の施しようがないように見えます。医学が高い科学技術をもつと同時にウイルス、細菌なども次々と変種が生まれ更新されてゆき、まるで終わらない戦争のようであり、私たちはややもすればその被害者になるのです。科学や文化の進歩によって、私たちは果たして自分自身やこの世界に対する理解を深めているでしょうか。それとも反対に方向を見失っているのではないでしょうか。疲労した身体、強いストレスを感じた心で、あなたはこのような疑問をもったことはありませんか。

中国の伝統文化では、「養生」ということを強調し、病気が起こる前にそれを防ごうとし、天人合一の生命価値観というものも強調しています。しかし現代の私たちは、それらからますます遠ざかってしまいました。健康食品、フィットネスやヨガの流行、それらは、私たちの健康に対する本質的な欲求や渇望の表れであるともいえるでしょう。しかし身体だけでなく、精神的にも、さらには人のトータルの状態において求められる健康が、このような健康関連のもので得られるのでしょうか。私たちはどのようにしたら本当の健康が得られるのでしょうか。このような疑問を深く考察する意義は大きいと思います。

本当の健康は、外的な助けだけで獲得できるものではありません。一連のトータルな生活方式であり、適切な飲食や睡眠、休息や運動、思いや情緒、道徳心を養い育てることに至るまで、そのすべてを含みます。これらのことに対して、一定のコントロールができるようなると、人の心身は調和し、社会や自然と統一した本当の健康状態に至ります。これこそが、中国の古人のいう養生の道であり、伝統文化が強調する「天人合一」の思想です。

健康的な生活の中で、体育運動は重要な一部ですが、現代人の体育運動に対する理解と応用は、体育の本当の意味に反しており、医学や養生の観点から見ると、全ての運動が身体に有益であるとはいえないのです。唐代の孫思邈の『千金要方』に、「養性の道は、久行、久立、久坐、久臥、久視をしないことである。もし久視すれば血を傷め、久臥は気を傷め、久立は骨を傷め、久坐は肉を傷め、久行は筋を傷める」とあります。これは、『黄帝内経』にいう「五労所傷」のことでもあります。身体のいかなる活動や休息も行き過ぎてはいけません。労働と休養のバランスをとらねばなりません。現代医学の調査報告では、過度の刺激、加重または不適当な運動は、身体にマイナスの影響を与え、そのような体育運動は、職業や何らかの利益の一種になるだけであり、健康とイコールだとみなすことはできません。

では、どのような運動が健康によいのでしょうか。

伝統医学では、健康とは、身体と心理と環境の調和がとれて統一した状態であると考えます。運動という観点でいえば、私は「形気神（身体と気と意識）」が協調して発展することだと主張します。でなければ損傷などを引き起こしてしまうこともありえます。体育とは、実は身体の認識と教育であり、バランスを保ったり、健康を快復したり、健康を理解する重要な手段であり、身体の限界に盲目的に挑戦することではありません。よって運動方法や内容を選ぶことは、身体の素質や心理状態、周辺の環境と関係するので、人によって違い、順を追って一歩一歩進めていくものなのです。決して精力や思慮の限りを尽して思いどおりの効果を得ようとしてはなりません。自分に合った体育運動を行うことが最も良い選択なのです。

運動は身体と切り離せないものですから「形気神」三位一体の運動理念を切り離すことはできません。形気神の三者間は相互に牽制し、影響を与えあっているので、形の変化は気の巡りを決定し、神の変化は形の骨組みの基礎を決定し、気の巡りは形と神の根本的な状態を決定します。よって「神と形が合い、形が神に随って動き、気が形に随って運ずる（巡る）」ことが要求されるのです。

人の寿命の半分は天（生まれつき）が、残りの半分は自分が握っています。天は寿命の基本的な長さを決めますが、実際の寿命は、人が生まれてからの生存、生活状態によって決まるのです。

人は、生きている限り、様々な生理活動、心理活動によって元気を消失します。養生を心得ている人は、自分の元気を大事に使っており、日常生活の中でできるだけ消耗を少なくし、ひいては様々な修練方法を用いて日常的に消耗を最少にまで減らして元気を長く保ち、長寿の目的を達成しようとします。かたや養生を知らない者は、自分の元気を惜しむことなく、思うに任せて思慮のない行為を続けて元気を過度に消耗してしまうので、寿命を長くすることができないのです。

『黄帝内経・上古天真論』に次のような記述があります。「上古の人、其の道を知る者は、陰陽に法り、術数に和し、食飲に節あり。起居に常あり、妄りに労を作さず。故に能く形と神と倶にして、尽く其の天年を終え、百歳を度えて乃ち去る。今時の人は然ざるなり。酒を以て漿となし、妄を以て常となし、酔いては以て房に入り、欲を以て其の精を竭くし、以て其の真を耗散す。満を持することを知らず、神を御するに時ならず、務めて其の心を快にし、生楽に逆らい、起居に節なし。故に半百（五十歳）にして衰えるなり。」

この文中にある「道を知る」上古の人は、自分の生活状態を調整することに注意を払い、「陰陽に法り、術数に和し、食飲に節あり。起居に常あり、妄りに作労せず」ができるので、できるだけ元気を正しく用い、余計な消耗をしません。それで「形と神と倶にす」ることができるのです。自分の生活状態を調整することによって、天から賜った寿命もしっかりと守り、天寿をまっとうすることができるのです。しかし「今時の人」の生活はまさにその反対で「酒を以て漿となし、妄を以て常となす。酔うては以て房に入り、以て其の精を竭くすことを欲し、以て其の真を耗散す。満を持することを知らず、神を御するに時ならず、務めて其の心を快にし、生楽に逆らい起居に節なし」など、全く生活に規律がなく、様々なところで元気を過度に消耗し、寿命を使い果たしてしまうので、「半百にして衰えるなり」となり、天が計画した基本的な寿命の期限までも生きることができないのです。

「天寿」をまっとうしようと思うのなら、天の時に順応し、よく食べ、よく眠ること以外に、科学的な運動（「妄りに作労せず」）が必要であり、そうすることによって元気を正しく用いることができるのです。修練者は、独特の修練方法によって、元気の消耗を正常な活動のレベル以下に調整します。中国の各流派の養生方法を見渡せば、ほとんどの修練は身体の放鬆（リラックス　余分な力を抜く、脱力ではない）や、心霊の入静状態（儒家の「坐忘」、仏家や道家の「打座」「坐禅」など、みなこの状態に入る）を要求しています。このような状態に入ることによって、命の消耗を最大に減らし、元気を最大に節約、保存することになります。

「そうであるなら、最もよい養生の状態は、寝たままで動かないことではないか」と、問う人がいます。それは理論上の極端な話で、人は全く動かないことは不可能で、長時間身体を横たえていると、必ず血脈の流れが悪くなり、気を傷つけることになります。よって、養生家は様々な導引術を作り出し、身体の導引や呼吸吐納やいろいろな意念活動を通して心身を調整し、経脈を通し、気血の流れを円滑にする目的を達成させます。私は、このことから幼い頃見た田畑の灌漑の様子を思い出します。井戸水を汲み上げて流す前に、必ず水を引く水路を掘り、浅いところは深くし、深いところは土を入れて平らにし、塞がっているところは掘って開き、外に流れ出ていくところは塞ぎ、水がよく流れるように水路を修理していました。そうすれば汲み上げた水は水路を通って滞りなく田畑に流れてゆき、井戸水が水路の中で無駄に失われるのを最も少なくすることができるのです。

ここから養生の運動は、動きを大きく、ゆっくり行うことが、最も合理的な運動方法であることがわかりました。それは現在の体育運動（スポーツ）や競技体育とは本質的な違いがあります。養生の運動とは単なるエネルギーの消耗ではなく、逆にエネルギーを節約すること、あるいは節約に役立つことであり、その準備を行う動きなのです。このような考え方が理解できれば、私たちは流行する様々な運動が養生に適うか否かを識別することができ、行うべきかどうかを判断することができるようになります。

二　導引――伝統医学と古代体育の結晶

導引は、古代ではまた「道引」ともいって、法則を守り道に循って率いるという意味です。「導」は、疎通する、流れをよくする、導くという意味があり、「引」は伸展する、率いるという意味です。古代の著名な養生家、医学者、道家学者である『抱朴子』の著者の葛洪は、「屈伸の法を知る者は、すなわち曰く、ただ導引せば、もって老い難し」といい、導引とは、自発的な系統的な合理的な肢体の屈伸運動を通じて、意識的に体内の気血の巡りを促し、調整し、コントロールし、病を除き健康になり、寿命を延ばすことを目的に行うことなのです。導引は伝統医学（自然な心身医学）と古い体育（素朴な身体教育）の結晶であり、起源は数千年前まで遡ることができ、古代の様々な経典の中にも多くの記載があります。

『荘子・刻意篇』に「吹呴呼吸し、吐故納新、熊経鳥伸するは、寿を為すのみ。此れ道引の士、養形の人、彭祖寿考（老）なる者の好むところなり」とあり、『呂氏春秋・古楽篇』に「昔陶唐氏の始め、陰多く滞伏して湛積し、水道は壅塞し、その源は行かず。民の気は鬱閼にして滞り、筋骨は瑟縮して達さず。故に舞を為し以てこれを宣導す」とあります。

『黄帝内経太素』に「（導引）は熊経鳥伸、五禽戯等を謂う。痿躄に愈近く、長生久視を取り返すなり」とあり、『黄帝内経素問・異法方宜論篇』には「中央は、其の地平にして湿を以ち、よって天地は万物を生み（種類）また衆(おお)し。其の民雑食にして労せず。故に其の病痿厥寒熱(いけつかんねつ)多く、其れを治すに導引按蹻(あんきょう)を宜(よし)とす」とあります。

一九七三年、中国の湖南省長沙の馬王堆三号漢墓から帛画の『導引図』が出土しました。帛画の制作は今から二〇〇〇年余りも前のことです。この図には四四人の人物が導引を行っており、中には年寄り、子供、男、女、服を着ているもの、背中を出しているもの、素手のもの、器具を持ったものなどがあり、その形態は真に迫り、表情もそれぞれ違っていて、導引術の研究にとっては、たいへん貴重な実物の資料です。

数千年にわたって、導引は歴代の医学者、養生家、宗教家、学者、民衆に愛され、広く伝えられました。様々な形式があり、内容も多彩で豊富な数多くの導引術が生まれました。例えば、

赤松子(せきしょうし)導引術　寧(ねい)先生導引養生法　彭祖(ほうそ)導引法　王子喬(おうしきょう)

八神(はっしん)導引法　老子按摩術　華佗五禽戯　抱朴子(ほうぼくし)行蹻術　霊剣(れいけん)

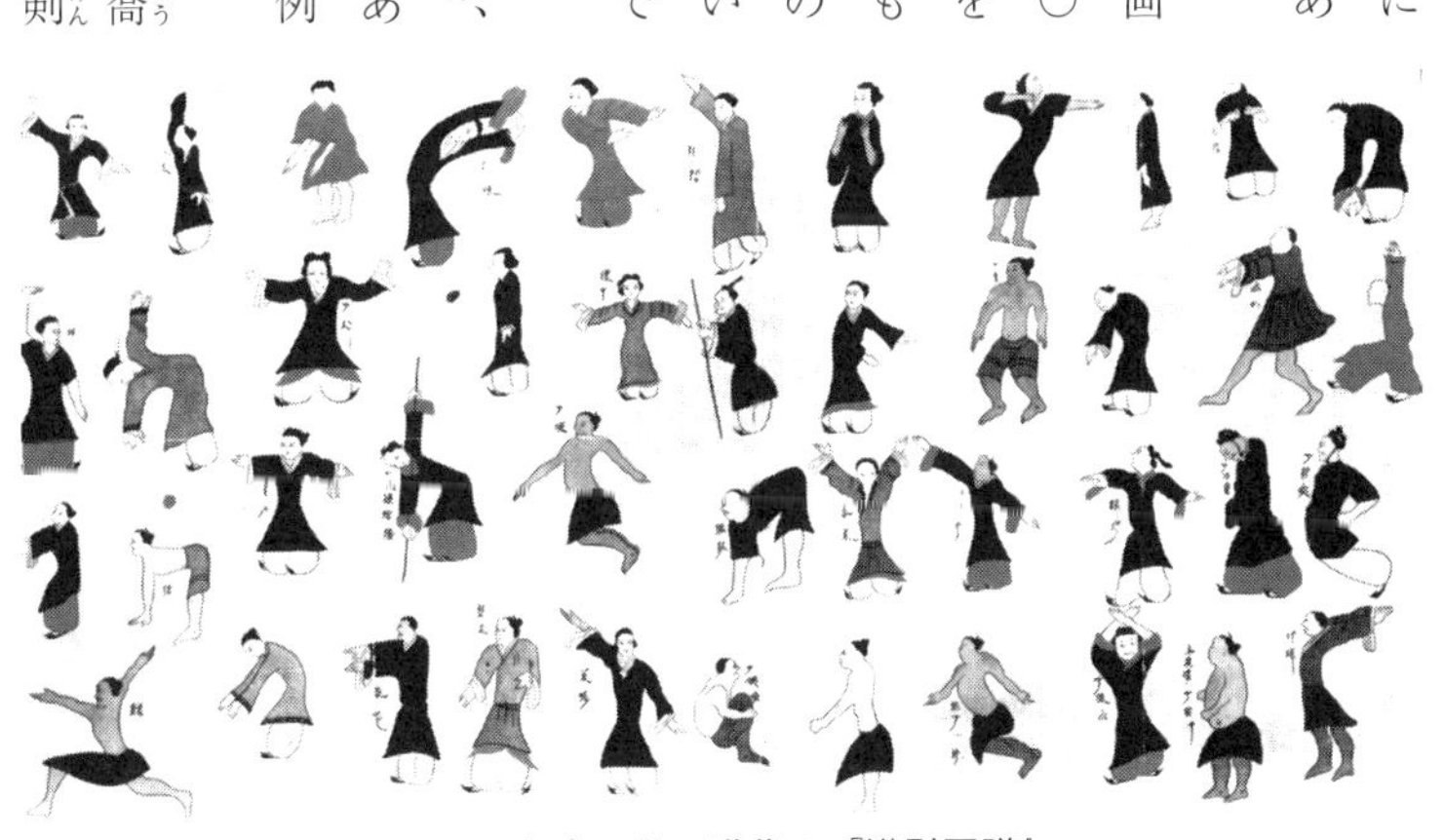

2000 年余り前の漢代の『導引図譜』

子導引勢　玄鑒導引法　孫思邈導引法　鍾離八段錦　逍遙子導引訣　二十四節気導引術　諸仙導引祛病図などなど……。

導引が気血の流れを促進させる効果は、あきらかで見た目にもわかりやすいものです。導引の定義にしたがって以下の方法で体感することができます。

まず右手の五指を、力を入れてできるだけ開き、その後指をゆっくり曲げて虎爪にし、さらに続けて指をしっかりと曲げて握り拳をつくる。左手で右手首をしっかりとつかみ、その後右手の指を開くと、右手の手の平、指が一時の血液の供給不足で白くなっているのがわかる。このとき、つかんでいた左手を突然弛める、血液が一気に流れ右手に充満し赤くなるのがわかる。血液の流れや、右手が温かくなった感覚を体感することもできる。

このような小さな実験でも細かく観察すれば、少しずつ導引、屈伸、鬆緊（緊張弛緩）が気血の流れを導き、調整し、コントロールするという意味や方法、目的が理解できるようになります。そうすれば、神秘めかしたまやかしである、といった誤解は起こらないでしょう。導引は、実は簡単で速効性があり、直接的で、なおかつ副作用が無く病を除き健康を得る保健養生の方法なのです。

三　中医形体導引術――峨眉伸展功

本書で紹介する峨眉伸展功は、典型的な導引術の一つです。

1　峨眉伸展功十二式

私が教える功法の中では、この峨眉伸展功は、練功者に最も親しまれている功法の一つです。練功者には、病気治療のためにくる患者、中医学、鍼灸、推拿を学ぶ学生、気功、武術、ヨガの先生、さらには出家し修道者である僧侶、道長（道家の修行者）などいろんな人がいます。

実は、峨眉伸展功は、私の長年にわたる練功の体験に基づき、峨眉十二荘、達磨易筋経（だるまえききんきょう）、二十四節気導引術、武当（ぶとう）太極功九圏十二式などの伝統的な導引術を基礎として、インドのヨガなども取り入れ、それらを合わせて作った功法です。その後、さらに仏家や道家の「観」の方法を取り入れ、功法は豊かな内容をもったより完成したものとなりました。

峨眉気功に触れたばかりの人は、最初はこの功法の練習を重要視せず、準備段階のウォーミングアップくらいに考えて、他のウォーミングアップやストレッチとあまり違いは無いと思ってしまいます。しかし練功のレベルが少しずつ上がってきて、伸展功の四文字のポイント「大」「慢」「停」「観」の特に「観」を練習の中に応用し始めると、伸展功が系統だった完成した功法であり、導引煉形、吐納煉気から存思（そんし）煉神に至るまで気功の全てを網羅していることに気づきます。そして、低いレベルから高くへと段階を追って上達していくことができる功法であることを徐々に理解し、やがて誰もがこの功法を好きになります。そして皆さんにとって、伸展功は、毎朝必ず行う「身体を目覚めさせる」方法となるのです。

現在、私は、ほとんどすべての授業を、この峨眉伸展功から始めています。また、峨眉伸展功はスイスの丹道中医学院やフランスの丹道中医学院で開いている三年制の医学気功コースでは必修の課目となっています。

簡単にいえば、峨眉伸展功は典型的な形体導引術であり、中医学の形気神の理論を主軸として、導引煉形に吐納煉気、存思煉神を合わせた方法を用いており、臓象、経絡学説を根拠にし、気脈内景を明らかにし、心身合一に達することを最終目的としているのです。峨眉伸展功の練習は、さらに進んで行う「大導引」の修練のためにも大いに役に立ちます。なぜなら峨眉伸展功の練習方法は、「大導引」に多く起源をもっているからです。例えば、

第一式　頸項式は、峨眉十二荘の中の鶴首、龍頭
第二式　肩肘式、第三式　腕指式は、峨眉十二荘の蛇行蚕蛹、一字通臂および武当太極功九圏十三式の鶏心肘
第四式　揺頭擺尾式は、達磨易筋経の掉尾勢
第六式　脇肋式は、峨眉十二荘の之字荘、易筋経の九鬼抜馬刀式
第八式　腰胯式は、峨眉虎歩功
第十式　展腿式は、峨眉十二荘の鶴翔荘の虎尾腿、易筋経の虎撲食式

などが、その起源なのです。

峨眉伸展功十二式の各式の動作の名称は以下のとおりです。本書で各式を詳しく説明してゆきます。

第一式　頸項式
第二式　肩肘式
第三式　腕指式
第四式　揺頭擺尾式
第五式　旋腰（せんよう）式
第六式　脇肋式
第七式　双角（そうかく）式
第八式　腰胯式
第九式　旋膝（せんしつ）式
第十式　展腿式
第十一式　仆腿（ぼくたい）式
第十二式　左顧右盼（さこうはん）式

2　主な効果

（1）全身の筋肉の弾力性や力を増強し、身体の敏捷性、協調性、柔軟性、しなやかさ、平衡能力を高める。

（2）骨格、関節、筋肉や消化器系統、呼吸系統、神経系統、血液循環系統の機能改善の効果が期待される。
（3）姿勢を矯正し、しまりのある体形をつくり、気質を高める。
（4）美容、豊胸、ウエストやヒップを引き締め、身体のラインを美しくする。
（5）思考の論理性、敏捷性を高め、情緒のコントロールや安定、観察力、記憶力、自制力、適応能力、意志力、忍耐力などを高める一定の効果がある。
（6）気血の流れをよくし、経絡を疎通し、臟腑を強壮にする。
（7）心身の自己コントロール能力を高め、さらなる禅修行や静坐などの確かな基礎となる。また峨眉十二荘、峨眉法済荘（ほうさいしょう）、達磨易筋経、二十四節気導引術、武当太極功九圏十三式などの大導引の基礎功法でもあります。

3　練習のポイント

（1）**ゆっくり動く**（**速度要慢**）　全功法を通してゆっくり動くことを原則とします。動きは速く行わず、むしろゆっくり行うことによって伸展が体感できます。
（2）**大きく動く**（**幅度要大**）　伸展を行うとき、できるだけ動きを大きく、自分の極限に近づけるようにします。しかし無理をして、靱帯（じんたい）や筋肉を傷めないように注意します。動きの幅は人によって異なり、決して無理をせず、練習時には自己の極限の手前で止めます。練習を重ねていくと次第に大きく動けるようになります。

（3）**動きが完成したところで少し停まる（到位略停）**　伸展の動きが最大になったとき、そこで三～五秒停まることによって、伸展の効果や気脈の流れやその変化を強めます。

（4）**心を静かにして内視する（静心内視）**　伸展功の練習の全過程において、動作が身体、呼吸、気血、心霊に与える反応や変化を観察し、体感します。ただ静かな観察者となるだけでよいのです。

（5）**気を納めもとの位置に帰る（納気帰位）**　一式を終えるごとに、少し停まり、関係する部位や放鬆の感覚を静かに観察します。その後に次の一式を行います。

（6）**身体を正しくして内景を観る（体正観景）**　各式の動作では、特別な要求がない限り、動かすところ以外の部位は不動を保つか、あるいはそのままの姿勢を保ち、できるだけ放鬆し、放鬆の中での伸展を注意深く体感し味わいます。伸展の中での放鬆は、最小の力で最大の伸展を行うことが重要です。

（7）**身体を放鬆し心を静める（体鬆心静）**　伸展の練習の全過程において心身全体の放鬆、自然な呼吸、意識を集中し、練功の状態を保ちます。

（8）**順番に練習する**　特別な状況や、あるいは、特別な鍛錬を目的としているのでなければ、伸展功の動作の順序とおりに行うのが理想であり、動作を適当に変えたり、動作の順序を乱すべきではありません。

4、練功前の準備

（1）峨眉伸展功の功法を理解し、練功の目的を明確にし、練功の信念、根気、忍耐力を確立します。練習の効果は長期の練習の結果であり、一日二日で得られるものではありません。

（2）環境としては、静かで気持ちの良い環境を選べば、室内、室外どちらでもよいですが、放射能や核施設からは遠く離れましょう。喧騒の中や陰湿で冷たい場所、風当たりの強い場所も避けます。

（3）練習場所は清浄で、平坦な、埃や騒音がなく、蚊や蝿のいない、空気が流れるところがよく、風の強いところ、空調の風が強いところ、扇風機の前では練功しないようにします。風邪をひかないためにも、特に背中に風を受けて練功してはいけません。練習場所では、インターネット設備の使用を禁止します。

（4）服装はゆったりした、軽い、柔らかい服がふさわしく、たとえば、スポーツウエア、武術着、カンフー着など。夏季は吸汗性のあるもの、その他の季節は適当な保温に注意します。靴は、運動靴、カンフー靴、布靴など柔らかく、底の平らなものを選びます。

（5）練習前にやるべきことを済ませておきます。たとえば、大小便など以外にも、練功の準備を行い、心や感情を落ち着かせておきます。

（6）練習前に、装飾品や身に着けていたものを外します。たとえば、メガネ、ベルト、イヤリング、指輪、時計、ネクタイ、携帯スマホ、キーホルダーやその他電子機器など。伸展の動きや気血の巡りの妨げにならないようにします。

（7）練習時間は、自分の都合のよい時間でよいですが、空腹時、満腹時は適当ではありません。食後一～二時間経ってから練習します。毎日朝起床後に練習し、功法を最初から最後まで通して行い身体のどの部位も十分に伸展できれば、より効果的です。

（8）普段から飲食など日常生活に注意し、さらに感情のコントロールなど養生の方法を合わせて練功を行えば、大きな効果が期待できます。

第一式　頸項式

健康は「頭」から

一　中医の智慧

1　「頭脳」の伝説

頭は、首とも呼び、身体の最高の「司令官」である大脳があり、全身に指令を発する最も重要な部位です。一般に、重要な指導者、指揮官を首長、首領、頭（かしら）、頭目（とうもく）、首脳などと呼びますが、その語源は同じです。

私の故郷の山西省太原には、有名な伝統料理（軽食）があります。その名を「頭脳」といいます。特に冬になると、太原の老人たちは朝早くから老舗「清和元」に並んで「頭脳」を買って食べます。この軽食は、扶陽益気（補気）、滋陰養血（補血、補津液）の効果があり、滋養満点の有名な薬膳なのです。この薬膳は、明末清初の伝奇的な人物である中国国学の大家の傅山（ふざん）先生のオリジナルだといわれています。彼にはあまり人に知られていない歴史があります。

傅山（一六〇七―一六八四）、字を青主、号を僑黄老人や朱衣道人などとし、山西陽曲（現在の太原市尖草坪区）の出身です。傅山先生は気骨を尊び、頑強で屈服することがない性格でした。儒学、道学、仏学に精通した研究には独創性があり、詩文、書道、絵画、音韻、訓詁、金石、考証、また医学、武術などの領域においても際立った功績を遺しました。私は縁あって、傅山先生の医学、丹道、養生学、武術に関連する内容を少し研究し実践したことがあり、先生の言葉の一言一句が珠玉のようであり、正しく偽りでないことを確認しました。

傅山先生の医術は高度であり、とりわけ婦人科に精通し、人々から「仙医」と呼ばれました。当時、傅山先生の母親は、高齢で身体が弱く病気がちでした。先生は、母親の健康と滋養のために、羊肉、蓮根、山薬、黄耆、良姜、煨麺（小麦粉を炒ったもの）、黄酒（米などで作る醸造酒、紹興酒が有名）、酒粕の八種類の薬材や食材を原料にした「八珍湯」を考案し、冬の老人の朝食や補助食としました。先生の手厚い治療を受けて暫くすると、母親の病気は全快し、すこぶる元気になったのです。このことから「八珍湯」の名前が、瞬く間に広まり、人々は「名医孝母剤」と呼び、レシピを求めて次々と彼を訪ねました。時はまさに、清の兵隊が中国中央部にまで侵入し、明朝が滅亡した頃でした。傅山先生は、満州族の清朝に反対して、満州族を追い出し、漢民族の王朝の明を復活させるという「反清復明」の運動に身を投じました。彼は、「八珍湯」の名前を「頭脳」に変え、調合の方法を太原の料理店に教え、自ら毛筆で扁額を書き、その店名を「清和元」としました。先生は、滋養を摂る必要のある人に逢う度に、「清和元」に行き、「頭脳」を食べることを勧めました。それには清朝と元朝の統治者（頭）

を食い、漢民族の山河を取り戻そういう意味が込められていたのです。「頭脳」の美味しさと養生の効果があきらかであることから、多くの人が名声を聞いて駆けつけ、「清和元」は大変賑わいました。現在でも太原では有名な「百年老店（老舗）」です。

「頭脳」の作り方

①羊肉をサイコロ状に切って、水の沸騰した鍋に入れ、黄耆、良姜などを加え、弱火で煮て軟らかくなったら取り出す。
②酒粕の汁を鍋に入れて煮立たせ、黄酒、煨麺を加え、麺糊湯（のり状のスープ）を作る。
③煮て軟らかくなった羊肉、火を通した山薬のスライス片、蓮根のスライスを椀に入れ、羊のテール油を加え、麺糊湯を上からかける。
④食べるときに塩漬けのニラを入れると、より美味になる。

中医学の理論では

羊肉は、味は甘、性質は温熱であり、脾胃、腎、心経に入るので、冬に滋養や陽を補うものとしては優れた食品です。元陽を助け、精血を補い、肺虚を治療し、筋骨の損傷を修復し、胃中を温めます。長期に食用すると、脾胃の虚寒による反胃（食べたものが胃で消化ができず嘔吐すること）、身体の痩弱、畏寒（寒がり）などの症状、腎陽の虚による腰膝の倦怠感や冷えによる痛み、勃起障害、産後の血虚の状態で寒を受けたことによる腹部の冷えと痛みなどの症状を改善することができます。

黄耆は、味は甘、性は微温であり、補脾益気（健脾の方法で気虚を治療する）、補肺固表（肺気を補い、衛気を固密にする）、利尿消腫の薬効があります。

気虚乏力（気が不足し体力がない）、少食軟便、中気下陥（脾胃の気の虚損による気機の下陥）、長期の下痢による脱肛、血便、月経周期以外の大量出血、表虚自汗（汗腺が固密でないためにおこる自汗）、気虚水腫（気の不足によるむくみ）、潰瘍などの症状に対して、明らかな効果が見られます。現代の研究で、黄耆は免疫力を高め、生命力を高めストレスに強くなる効果が証明されています。

良姜は、ほとんどが生姜の改良品種であり、性質は温で、強い辛味があります。脾胃を温め、風寒を除き、行気止痛の作用があります。姜湯には、風寒を散じ、解表止咳（発汗して病邪を排し咳を止める）、温中散寒（脾を温めて寒を散らす）の効果があります。風寒感冒、陰寒胃病、吐瀉腹痛の処方では、よくこの薬材を用います。

酒糟は、粳米を麹で発酵させた後、醸造して造られた食品です。味は甘、辛、性は温で、胃経、肝経、腎経に入り、活血止痛、温中散寒の効果があり、外傷性骨折による瘀血、血滞疼痛、凍傷、風寒湿痺（体内の循環が悪くなって余分な水分が細胞内に停滞してくる）、蛇に噛まれる、蜂刺されなどに特に効果があり、トロトロに煮て内服します。

黄酒は、米酒ともいい、世界三大醸造酒の一つです。酒の性質は辛熱であり、経絡を温通し、風寒を散じ、薬効を速める作用があります。黄酒と寒性の薬を同時に服用すれば、寒を弛め、熱性の薬と同時に服用すれば、経絡を疎通させることができます。服用するときは、一般に黄酒を一五～五〇ml温めて用います。風湿を除き、経絡を疎通させるためには、黄酒で活絡丸を服用し、活血化瘀（血流を良くして、流れの悪くなった状態を改善する）、消腫止痛には黄酒で七厘散を服用してもよいでしょう。煨麺、煨とは弱火で炒ることです。煨麺は弱火で炒った小麦粉です。小麦粉は、世界で最も広く分布している穀類食物で、味は甘、性質は涼で、心経、脾経、腎経に入ります。養心除煩（イライラを取り除く）健脾益腎、除熱止渇の作用があり、蔵躁、煩熱、消渇（多飲多尿、糖尿病の症状の一つでもある）、瀉痢（下痢）、癰腫（悪性の腫れもの）、外傷出血、潰瘍などに一定の治療効果があります。現代医学でも、貧血の改善、免疫力を高める、バランスよく栄養吸収ができるなどの効果が証明されています。

蓮根は、味は甘、性質は寒、心経、脾経、胃経に入り、清熱生津（身体内部の熱を冷まし、津液を生む）、涼血散瘀（熱を冷まし瘀血を散らす）、補脾開胃（脾の機能を高め、食欲を高める）、止瀉などの効果があります。熱病煩渇（高熱による胸苦しさ）、吐血、鼻血、排尿時の痛みなどにはっきりと治療効果が出ます。火を入れた蓮根の性質は温、味は甘で、益胃健脾、養血補益、生肌（傷あとの再生促進）、止瀉の効果があり、肺熱咳嗽、煩躁口渇（高熱による胸苦しさと、手足のばたつき、口渇）、脾虚泄瀉（脾の機能低下による下痢）、食欲不振や各種血証の治療にも効果がでます。

山薬は、味は甘、性質は平和、肺経、脾経、腎経の三経に入ります。主に補脾止瀉（脾の機能を高め下痢を止める）、養肺寧嗽（肺気を養い咳を止める）、固腎益精、養陰止渇（陰液を養い渇きを止める）の効果があります。主に、脾虚泄瀉、食少浮腫、肺虚咳喘（肺の機能低下による咳）、消渇、腎虚尿頻（腎の機能低下による頻尿）、遺精、膣分泌物異常、膿瘍（皮膚や皮下組織に膿がたまってその部分が熱をもち、痛みを伴う感染症）、瘰癧（リンパ腺結核）などの治療に用います。

以上からわかるように、これらの食材を一緒にすることによって「頭脳」は、とても栄養豊富な食品になりました。食べると酒や薬、肉の香りが身体に沁みわたります。伝統的に、毎年白露から立春（九月上旬から二月初旬まで）の期間のメニューです。人々は「頭脳」に「帽盒」と呼ばれるものを添えて食べます。「帽盒」とは、オーブンで焼いた小麦粉の「餅」で、発酵させていない小麦粉に塩コショウを入れて練ったものを二つにし、中を空にして二つ重ねてオーブンで焼きます。小さくちぎって「頭脳」の中に入れて食べると、味が染みてまた違った味わいが楽しめます。

2　諸陽の会、精明の府

頭は全身の主宰者、リーダーです。人体の最高の司令部「脳」は頭蓋骨の中にあり、髄が集まっていて、ここから全身に指令を出しており、人の最も重要な部位なのです。中医学理論では、頭は諸陽が会い、精明の府であり、五官が居し、身体の中で最も陽気が旺盛で、かつ集まっている部位であるとします。五臓六腑の気はみな上昇し頭部、顔面、五官に入ると考えるのです。

経絡学説では、手の三本の陽経は頭部で終わり、足の三本の陽経は頭部から始まっています。その中でも手足の陽明経は前頭部と顔面に分布し、手足の少陽経は側頭部に、足太陽経は後頭部と首の後ろから背部に、厥陰経は頭頂部に分布しています。十二経脈、十二経別、十二経筋、奇経八脈と頭には密接な関係があるので、「頭は諸陽の会」というのです。『霊枢・邪気臓腑病形』に、「十二経脈、三百六十絡、その血気皆面に上り空竅に走る」とあり、清代の優れた医家・王清任は、『医林改錯』の中で、次のように語っています。「霊機記性は脳にあり、飲食により気血生じ、筋肉長く。精汁の清、化して髄になり、脊髄より人の脳に上行す。名を脳髄と曰う。両耳は脳に通じ、聞こえる声（音）は脳に帰す。両目は長い線の如く脳につながり、見える物は脳に帰す。鼻は脳に通じ、聞く（嗅ぐ）香臭は脳に帰す。小児は周歳（一歳）にして脳漸く生じ、舌能く一、二字を言う」

中医学の蔵象学説では、脳の生理、病理をすべて心に帰し五臓に属するとしています。また神を魂、魄、意、志、神という五種類の違った表現であらわし、この五種類の神はそれぞれ五臓に対応して帰属しているので、喜、怒、哀、楽、悲、恐、驚の七情も頭部顔面に集中して反映しているとします。

中医学の中には手診全息図（手から身体全体の情報を読み解く）、顔面全息図、足全息図などがあり、頭部の全息図は、さらに耳全息図、鼻全息図、口全息図、眼全息図などに分けられています。よって、『素問・脈要精微論』で、「頭は精明の府」であるといいます。

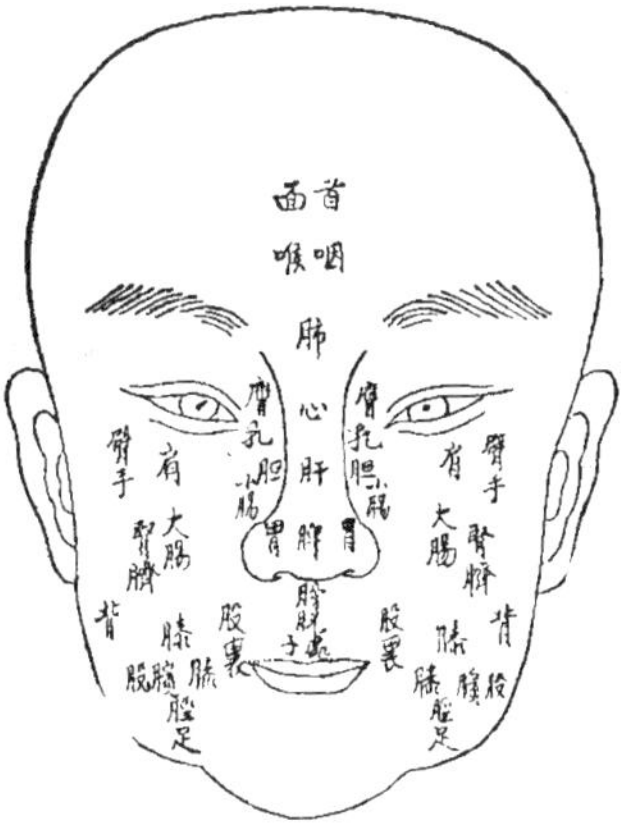

顔面全息図。五臓六腑の気は皆上昇し、頭部、顔面に注がれるので　あなたの健康状態は顔に描かれている

このように、頭部は身体全体の状況が集中して反映され、中医学の診断では重要な部位であり、また治療を行う重要な部位でもあります。

頭部や頭部の経穴は中医学、鍼灸にとっては重要な部位です。

3　扁鵲「死人」を活かす

前漢時代の著名な史学家司馬遷の『史記』第四十五巻「扁鵲倉公列伝」に次のような話が記載されています。

戦国時代に姓を秦、名を越人という医学者がいました。彼の医術が大変優れているので人々は、上古神話の黄帝の時代の神医・扁鵲になぞらえて、皆が彼を扁鵲と呼ぶようになり、彼の本名秦越人を知るものが少なくなっていきました。

扁鵲は列国を旅し、医術を行っていました。この日、彼は虢国を訪れ、太子が病死したと聞き、国王が住む宮殿の門に駆けつけ、門番に「太子はどんな病気だったのか」と尋ねました。門番は少し医術のことがわかったので、「太子の病気は気血の不調が原因で、体内の気血が乱れ、邪気が集まって上昇し、ますます集まって多くなり、排出することができなくなった。その結果陽気が減少して弱くなり陰気が旺盛になり、あっという間に死んでしまった」と答えました。

扁鵲は少しの間考え「太子が息を引き取ってどのくらいになるか」と尋ねると、「早朝、鶏が鳴く頃だった」との答えでした。扁鵲は慌ててさらに「もう棺桶に入れてしまったか」と聞くと、「死んでからまだ半日も経っていないので、まだだ」との答えだったので、続けて「だったら大丈夫だ。国王に、斉国の秦越人という者が太子の病気を治療し、生き返らせると伝えてくれ」といいました。門番は、死んだ人を治療して生き返らせるという話が信じられず、「先生、ほらを吹いちゃいけない。死んだ人をどうやって治療して生き返らせるというんだね。古代の神医が、湯薬、石針だけでなく、按摩も膏薬も使わず、一目見ただけで、どこに病の原因があるかを知り、五臓のツボの位置に則って、皮膚を切り開き、筋肉を解剖し、筋絡を流し、血管を繋ぎ、胃腸を洗浄して病気を治したという話を聞いたことがある。もし先生にそこまでの医術の腕があるのなら、太子の起死回生もかなうかもしれないが、そこまでの腕がなく、大きな話をするのであれば、三歳の子だって先生を笑うよ」といいました。

扁鵲は、頭を振ってため息をつきながら、「あなたが今いったのは小さな技術に過ぎない、竹筒から天を見るような、隙間から文章を読むような、わかる範囲は非常に限られている。私、秦越人は、望、聞、問、切のそのどれも使わず、病人の状態を知るだけでどんな病気か診断できる。病人が千里も離れた所に居ても、必ず病巣に届く薬の処方をして治療することができる。いまあなたから聞いた病状から推測すると、太子は今まだ耳は聞こえており、鼻の穴が開き、両足には少し温もりが残っている。信じないのなら行って見るがいい」といいました。

門番は扁鵲の自信たっぷりな様子を見て、半信半疑ながら太子のもとに行って見てみると、扁鵲のいったとおりだったので、驚いて目を丸くし開いた口から飛び出した舌は戻すことができないくらいでした。急いで国王のもとに走り、斉国の神医が太子の病を治せることを報告しました。国王は、子が助かると聞き、大変喜び、大股で走り、扁鵲を出迎えて、「先生の名前は前々から耳にしていたが、直接教えを請う機会がありませんでした。今日先生がこの小国にお越し頂いたことは、実に我々の光栄とするところです。そして太子の命も助かるのですね」といい終わるや、感極まって老いの涙をはらはらと流しました。

扁鵲は、国王を慰めて、「太子の病は〈仮死病〉といい、陽脈が下に堕ち、陰脈が上昇し、陰陽の二気が交り合い、塞がって流れなくなり、死んだように動かなくなっているだけで、まだ死んだわけではないのです」と、話しながら、弟子に石針を磨かせ、太子の頭頂部の百会に針を刺し、滞っていた陰陽の二気の流れをよくすると、いくらもたたないうちに、太子はゆっくり目を開け意識を取り戻しました。扁鵲は、太子の両脇下に膏薬を貼り、湯薬の処方をしました。二十日ほどたつと太子は快復し元気になりました。扁鵲が「死人を生き返らせた」という噂はたちまちに広がり、人々は彼が神医であると噂しましたが、扁鵲は、ただ笑って、「私は死人を生き返らせたのではなく、ただ元々活きていた彼を坐らせたに過ぎないのです」といったとのことです。

この話の中で扁鵲が用いた「百会穴」は、まさに頭頂にあり、人体の大変重要なツボの一つです。

4 「頸」、「項」の違い

普段私たちはただ首といっていますが、昔の人は詳細に、首の前面を「頸(けい)」、首の後ろを「項(こう)(うなじ)」と呼んで区別していました。中国文化の中の「頸」と関係のある故事成語の「延頸鶴望(えんけいかくぼう)」「延頸挙踵(えんけいきょしょう)」

などは、人が首を長く伸ばして待ち望む様子を表しているのです。「燕頷虎頸」は、燕のような顎と虎のような頸をした王侯貴族や武将の勇ましい顔つきを表しています。また我々が首にかける宝飾品のネックレスは、首の後ろ、すなわち項部に接触するので中国語では「項鏈」といいます。ここからも、「頸」と「項」の違いが理解できます。

伝統的な中医学、養生学の理論では、頸は前にあるので陰に属し、項は後ろにあるので陽に属すると考えます。よって、頸項を鍛錬することは、頭部の気血の巡りに有益であるばかりでなく、陰陽の気脈を調和させる作用もあります。首は、養生、導引、推拿の重要な部位なのです。これが、この動作「頸項式」の名前の由来です。

「頸項」の本来の意味を理解することは、導引練功のこつやポイントをマスターするのに役立ちます。例えば、《健身気功・六字訣》の「呬字訣」の中の「蔵頭縮項」の動作のポイントは首の後ろの項部を縮めることですが、多くの練功者は仰ぐように顔を上げてしまうので、この動作の優れた意義を失くしているのです。また、《峨眉十二荘》の中の「寒肩縮項」「昂頭竪項」や、《健身気功・十二段錦》の中の「掌抱昆侖」、古い導引術の中の「項手争力」などもすべて同じことがいえます。このことは、練功者が皆知っておくべきことです。

また、伝統的な導引法の中の、「鶴首」「龍頭」の練習では、「鶴首」は主に「頸」を、龍頭は主に項部を使っています。次にそれを詳しく説明しましょう。

5　鶴首龍頭太極功

伝統的な導引術の中で、頭頸部に対して専門に行う功法は、主に鶴首、龍頭、太極功の三つです。その中でも、鶴首は頸部、龍頭は項部を主とした練習方法です。

（1）鶴首

鶴、特に丹頂鶴のような鳥類は、気性や姿は優雅で、軽やかに飛ぶさまは美しく、嘴、頸、足が長く「三長」の特徴があるだけでなく、垂直にも一m以上跳び上がることができます。その姿は仙風道骨（この世を超越した仙人のような人）を思わせるので、「仙鶴」、また「一品鳥」「湿地の神」とも呼ばれます。

中国の伝統文化では、鶴の地位は伝奇的な神鳥の鳳凰に次ぐものとされます。『相鶴経』では、「鶴は陽鳥なり、しかして陰に遊ぶ。因って気を金とし、火精に乗って以て自らを養う」とあり、長寿や瑞兆を象徴する「吉祥鳥」です。飛翔するときは、軽々と速く、その姿は優美で、まるで「鶴舞」のようです。道家、仏家および武術、気功、導引の世界でもよく鶴と関連した内容が見られます。例えば有名な「峨眉十二荘」には、まさしく「鶴翔荘」というものがあり、この荘の中で最も大事なのが、「鶴首」の練習なのです。

「鶴首」功は、練功の目的が違う二種類の方法があり、一つは内気を下ろすもの、もう一つは任脈の気を昇らせるものです。練習するときの姿勢は站椿式、正坐式（椅子に腰かけた姿勢）、盤坐式のどれでもよく、身体は真っ直ぐにし、全身は放鬆します。

「内気を下ろす」練習方法は、顎を少し上げ、頭をやや後ろに倒し、項部（首の後面）を少し内に入れ、力を使うのではなく、全身は放鬆します。このとき丹田、腹部、腰眼は充実した満ち満ちた感覚があります。多くの導引功法の中のこのような内気を丹田に下ろすのを助ける方法は、実は足腰を強くし、腎臓を滋養する働きがあるのです。

「任脈の気を上げる」練習方法は、顎を上に伸ばしていくもので、動きは大きく、ゆっくり、意識を顎に集中して行います。顔を上げ、頭を後ろに倒しながら、頸部（首の前面）から、胸部、腹部に至るまで伸展していくのを体感します。この練習によって、身体の前の正中線にある任脈の気が上昇するのを助け、経絡を通し、心身を滋養する効果が得られます。

「内気を下ろす」方法は、峨眉十二荘の「心字荘」の中の「握拳偎腰」、「大字荘」の中の「閉目澄心観天目」、峨眉五臓小煉形の「腎臓の小煉形」の中の「神亀服気」などに応用されています。（峨眉五臓小煉形の具体的な練習方法は、筆者の『五臓の音符――中医五臓導引術』を参考にされたい）

また、「任脈の気を上げる」方法は、峨眉十二荘の「鶴翔荘」の中の「抱月虎尾腿」、「峨眉伸展功」の「頸項式」などがあります。この「内気を下ろす」と「任脈の気を上げる」の二つは細かくはっきりと見分け、混同してはいけません。

(2) 龍頭

龍は、中国の伝統文化の中では、最も重要な象徴であり、精神的なトーテムです。伝説上の神獣であり、角は鹿に、頭は駱駝に、目は兎に、頸は蛇に、腹は蜃に、鱗は魚に、爪は鷹に、掌は虎に、耳は牛に似ています。龍は飛ぶこと、走ること、泳ぐことができ、風や雨を呼ぶことができるといいます。

鶴と同様、龍は、道家、仏家および武術、気功、導引の世界でもよく関連した内容が見られ、有名な「峨眉十二荘」にも、「游龍荘」というものがあり、最も大事なのが、「龍頭」の練習なのです。

龍頭の練習方法は、顎を喉仏の方に引き、同時に百会を上に突き上げ、耳根勁をやや引き上げ、臼歯で物を噛むように少し力を入れます。力の加減がうまくできると内勁が、首の後ろから頭頂へと達し、また脊柱全体が伸展する感覚があります。このような状態が、峨眉の口訣でいう「腰鬆脊竪若塔椿」（腰がゆるみ、脊柱が真っすぐで、塔のように立つ）です。これによって意識が集中し、身体全体が軽快になり、中正の姿勢がとりやすくなります。伝統的な気功、導引、禅修や、太極、八卦、形意などの武術でいう虚領頂勁、百会上頂、頭正頂懸などは、実はこの「龍頭」の練習方法なのです。このような内容を、人はややもすると文字だけで判断して曲解してしまうことも多く、百会に結んだ紐を引っ張り上げるようにイメージした「頭懸梁」の方法として練習をしている人がいますが、この認識の少しの差が、後に大きな違いとなるのです。

（3）頭頂太極功

頭頂太極功は、またの名を八卦太極功といい、その練習方法は、意識を頭頂両側の「青龍角」に集中させ、「青龍角」が誘導するように頭で「S」字や横に「8」の字を描き、「一動無有不動（一動かば動かざるものなし)」、「牽一発動全局(一牽かば全局発動す)」の意味を細かく味わいます。この練習方法は、峨眉十二荘の游龍荘、拿雲荘に比較的多く用いられ、陽気を昇らせ、意識を集中させて攻撃防御などを行うことができます。

太極功と鶴首、龍頭の練習方法の違いは、鶴首は「仰ぐ」、龍頭は「俯く」の方法で頭を前後に動かし、太極功は左右側面に動かすところにあります。

青龍角の位置は、頭頂百会穴の横、骨が三日月のような形で窪んでいる頭骨の結合部に相当します。経外奇穴であり、足の厥陰肝経上にある頭頂の気脈が散ずるところです。肝は青龍であり、ここは肝の気脈の最も高い位置であり、また頭頂部にあるので「青龍角」といい、練功、導引の大事なツボです。主に、頭痛、めまい、脳の膨張感、頭部の揺れ、頭頂部に石が載ったような圧迫感を治すときに用います。

以上三つの頭頸部を対象とした練習方法は、単独で練習するだけでなく、マスターしたあとは、気功、導引、禅修、静坐や太極、形意、八卦など武術に応用すると、功法の練習の効果が大いに上がります。

二　動作の分解練習

1　左右平転(左右に水平に回す)

(1)両足を揃えて立ち、両腕は自然に体側に垂らす(1)。

(2)左足を左側に半歩、肩幅に開き、放鬆して静かに立つ(2)。

(3)両手を腰に当てる。四指は揃えて前に向け、親指は後ろに向け、腰眼を押す。顎をわずかに入れ虚領頂勁し、身体を真っ直ぐにする（3）。

(4)頭を左側に水平に回す。動きがほぼ最大幅に達したら、少し停める（4）。その後ゆっくりと正面に戻す（5）。

(5)頭を右側に水平に回す。動きがほぼ最大幅に達したら、少し停める（6）。その後ゆっくりと正面

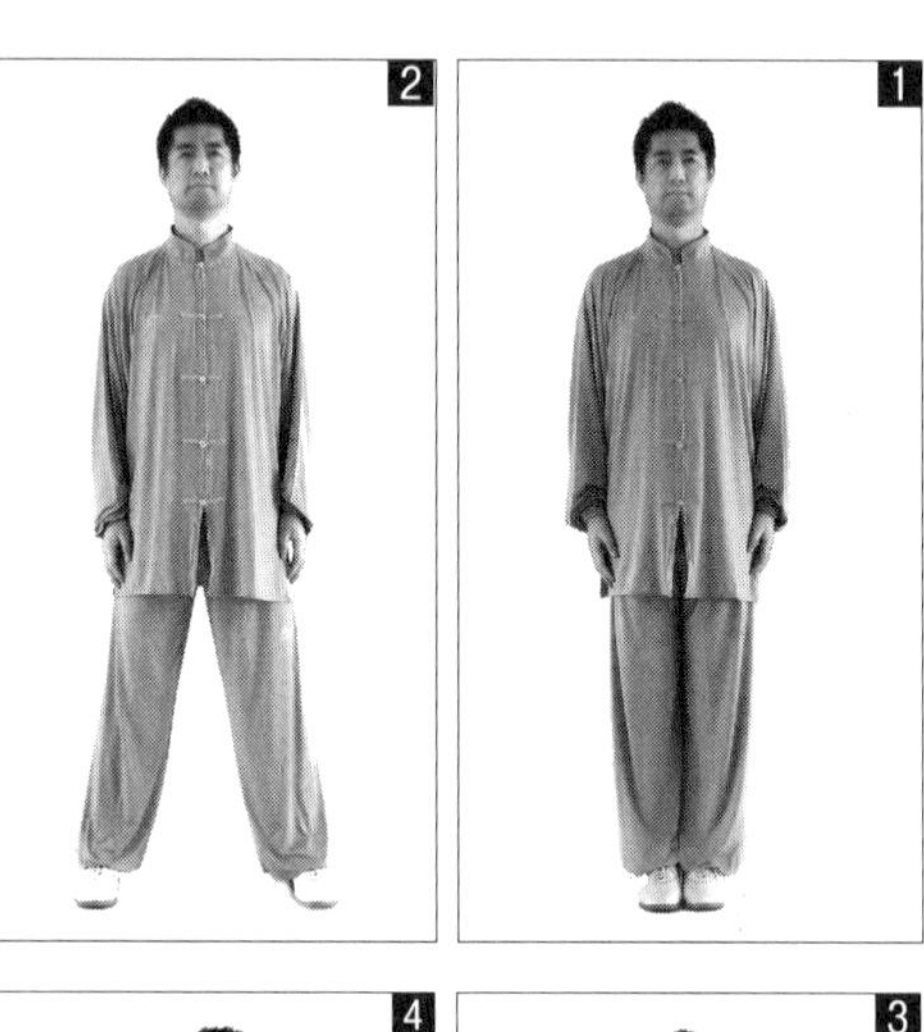

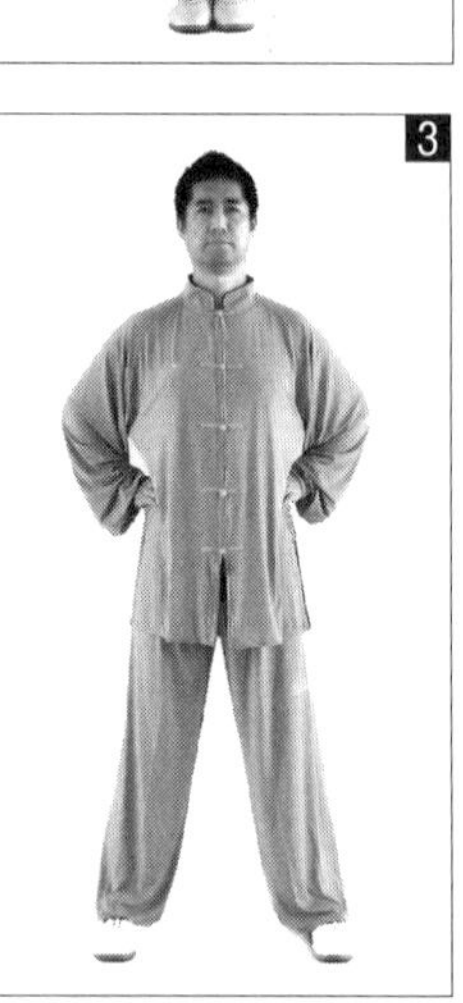

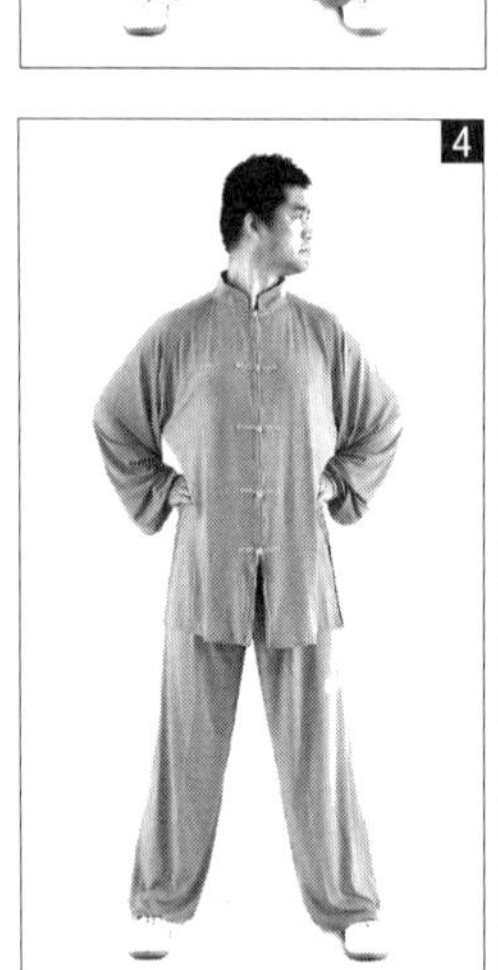

に戻す（7）。

(6) 左右を一回として三回繰り返す。

★動作のポイント

・頭を左右に回すとき、首を中軸線として左右に水平に回し、体は中正を保ち、肩や肩以下の部位は動かさず、放鬆している。

・横に回し切ったとき、頭、顔と肩、肘はできるだけ同一垂直面上にあるようにし、身体のその他の部位は放鬆し、動かさない。

・頭を回すとき、動作のポイントは首の大椎穴にあり、意念は鼻先に集中する。

2　左右側傾（さゆうそくけい）（左右に傾ける）

(1) 左耳を左肩に近づけ、動きがほぼ最大幅に達したら、少し停める（8）。その後ゆっくりと正面に戻す（9）。

(2) 右耳を右肩に近づけ、動きがほぼ最大幅に達したら、少

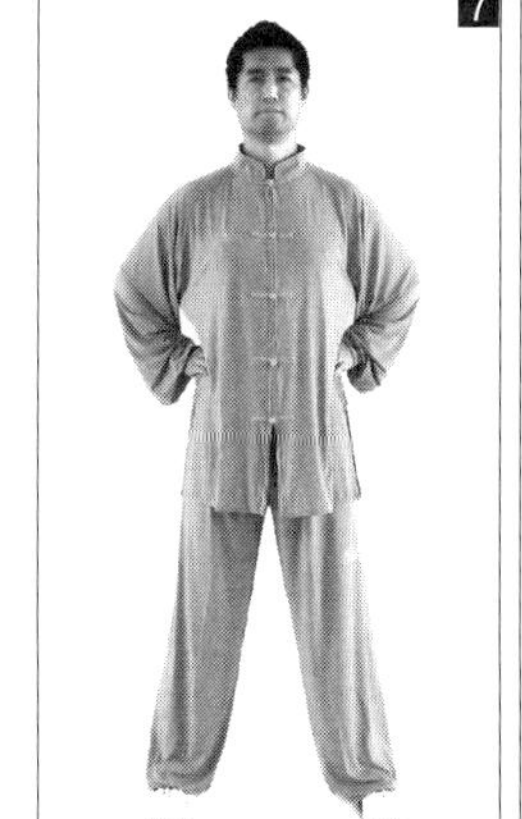

し停める（**10**）。その後ゆっくりと正面に戻す（**11**）。

(3)左右を一回として三回繰り返す。

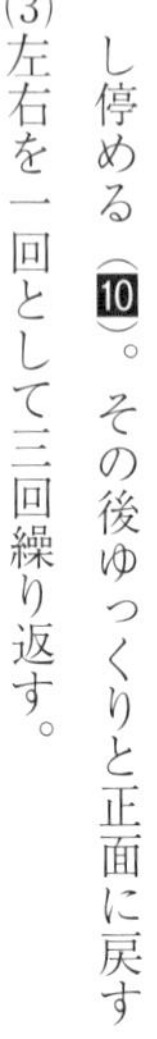

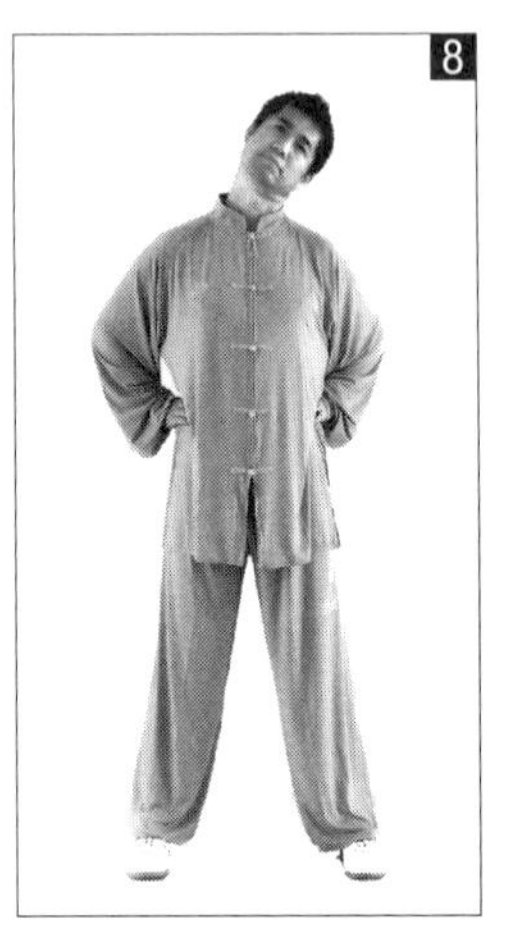

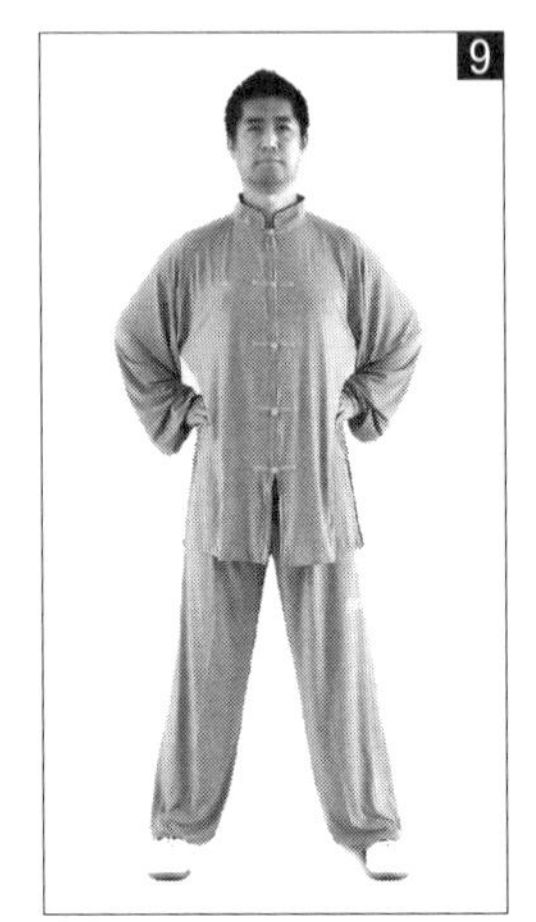

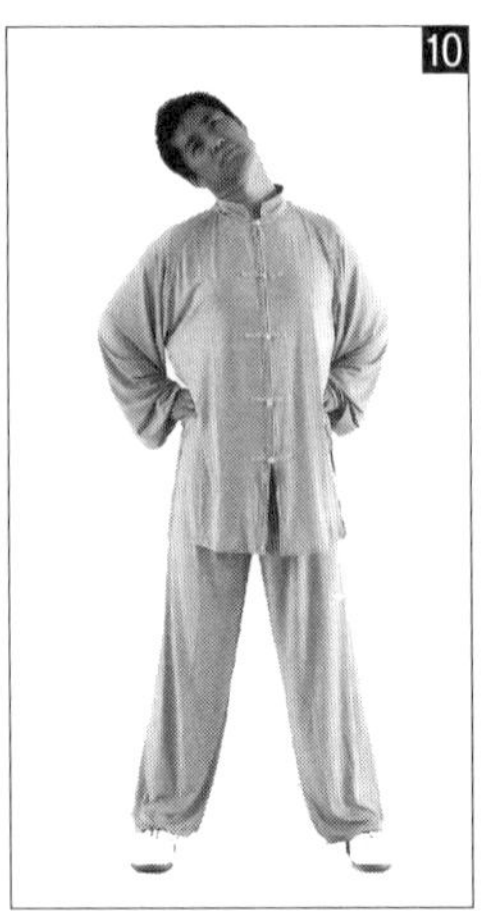

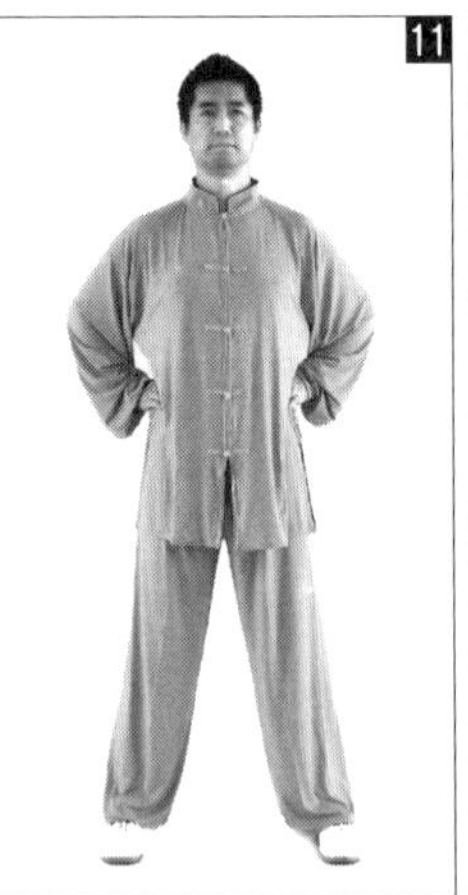

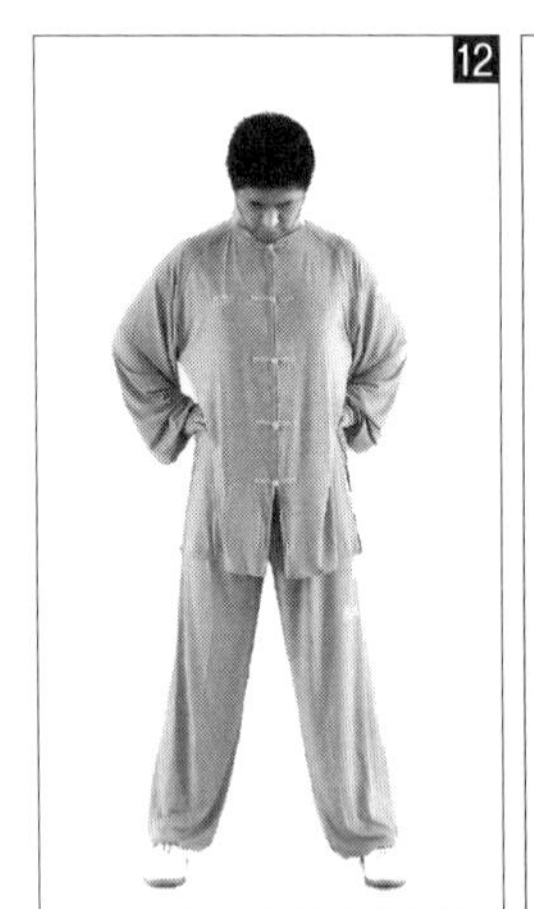

★動作のポイント

・頭と身体は同一垂直面上にあることを保ち、顔は終始前に向け、肩を放鬆させる。
・頭を肩に寄せるとき、耳をできるだけ肩に近づけ、そのとき、首の側面の筋肉が伸展するのを体感する。
・頭を動かすとき、身体のその他の部位はできるだけ動かさないようにする。

3　前後屈伸（ぜんごくっしん）（前後に屈伸する）

(1)頭を下げ、顎で喉仏を押さえつけるようにし、首の後側を伸ばし、動きがほぼ最大幅に達したら、少し停める（12）。その後ゆっくり正面に戻す（13）。
(2)仰向くように頭を後ろに倒し、顎を前に、上に伸展する。動きがほぼ最大幅に達したら、少し停める（14）。その後ゆっくり正面に戻す（15）。
(3)前後を一回として三回繰り返す。

★動作のポイント
・前に俯くときは、顎をできるだけ喉仏に近づけ、仰向

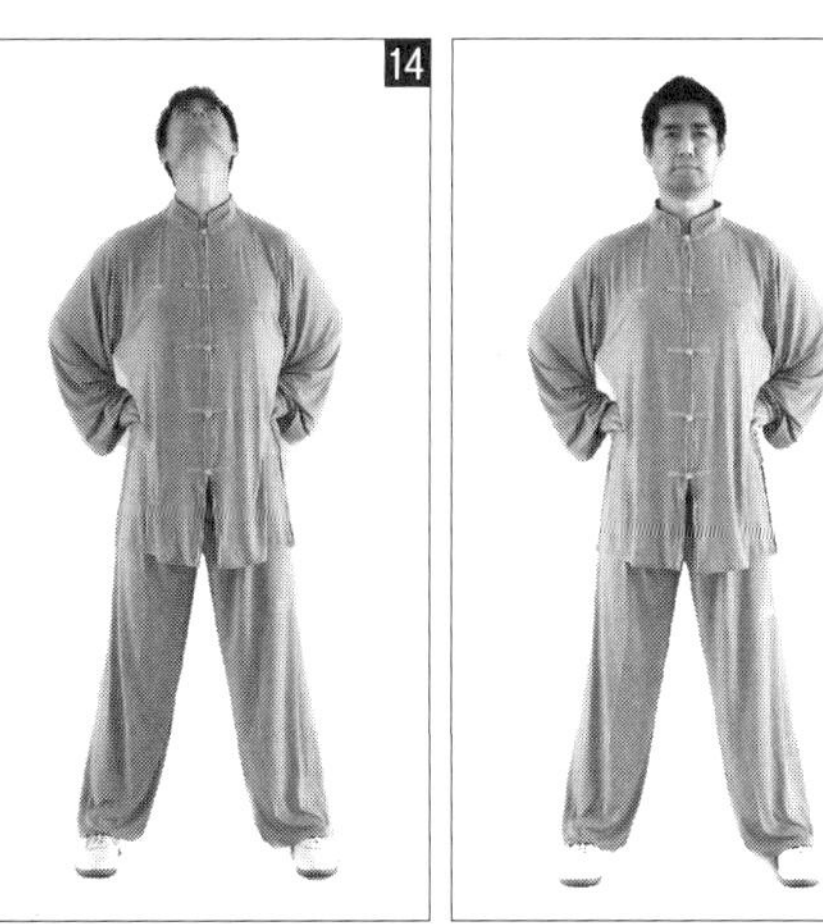

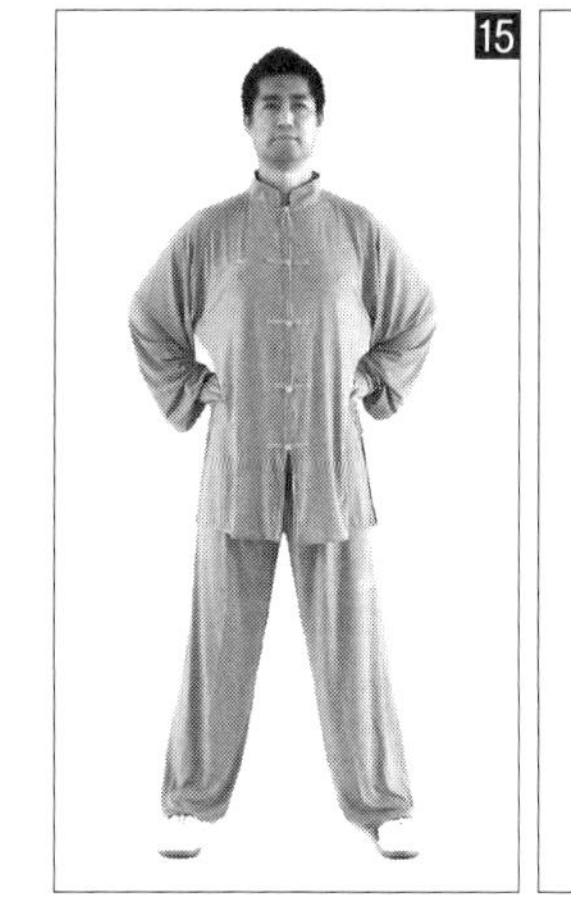

くときは、顎をできるだけ上にする。

・俯いたり仰向いたりするとき、唇や歯は合わせ、口を開けてはいけない。

・首を曲げて頭を前後に動かすとき、肩や肩以下の部分は動かさず、放鬆し、首が伸展しているのを静かに体感する。

4　左右繞環（さゆうにょうかん）（左右に回転する）

(1)頭を前→左→後ろ→右→前へと三周回す（16）。その後ゆっくりと正面に戻す（17）。

(2)頭を前→右→後ろ→左→前へと三周回す（18）。その後ゆっくりと正面に戻す（19）。

(3)腰から両手を放し、両腕を体側に戻す。左足を戻し両足を揃え、視線は前方に向け、放鬆してしばし静かに立つ（20 21）。

★動作のポイント

16

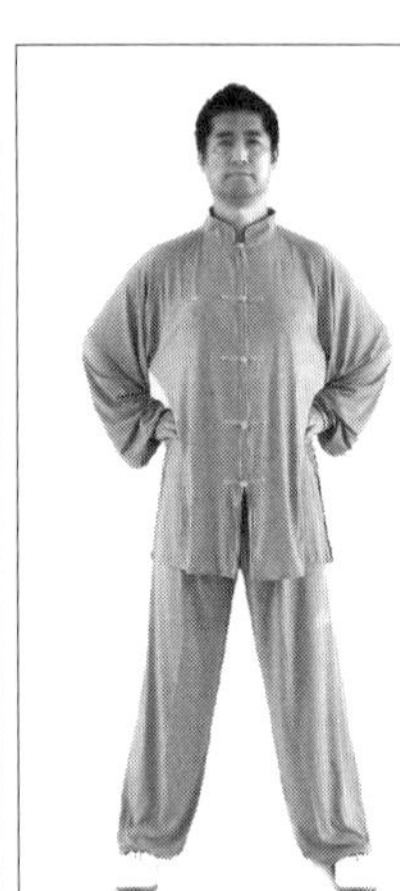

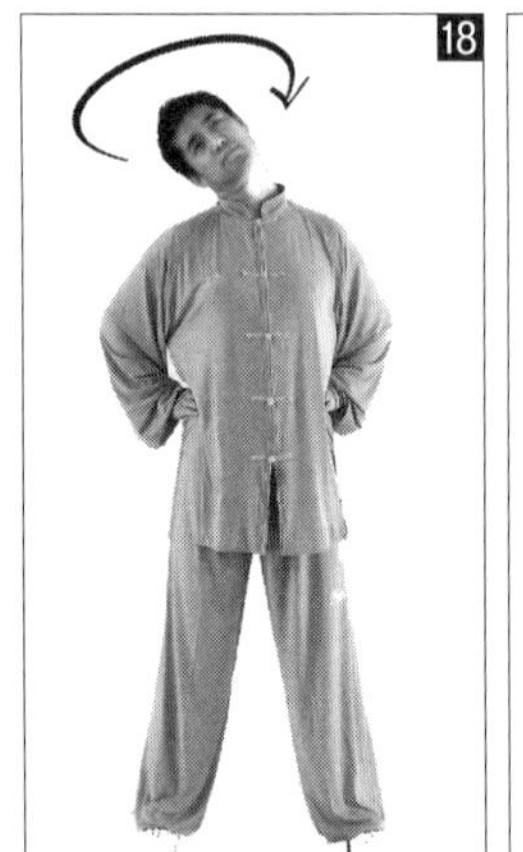

・頭を回すとき、身体の他の部位は動かさず、放鬆している。そして首が伸展しているのを静かに体感する。

三　練功の要領

1　左右平転

練習の動作はゆっくり、大きく行い、身体の他の部分はできるだけ動かさないようにします。頭をゆっくり水平に左へ回すとき、顎を上げたり引いたり、身体がつられて一緒に動いてはいけません。全身は放鬆させ、動きが左側の最大幅近くに達したら少し停め、首の左側が収縮し、右側が伸展しているのを静かに体感します。肩や腕全体に伸ばされるような感覚があり、少しだるく痛かったりしますが、これらは正常な反応であり、この動作が相応する部分を刺激し鍛錬ができたことを物語っています。その後ゆっくり頭を正面に戻します。逆方向の理屈も同じです。この動作は左右を一回として普通は三回練習しますが、自分の身体

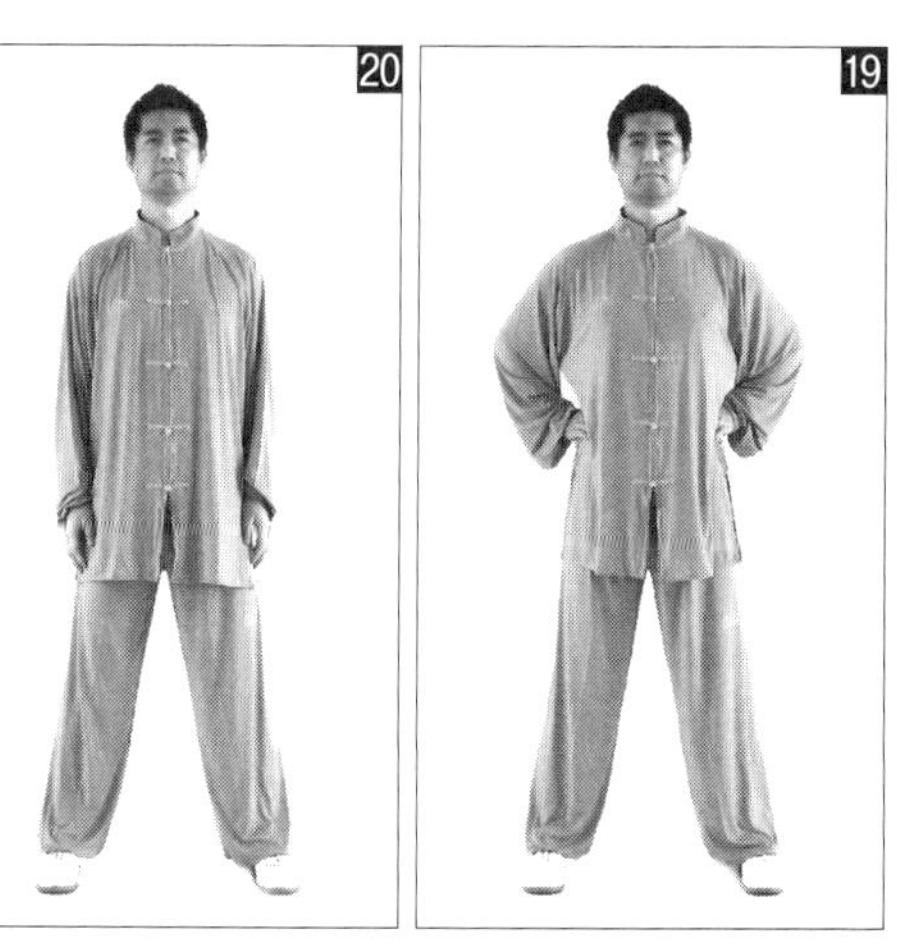

の状況に合わせて回数を決めてもよいです。以下の全ての動作の練習も同様です。

間違いやすいこと：初心者は、頭がわずかに上がったり下がったりしがちで、正しく水平に回せないことがあります。大きな問題ではないように見えますが、効果はかなり減少します。「毫釐（ごうり）の差は千里の謬（あやま）り」の諺のように、わずかな違いが大きな違いをもたらすのです。例えば、左側に回すとき、顎を上げたり引いたりせず、水平な動きを保つことで、徐々に首の左側の収縮や右側の伸展を感じることができ、伸展の感覚はさらに肩、腕、手、指にも及びます。

2　左右側傾

身体は動かさず、両手の位置も変えず、左耳を左肩の方へできるだけ寄せます。このとき、首の右側の筋肉が伸展しているのを体感し、少し停めます。真ん中に戻し、その後反対方向の練習を行います。

間違いやすいこと：首を横に曲げるとき、つられて身体も一緒に傾けてしまうのは誤りです。そのような練習では、頸椎の動きの幅が小さくなりがちです。身体は動かさず、頭と首を放鬆させて行うと、首の伸展作用が最も大きくなります。もし身体が一緒に傾いてしまえば、練習の重点が首ではなくなって腰に移ってしまいます。

注意：伸展功あるいはその他の導引術の練習でも、第一段階は意識を用いて努力しなくてはなりません。ある部位の動作をするとき、他の部位はできるだけ動かさず、かつ放鬆します。いうのは簡単ですが、正しく行えるようになるには、長い時間の実践と体感が必要です。

3　前後屈伸

首を前に倒すときは、顎を徐々に喉に近づけ、動きが最大幅に達したら少し停め、首の後ろ側、さらには背中、脊柱全体にまで伸展するのを静かに体感します。その後、頭を真っ直ぐに戻します。続けてゆっくり顔を上げますが、このときは、まず顎を前に、そして上に伸ばし、その結果頭が後ろに倒れます。しかしこのときも、身体が後ろに倒れないように注意しなくてはなりません。腰を動かしたり、特に力を入れて腹を前に出したり、口を開いたりしてはいけません。これを守れば、大きな動きの幅で首の前面を伸展することができ、首の前面だけではなく、さらには胸、腹にまで伸展する感覚が生まれます。その後顔を正面に戻します。

4　左右繞環

これは、前の三つの動作に続けて行う首を回す練習です。要領は前述の内容が参考になりますが、特に説明すべき一点は、頭と首を回すとき、首の部分は放鬆させており、身体の他の部位もできるだけ動かさず、放鬆を保つことです。

全ての動作の中で、身体は終始中正を保ち、頭と首の動きにつられて一緒に動かさないようにします。

動作は伸展を主として、力を入れすぎたり、意識を多く使いすぎてはいけません。そうしないと簡単に気血が頭部に上昇し、めまい、吐き気など良くない反応が現れることがあります。「腰眼」は腎に属し、腎は水に属し沈降をつかさどります。よって両手を腰に当て、「腰眼」を軽く押すことで、気血が上昇し過ぎてめまいや吐き気など好ましくない反応が現れるのを防ぐことができるのです。

一般的な体質の練習者であれば、もし練習中に少しめまいがしたり、気分が悪くなるようであれば、それは緊張のし過ぎか、力の使い過ぎか、動作が速過ぎるか、あるいは普段の鍛錬が少な過ぎるからです。練習をしていけば、功夫（実力）は徐々に深まり、これらの現象は自然に消えていきます。「無限風光在険峰（無限に素晴らしい景色は険しい峰にあり）」という言葉のとおり、実は最も素晴らしい練功の効果も、このような伸展練習の過程の中で獲得されるものなのです。

四　保健的効果

1　任督二脈を疎通し、気血を調和する

頭は人体の陽気が最も集中し旺盛な所です。よって頭部の運動や鍛錬は、頭部に対してだけでなく、全身の気血に対して大きな影響と調節作用をもたらします。同時に任督の二脈を疎通し、陰陽のバランスを整え、気血を調和させる役割も果たします。

2　頸項（首）を伸ばし、ラインを美しくする

頸項を伸ばす運動は、首のラインを美しくするのに役立ち、首を長くきれいにします。

3　首、肩部の疾病の予防と治療をする

首、肩の疾病は、現代人が最もよく患うもので、私たちはよく背中が凝って、だるく、冷えたり、また手や腕がしびれたり、痛かったりします。このようなときは、首を動かす練習は、大変有効なので長期間練習を続けましょう。必ず練習の過程で得るものがあるはずです。本式を長期的に練習することによって、首、肩、腕、手や指を弛め、疲労によって引き起こされた首のこわばり、両手の麻痺、めまいなどの症状を軽減させることができます。また頸椎や頭、肩、腕の様々な疾患を予防し、治療することができるでしょう。まとめると頭痛、めまい、頭重感、頭がぼんやりする、首のこわばりと痛み、肩の痛み、背中の痛みや冷え、凝り、腕の痛みや麻痺、拘縮（こうしゅく）、上肢の挙上困難（腕が上がらない）などの病状に対して良い効果があります。

五　保健のために使うツボ

1　百会穴

百会（ひゃくえ）穴は、人体において重要なツボです。頭頂を通る中線と、両耳の最高部を結んだ線の交点の

凹陥部に位置し、人体の最高部位のツボで、この部位は全身の陽気が集まるだけでなく、足の厥陰肝経や陽維脈、陰維脈など多くの経脈が集まるところでもあるので、「百会」と呼ぶのです。

百会穴は、督脈の経穴に属し、別名「三陽五会」といい、このツボを用いると昇陽挙陥（陽気を昇らせ陥っていた中気を高める）、益気固脱（元気を益養し固め危険な状態を脱する）、醒神開竅（意識回復）などの効果があり、主に、めまい、頭痛、脳卒中、頭頂の酷い頭重感、不眠、痔、高血圧、低血圧などを治療するのに用います。

百会穴は、推拿、鍼灸などの臨床医療でよく用いるツボであり、禅の修行の静坐や導引、太極など内家功夫でも大変重要なツボであり、「虚領頂勁」、「百会上頂」、「頭正頂懸」、「提耳根勁」などすべて百会を中心にした練習方法です。

民間では他にも、「百会納豆」という練習方法があります。百会のツボを触ると凹陥部が見つかり、そこに一粒の豆を置きます。坐禅や拳の練習のときでも、終始首を立て、頭を真っ直ぐにすれば、豆が転がり落ちることはありません。このような練習方法には、姿勢を正し、意識を集中し、気機（気の昇降開合の運動形態）の動きを良くする効果があります。

頸項式の導引では、頭頂の百会という人体で最も端にある一つの「点」を終始できるだけ外へ「伸展」させるのです。そうすることによって、頸項部は最も大きな伸展と鍛錬が得られるのです。

2　大椎穴

大椎穴（だいつい）は、首の後ろに、第七頸椎棘突起（きょくとっき）と第一胸椎棘突起の間の凹陥部にあります。簡単な取穴法は、頭を最大限に下げて首の後ろに突き出た椎骨が、第七頸椎の棘突起（きょくとっき）であり、その下の凹陥部が大椎穴です。

大椎穴は督脈の経穴に属し、手と足の三陽と督脈が交わる所です。疏風解表（そふうかいひょう）（風邪を疏散し表証を解く）、清熱通陽（身体内部の熱を冷まし陽気を通す）の効果があります。主に、邪実諸虚（虚に乗じて外邪が侵入し気血が停滞した状態）、嘔吐、項部のこわばり、背中上部の拘急（こうきゅう）（可動域の制限）、風邪、めまい、頸椎病、咳、喘息、骨蒸盗汗（陰虚潮熱による入眠後の発汗）、風疹、癲癇などの症状を改善します。

大椎穴は、推拿、鍼灸、刮痧（かっさ）などの臨床医療でよく用いるツボであり、坐禅や導引、太極など内家功夫でも大変重要なツボであり、伝統功法の中の左顧右盼（さこうはん）、昂頭竪頂（こうとうじゅちょう）、鶴首龍頭などもみな大椎穴を中心にしています。

頸項式の導引では、大椎穴は、頭と首を回したり、屈伸したりするとき終始中心となるポイントです。

3　廉泉穴

廉泉穴（れんせんけつ）は、前頸部正中線上の喉頭隆起上方、舌骨上縁の凹陥部にあります。廉は、両側あるいは角（かど）という意味です。喉仏は尖っており、ツボは喉仏の上方にあり、ここは内側では舌根に対応していて、唾液が泉のようにコンコンと湧き出てくるので廉泉というのです。

廉泉穴は任脈の経穴に属し、陰維脈と任脈が交わるところです。任脈や舌下絡脈を通し調え、喉をすっきりさせる効果があります。主に、舌下のはれや痛み、舌のこわばり、脳卒中後遺症の失語、舌乾口燥（かんこうそう）、口内炎、失音、喉のしびれ、咳、喘息、消渇（喉が渇き尿の出ない病気）などの症状を改善します。

任脈は、身体全体の陰脈を統括するので、「陰脈の海」といいます。陰維脈の主要な働きは三陰経を繋いでいることです。廉泉穴は任脈と陰維脈が交わる「咽喉要道（いんこうようどう）」であり、このツボは、導引術、坐禅や道家、内丹術では、不伝の秘と呼ばれています。峨眉派の最も有名な峨眉十二荘に以下のような吐納における廉泉穴の働きをあらわした口訣があります。

納気華蓋與膻中　当下会陰緊収藏
督脈齦交微着力　任脉同鬆開承漿
大椎廉泉微後縮　納気嘶嘶莫急慌
気納膻中莫壮緊　緩開填布満玉堂

頸項式の導引術では、動作の導引と意識の「観」察を通じて、大椎穴や廉泉穴と頭を前後に倒すことの間には、鍵の開閉のような働きがあることをゆっくり体感できるようになります。これがさらに進んだ気脈内景を体感するための基礎作りになるのです。

【注意点】

様々な導引功法や武術、体操、有酸素運動、ヨガなどの動きの中に、頸項式の練習と類似しているものがありますが、峨眉伸展功がそれらと異なるところは、腰に手を当て、親指で「志室穴（ししつけつ）」を指圧することにあります。これは小さな動きですが、首や肩を弛めることができ、頸項部の伸展に役立ち、全身の気の動きを弛めながら下ろすことによって、練功中に頭がくらくらし、めまいや吐き気などのよくない反応が現れるのを避けることができます。このことは、特に年配者にとっては重要です。同じような練習方法は、峨眉心字荘、峨眉小字荘、虎歩功（こほこう）や易筋経の「青龍探爪（せいりゅうたんそう）」にあり、さらに細かい練習方法や説明があります。

第二式　肩肘式

根は深く葉は茂る、肩がゆるみ拳が活きる

肩関節は、胴体と上肢が繋がるポイントで、上肢の三本の陰経と三本の陽経が通る場所であり、中医学、鍼灸の診療の重要な部位であるばかりでなく、気功、導引、太極、武術でも最も基礎となる、重要な練習部位です。

一　中医の智慧

1　肩――全身の中で最もよく動く関節である

現代医学では、肩関節は球関節に属し、外に開く、内に入れる、前屈、後屈、回すなどの様々な動きができます。全身の中で最もよく動く関節で、腕と体躯の唯一の連結部です。解剖学の観点からいえば、球関節は運動範囲が大きく肩の様々な動きを保証するものですが、頑丈さ、安定性などは他の関節より劣っており、大きな関節の中では最も堅固さに欠ける関節でもあります。骨格の弱い人は、

外から衝撃を受けたとき、肩関節の脱臼を起こします。また有効に運動させていないと、気血の鬱滞から、筋肉が硬くなり、肩関節周囲炎をひき起こします。

中医学の経絡学の観点からいえば、手の太陰肺経、手の厥陰心包絡経、手の少陰心経の三本の陰経の経脈は、胸から肩、腕、手、指へと通り、手の陽明大腸経、手の少陽三焦経、手の太陽少陽経の三本の陽経の経脈は、指、手、腕、肩から頭部へと通っています。。よって、肩関節は腕の陰陽経絡が必ず通る所であり、腕の気血の「根」に当たるのです。気血が腕、手、指へと順調に流れ、また腕、手、指の気血が順調に胴体に戻ってくるにも、肩は最も重要なポイントとなる部位なのです。だからこそ、この部位はよく気血の鬱滞や、虧虚（不足）による疾病を引き起こすのです。

2　肩の練習方法

伝統的な気功、太極拳や武術では、気、力、勁を指の末端まで届けることができるか否かの第一の鍵は肩にあると考えます。もし肩が硬く動きが悪ければ、気、力、勁はなかなか指まで届かないので、拳や掌の力も、水源の無い水、根のない木と同じになってしまいます。よって、どの流派も肩の練習は特に重視し、肩専用の練習方法も数多くあります。例えば、圧肩、開肩、沈肩などは、入門者には必修の練習方法です。伝統武術の中の通臂拳、通背拳、通備拳は、さらに肩が要となります。

古典的な功法「峨眉十二荘」の中には、一字椿、通臂勁、蛇行蚕蛹などの肩の練習方法があり、これらの練習は、腕の三陰三陽の経脈を疎通させることができるだけでなく、陰陽経脈の気血の流れを促進し、同時に気、勁、力、を滞りなく指の末端に届け、内功推拿の基礎になるだけでなく、武術的な攻撃防御の練習にも役に立ちます。

本書で紹介する伸展功の多くの練習方法の中で、特に第二式の肩肘式は、肩に対して最も有効な直接的で基礎的な練習方法です。よく肩の功法の練習をすると、腕の陰陽の経脈の気血の流れを促進するだけでなく、人体の微循環を改善し、また臓腑の生理機能を強めることもできるのです。

もし上肢を一本の木に例えるなら、肩（肩甲骨、鎖骨を含む）は木の根に、腕は幹、手は葉や花に相当します。樹木の葉が繁茂しているかどうかで、根が頑丈であるかどうかを知ることができるように、手を見て健康状態を知ることができます。内景がわかる力をもった医師であれば、指や手の状態から五臓六腑の気血の盛衰を知ることも可能なのです。このような「根苗」の理論は伝統医学の中では「有諸内必形諸於外（内に諸が有れば必ずや外に諸が形る）」や「従外知内（外従り内を知る）」の方法の具体的な現れであり、中医学の診断学（望診、切診）、治療学（鍼灸、点穴、推拿）の理論的な根拠であり精髄なのです。

3 「五十肩」とは

五十肩は、臨床では肩関節周囲炎といい、五〇歳くらいで発病することが多いので、「五十肩」といいます。患者は肩関節の動きが制約され、凍結したような凝固したような状態になるので、「凍結肩」

とも「肩凝症」とも呼ばれます。主な症状は、肩関節を主とした痛みで、痛む箇所がはっきりと固定していて、夜間にひどくなり、寝返りが打てなくなります。肩関節の可動域が制限され、開いたり後ろに伸ばすことができず、肩の後ろが伸びないので、服を着たり髪をとかすのが不便で、さらにひどくなれば茶碗や箸をもつことさえ困難になります。このような疾病は心身の健康に影響を与えるだけでなく、日常の普通の生活や仕事にまで深刻な影響を与えます。

現代医学では、五十肩の発病のメカニズムはまだ完全に明確に認識、説明がされていません。現時点では、推拿、鍼灸、中医薬の治療法と患者自身が導引鍛錬を合わせて行うことによって、比較的満足のできる効果が得られます。

中医学ではこの種の病気は内、外二種の病因が合わさって起こると考えます。内因は、気血の衰える変化の規則性にあります。人は五〇歳頃気血が衰え始め、特に女性は七年の周期を七回巡ると更年期が始まり、生理機能が乱れ始め、邪気を受け病気になりやすくなるのです。よってこの種の病は五〇歳前後に発病し、とりわけ女性に多いのです。内因の肝気の鬱滞、気血経脈の滞りに、外因の風、寒、湿などの外邪の侵入を受けることによります。内外病因が重なると、痛み、しびれや脹れ、屈伸ができないなどの症状が現れます。

臨床における肩関節周囲炎の治療効果はあまりよくありません。主な原因は、多くの人は肩関節の周囲の炎症や、風、寒、湿などの外因の治療を重要視し、気血の虚弱、肝気の鬱滞の内因を見落としているのです。治療を行うとき、血を養って補い、肝気を疎通させる方法を用いれば、驚くような効果が得られます。もし患者が気功、太極、導引などの合理的な方法を合わせて鍛錬すれば、効果はより早く表れるでしょう。

4 「病膏肓に入る」を用心して防ぐ

二〇〇〇年余り前の『左伝・成公十年』に以下のような物語の記載があります。

春秋の頃、晋国の君主・景公が病気になりました。重篤だったため、国内のすべての名医も治すことができず、隣国に名医を探すしかありませんでした。当時、秦国には有名な医師がいました。姓を秦、名を緩、字は越人、またの名を扁鵲（へんじゃく）先生といいました。景公は、彼を招くために使者を派遣しました。秦と晋の両国は親戚関係にあったので、秦の君主・秦伯は扁鵲を景公の治療に行かせました。

扁鵲が晋国に到着する前、景公は夢を見ました。夢の中で見た彼の病気は、二人の子供となっていました。一人の子供がもう一人に「扁鵲は有名な医者だから、彼が来たらきっと僕たちをやっつけるに違いないから、逃げようよ」といいました。すると、もう一人の子供が、「僕と君が膏（こう）の上方と肓（こう）の下方に別々に隠れたら、扁鵲だって僕らをどうすることもできないよ」といいました。景公は目覚めた後、不思議に思いました。扁鵲は、晋国に到着し景公を診察しました。そして景公に、「あなたの病気はすでに重篤で治療することはできません。あなたの病巣は二カ所あって、一つは肓の上、もう一つは膏の下です。この二カ所は薬が届かない場所なので、治す方法がないのです」といいました。景公は、扁鵲の語った病の根源が、夢の中の子供たちの話とそっくりなので感心し、「ああ、あなたは本当に名医だ」といって、部下に丁重な贈り物を用意させ扁鵲に渡して、見送りました。
「病膏肓に入る」とは、病状が非常に重いことをいい、物事が挽回できない状態になったことの喩えです。では、膏肓とはいったいどこなのでしょうか。

古人は、心尖部または、心室下部を膏、心臓と横隔膜の間を肓と呼びました。膏肓は、薬効が届きにくい部位ですが、鍛錬や膏肓穴を刺激することによって、背部の気脈が流れ込む部位でもあるので、多くの治りにくい病気を間接的に改善、治療することができます。この反応点を膏肓兪穴と呼び、また膏肓穴と略称します。

膏肓穴は、足の太陽膀胱経に属し、胴体の背部、第四胸椎棘突起の下、左右に外方三寸、肩甲骨の脊柱縁に取穴します。（峨眉丹医ではこのツボを経外奇穴とみなす）。

導引養生の観点からいえば、伸展功の肩肘式、峨眉功の通臂勁や蛇行蚕蛹、易筋経の倒拽九牛尾勢などは、肩甲骨を動かし、膏肓を摩ることが鍛錬の重要なポイントです。養生、治療の効果は、歴代の文献を見るだけでも、膏肓穴が疾病の治療に有効であることをうかがい知ることができます。

膏肓穴を用いる治療に医学書三書に以下のとおりの記述があります。

①『千金方』、「膏肓穴治せぬもの無し、主に羸瘦虚損（痩せて虚弱な状態）、夢中失精（夢精）、上気咳逆（こみあげてくる咳）、狂惑忘誤（発狂、健忘）なり」

②『銅人』発狂健忘

③『聚英』伝尸骨蒸（肺結核、身体の深部からの発熱）

などがありますが、現在、多くは肺結核、気管支炎、胸膜炎、神経衰弱、肩甲骨の痛みなど各種慢性虚損性疾病などの治療に用います。

5　女性の乳房にはケアが必要である

女性の乳房は人が幼く脆弱な生命である段階では「天然の食糧庫」であり、女性の重要な第二次性徴の一つです。

現代医学の観点からいえば、乳房は主に脂肪と乳腺で組織されていて、乳腺には、一五～二〇個の乳腺葉があります。乳腺葉の一本はまたいくつかの小葉に分かれ、その小葉は複管泡状腺で構成されています。妊娠期、授乳期の乳腺は乳汁を分泌するので、活動期乳腺と呼び、乳汁を分泌しない時期を、静止期乳腺と呼びます。乳腺組織は乳房の一部分にすぎず、妊娠期間に乳汁を分泌する必要があって発育し大きくなるのですが、乳腺の分泌は健康な乳房にとって大変重要です。

中医学では、乳房は多気、多血であり、足の陽明胃経に属し、足の厥陰肝経絡は乳頭部位の「乳中穴」で、足の陽明胃経と交わり、乳房の成長や発達は、腎中の「天癸（てんき）（生殖に関係するもの）」と密接に関係しています。乳房は女性にとって大変重要であるばかりでなく、健康の反応点であり、情報を発信しています。

現代社会では、人々は長期にわたる不健康な飲食や生活習慣、または生活や仕事の様々なプレッシャーにさらされ感情は抑圧されています。そして乳房の病は、今日女性の健康を奪う一番の原因になっています。調査によると、世界では毎年一二〇万人の女性が乳癌を罹患し、中医学ではこれを、乳岩（にゅうがん）、爾岩（じがん）、乳石瘍（にゅうせきよう）、柘榴翻花瘡（ざくろほんかそう）などと呼びますが、五〇万人の女性が亡くなっています。

乳癌の発病率は、世界の地域によってあきらかな違いがあり、ヨーロッパ、北米、ニュージーランド、オーストラリアなどが高く、アジア、アフリカ、ラテンアメリカは比較的低いです。中国の乳癌発生率は低い方ですが、発病率は年々上昇し、特に上海、北京、天津や沿岸地域では発生率が高くなっています。上海市の新しい統計では、乳癌の発病率は一〇年前には一〇万人当たり二三人であったのが、三七・二人に上昇し、女性の悪性腫瘍の発病率の第七位からトップに躍りでました。また同時に二つの特徴が明らかになりました。一つは、発病年齢のピークがあきらかに上昇したこと、もう一つは、発病年齢のピークが長くなったことです。以前は四五～六〇歳であったのが、近年は三五～七〇歳になりました。男性の乳癌の発病率は全体の一％ですが、近年の統計では、死亡率は一〇万人当たり二・六一人で、悪性腫瘍による死亡では二％を占め、第九位になりました。

人々が導引養生の修練をしっかりと継続し、心身両面の調整を行い、また健康的な飲食を合わせて行えば、乳房系の病気の予防や治療を行うことができるばかりでなく、美しい体形と心の健康にも役立ちます。伸展功の肩肘式、峨眉十二荘の雲字荘、易筋経の九鬼抜馬刀（くきばつばとう）式、太極拳の雲手（うんしゅ）、二四節気導引術の穀雨導引術などには、疏肝和胃（そかんわい）（肝気鬱結を疏散し、上腹部の気滞を治す）、乳房の滋養、心身の調整などの効果があります。

二　動作の分解練習

1　合掌点肩（がっしょうてんけん）（合掌して肩に指を置く）

(1)両足を揃え、放鬆して静かに立つ。両腕は体の両側に自然に垂らす（1）。

(2)両腕を外旋しながら横に伸ばし、肩の高さまで挙げ、「一」字形になる。掌心は上に向ける（2）。

(3)続けて両腕を伸展させながら頭の上まで挙げて合掌し、同時に顔を上げて、両手を見て、少し停める（3）。

(4)顎を引いて百会を突き上げ、頭と首を真っ直ぐにし、目

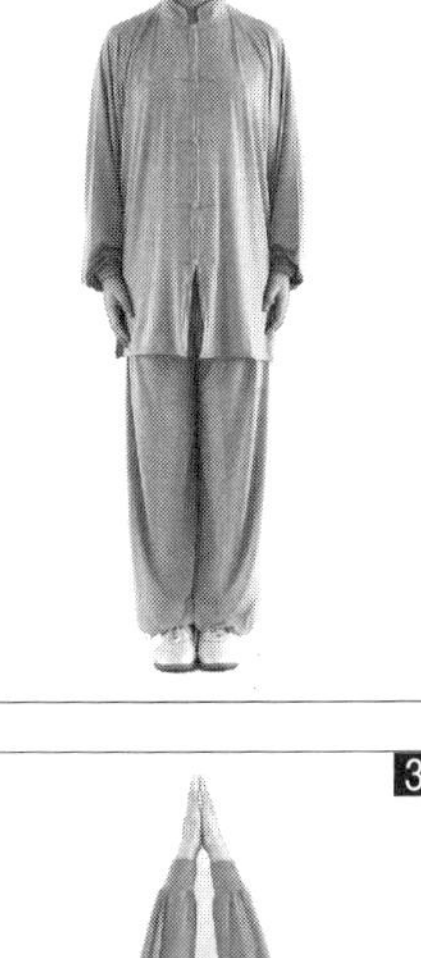
1

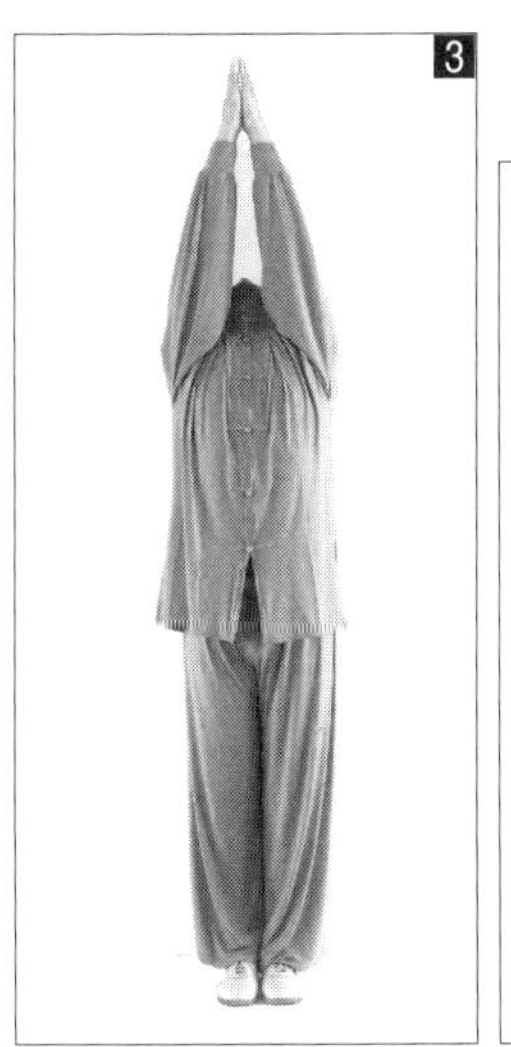
3

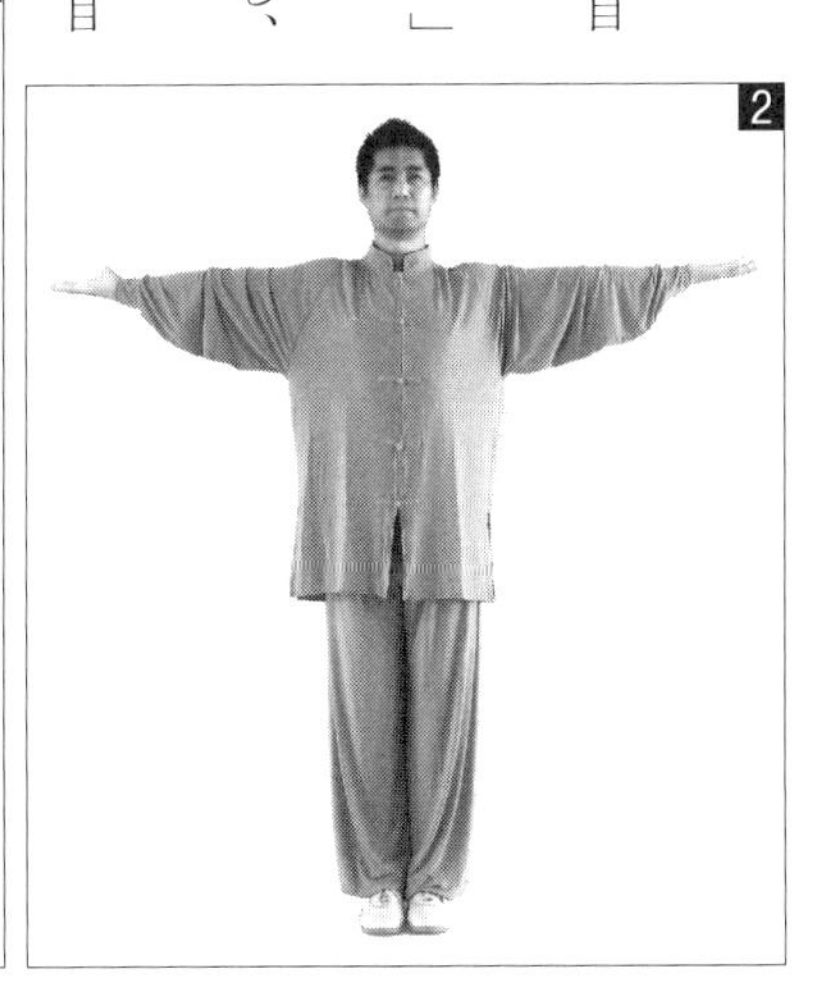
2

は前方を見る（4）。

(5)肘を下げて両手を後頭部へ引き降ろす。両手を離して、中指を肩井（けんせい）穴に軽く当て、両肘を左右両側に向ける（5）。

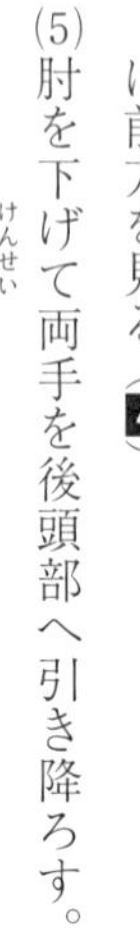

2　前後開合（ぜんごかいごう）（前後に開合する）

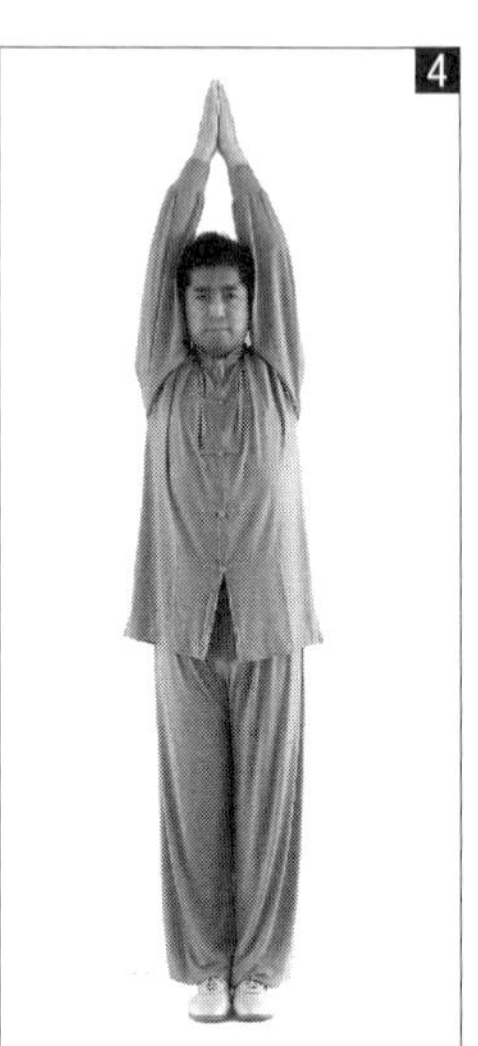

4

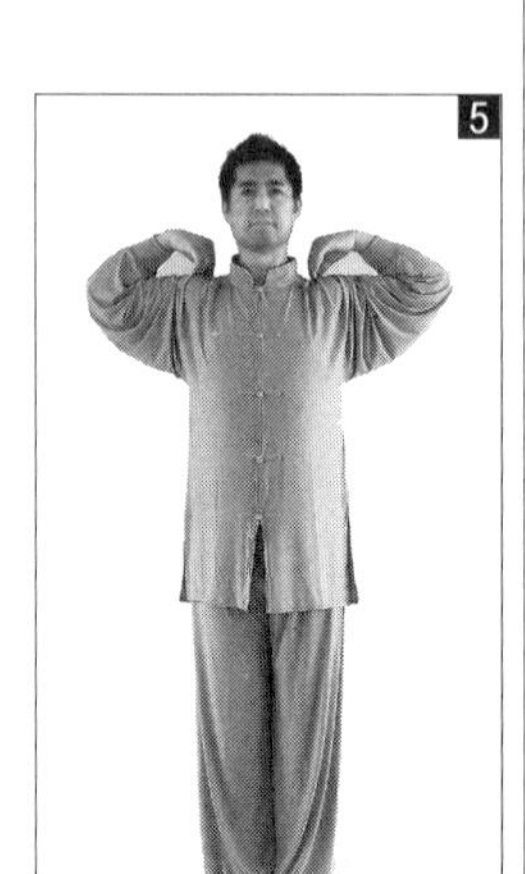

5

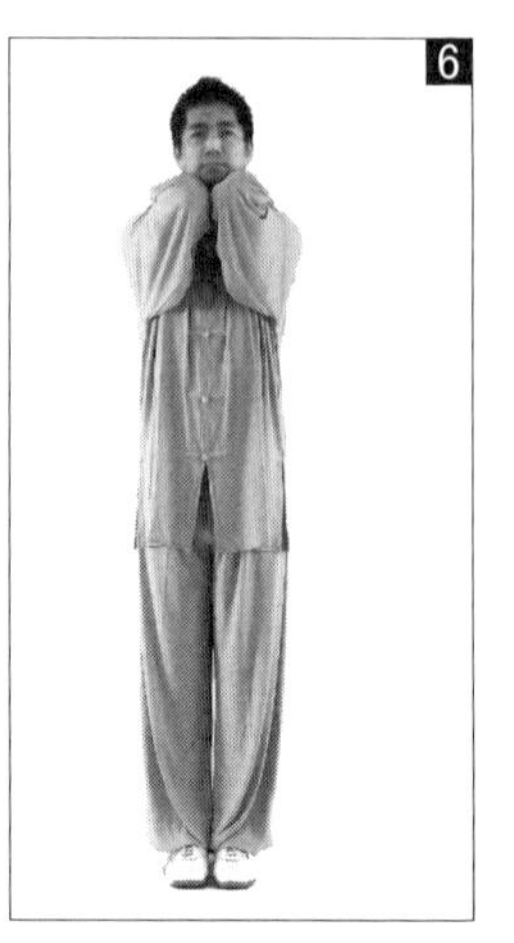

6

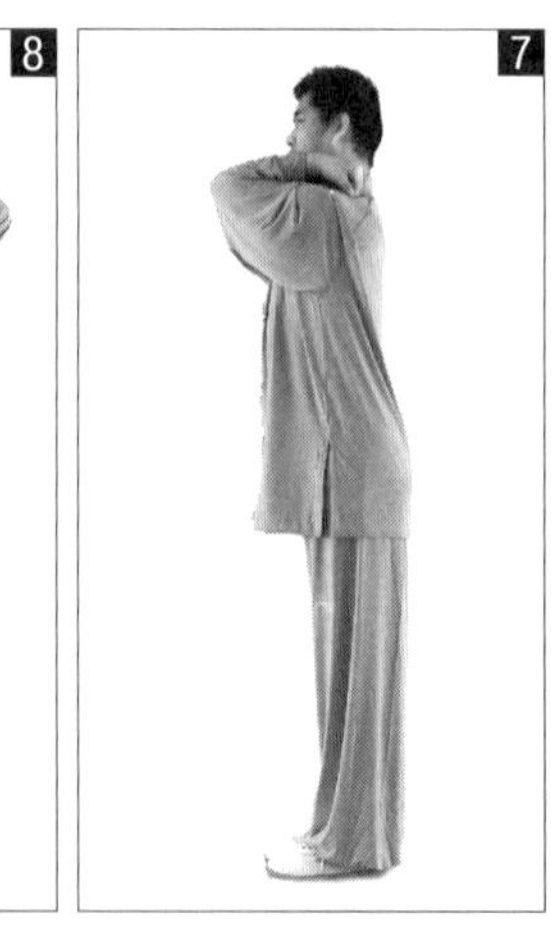

7

8

(1)両肘を水平に前に伸展し、胸の前でできるだけ寄せて、少し停める（6 7）。両肘を左右両側に伸展し、元に戻す（8）。

(2)両肘を水平に後ろに伸展し、できるだけ胸を広げ、肩を広げて、少し停める（9 10）。両肘を左右両側に伸展し、元に戻す（11）。

(3)以上の動作を三回繰り返す。

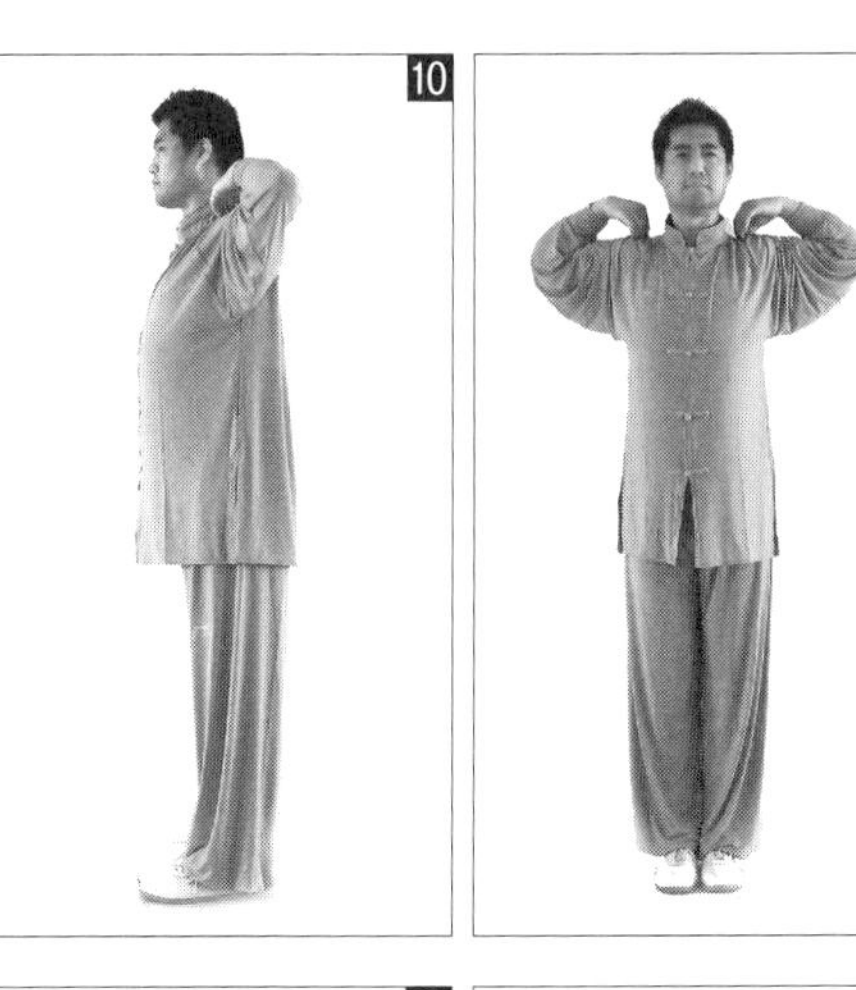
9　10

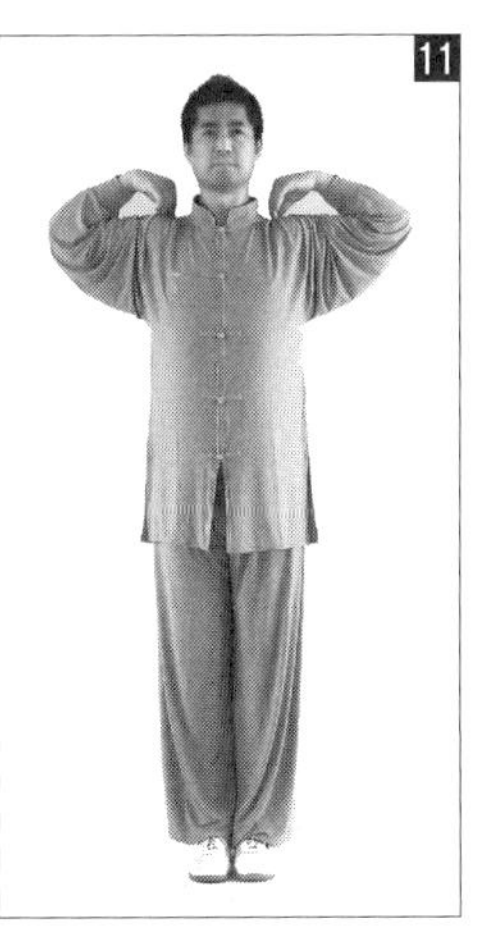
11

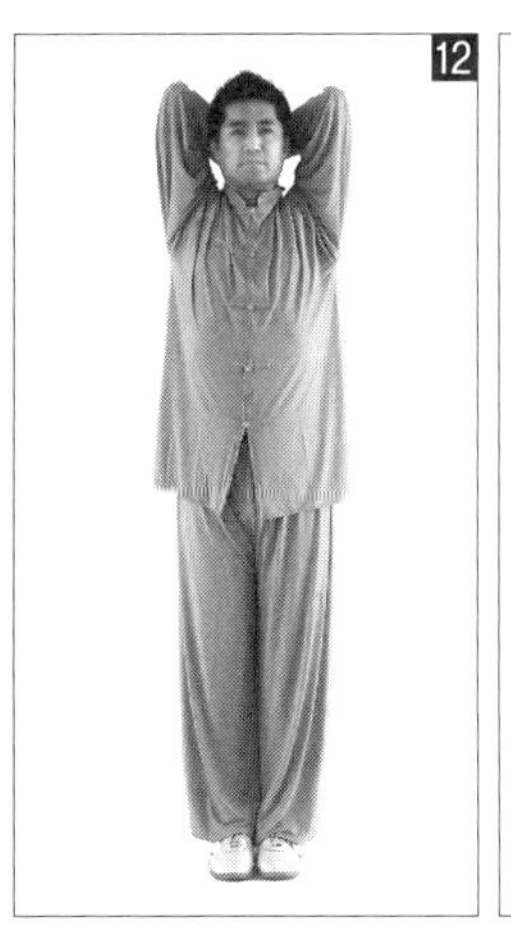
12

3　上下伸展（じょうげしんてん）（上下に伸展する）

(1)両肘を上に伸展し、頭の後ろでできるだけ寄せ、少し停める（12）。両肘を左右両側に伸展し、元に戻す（13）。

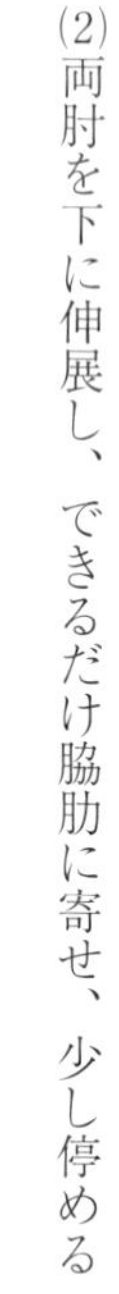

(2)両肘を下に伸展し、できるだけ脇肋に寄せ、少し停める

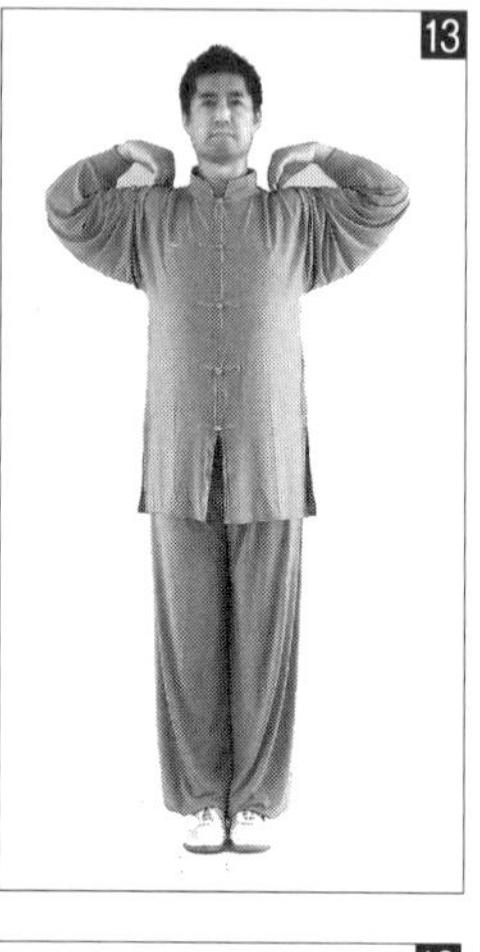

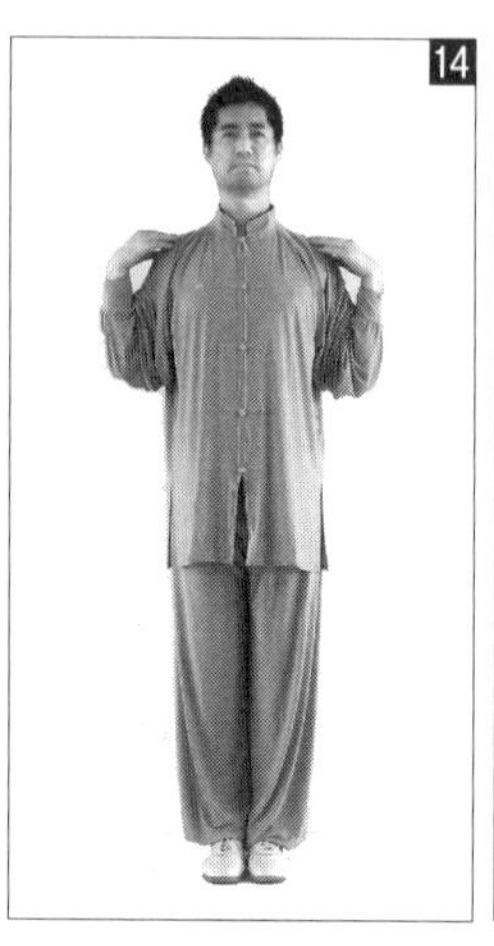

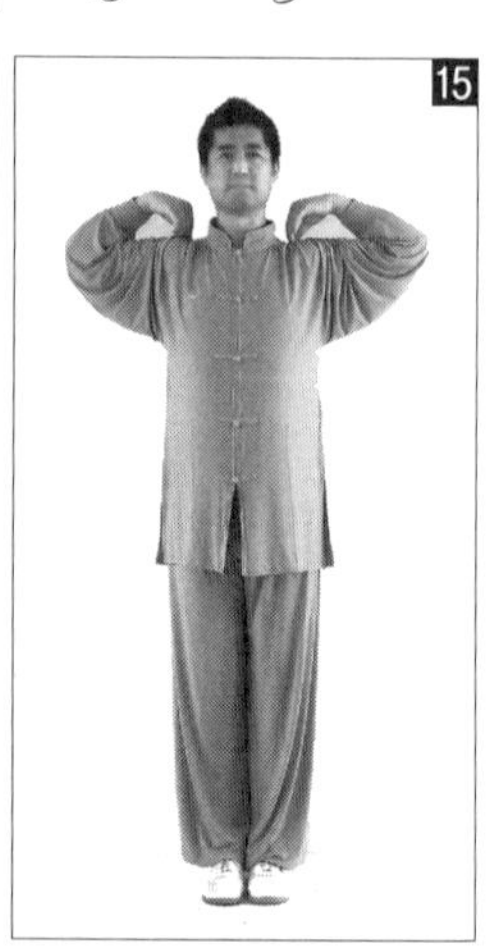

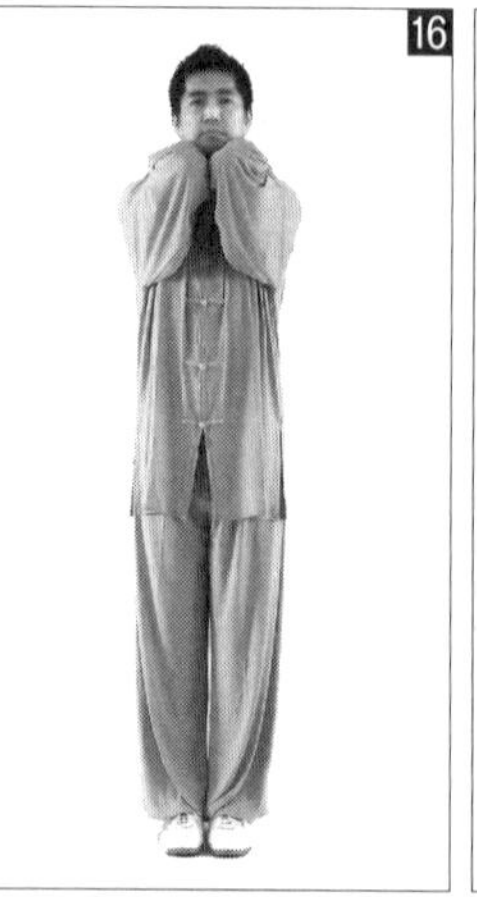

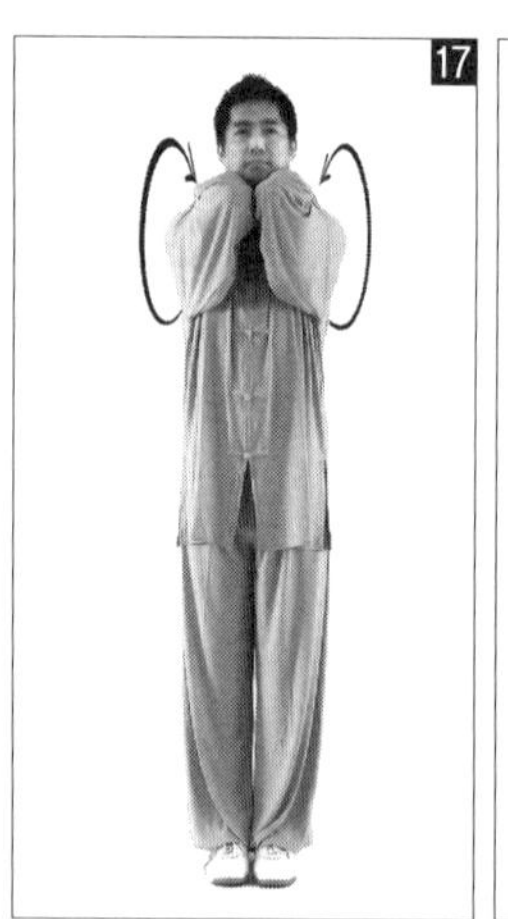

（14）。両肘を左右両側に伸展し、元に戻す（15）。

(3)以上の動作を三回繰り返す。

4　前後繞環（前後に回転する）

(1)両肘で前↓下↓後ろ↓上↓前の順に円を画きながらできるだけ伸展する（16 17）。三回繰り返し、両肘が水平に左右両側に開いている元の姿勢に戻す（18）。

(2)両肘を前↓上↓後ろ↓下↓前の順に円を画きながらできるだけ伸展する（19 20）。三回繰り返し、両肘が水平に左右両側に開いている元の姿勢に戻す（21）。

18

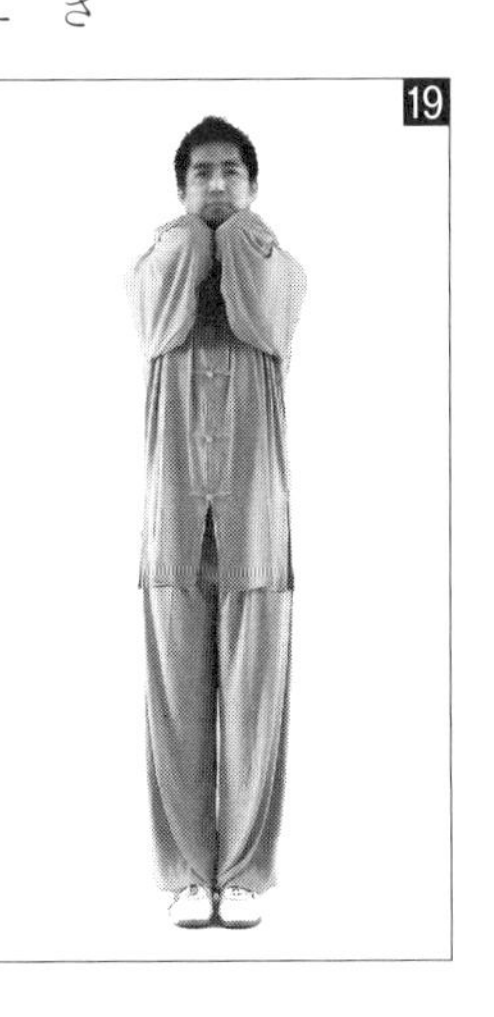

19

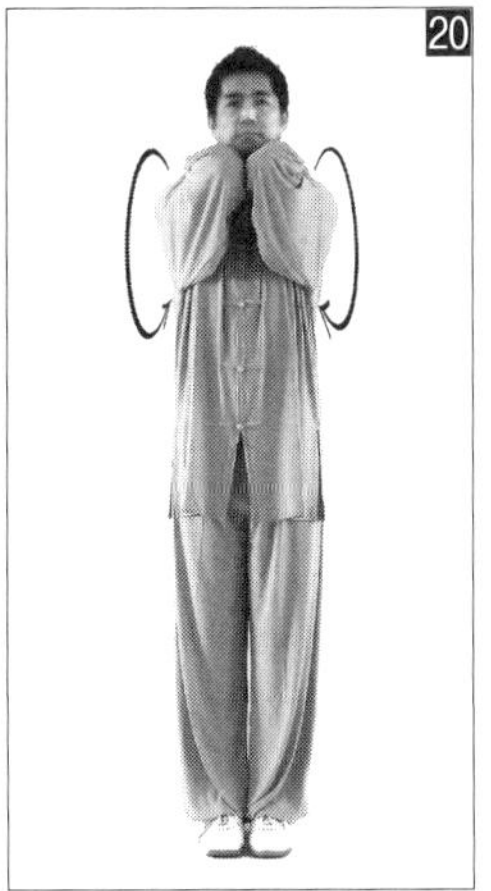

20

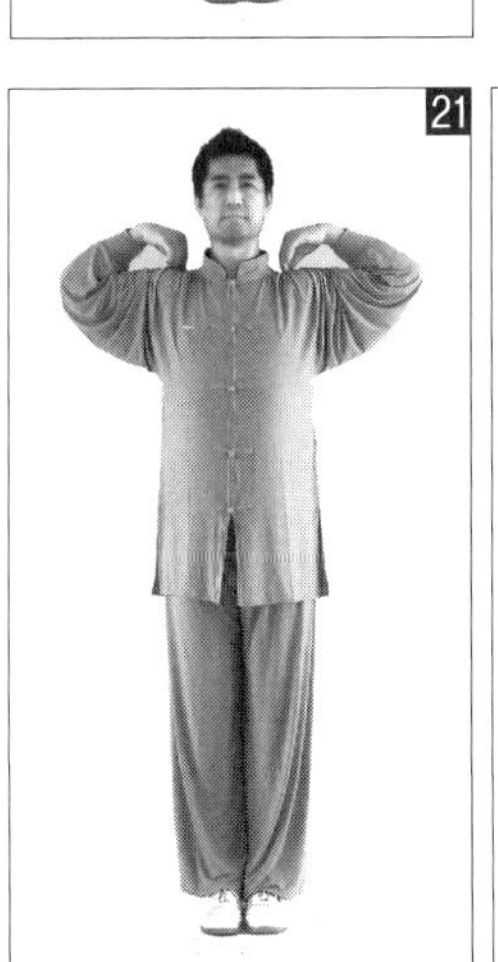

21

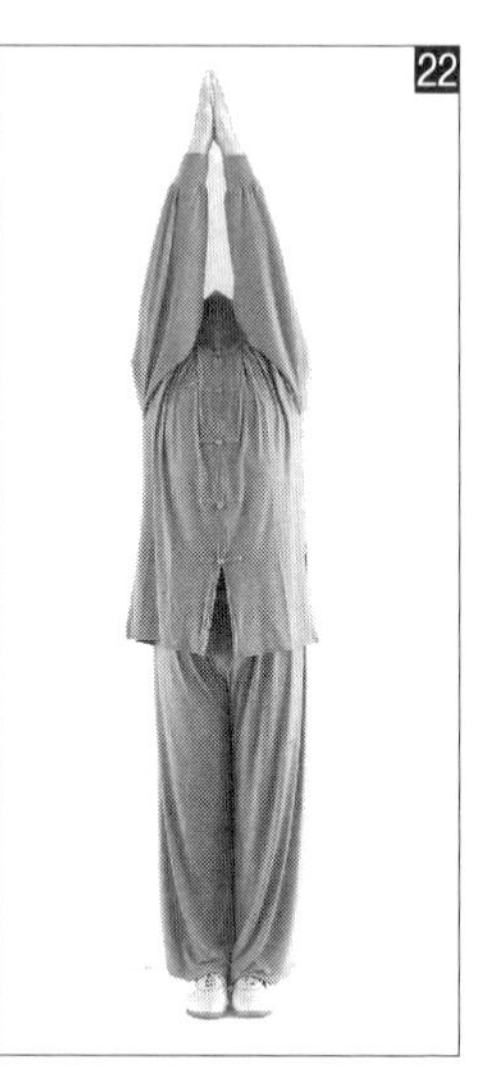
22

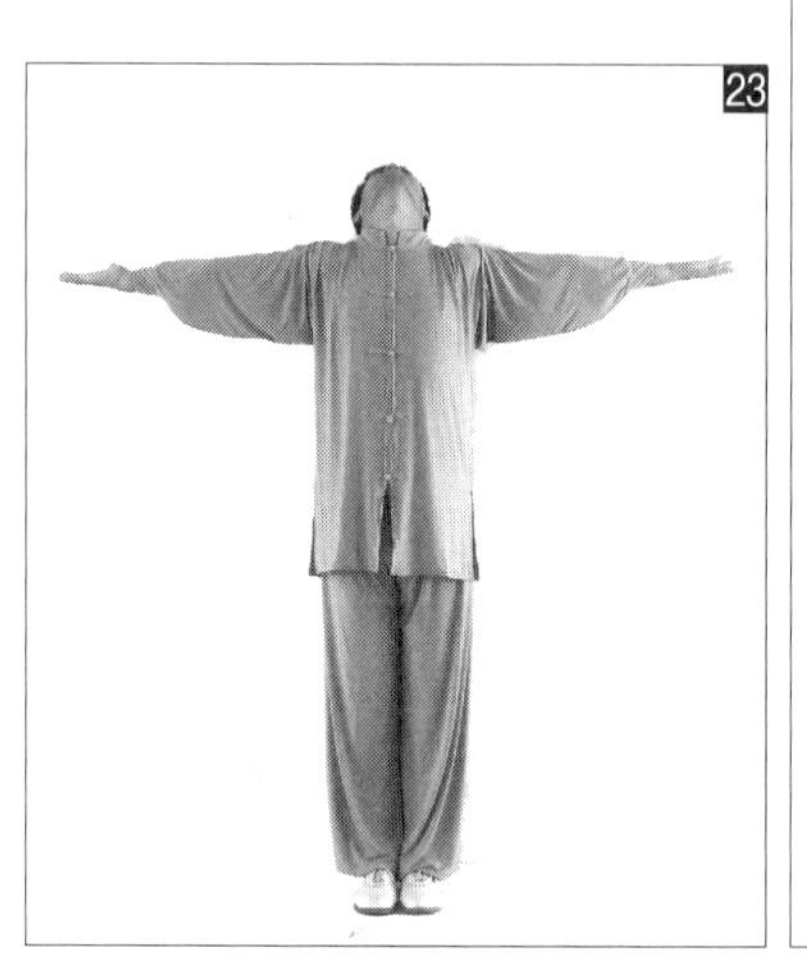
23

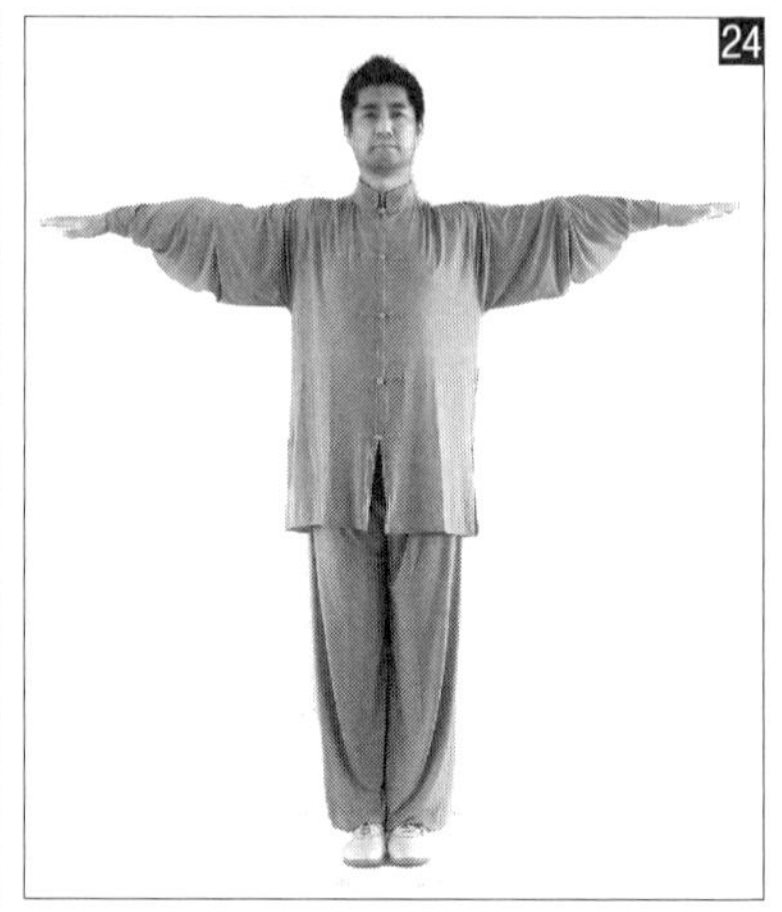
24

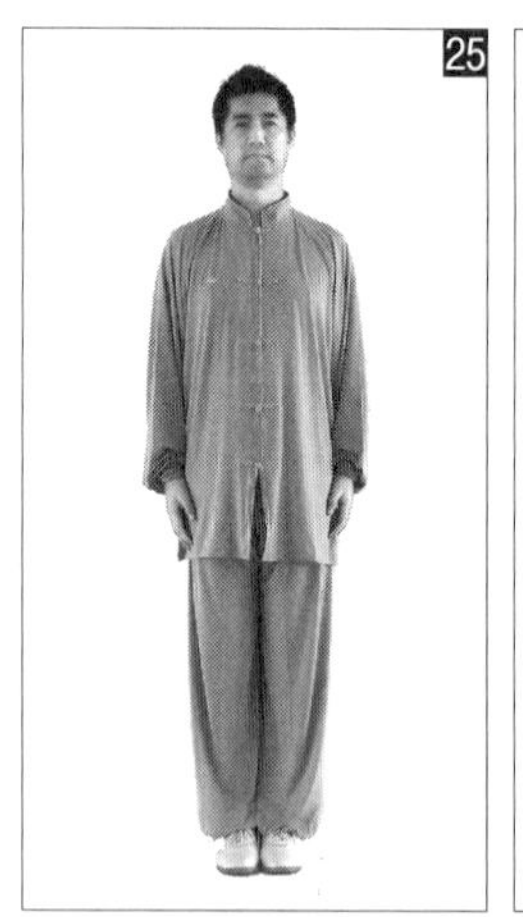
25

5　伸臂還原（腕を伸ばして元に戻る）

(1)両手の中指を肩から離し、両手を頭の後ろで合掌にする。

(2)両手で両腕を誘導してできるだけ上に伸展し、同時に顔を上げて、両手を見る(22)。

(3)顔を上げた姿勢を保ちながら、両手を離し、両腕を伸ばし「一」字形になる。掌心は上を向き、目は上を見る(23)。

(4)顎を引き、百会を突き上げ、頭を元に戻し、目は前方を見る。同時に両腕を内旋して掌心を下に向ける。姿勢は「一」字形のままである(24)。

(5)両腕を降ろし、体側に戻す(25)。

★動作のポイント

- 両腕の伸展は全て両手の中指の誘導で行う。
- 両肘の動作は、全て肩を軸とし、肘を点とする。
- 肘を曲げて指を肩につけた後、肘が肩関節を誘導して伸展させたり、円を画いたりするとき、両手の中指の位置は終始動かさない。

三　練功の要領

1　頸項式の練習後、頭部、頸部がとても気持ち良く感じることができます。しかし、これに伴って肩部を伸ばしたいという強い特別な感覚が生まれます。よって、続いて次に行うのは肩肘部の動きになるのです。

2　両腕を伸展させるときは全て、両腕の最も遠くの二点、すなわち両手中指の指先が誘導します。そうすることによって腕は最大に伸展されます。

3　肩肘式は前後開合の動作でも、上下伸展の動作でも、前後に回す動作でも、全てただ両肘にのみ力を使って伸展させるのであり、身体のその他の部位はできるだけ放鬆します。動作を少し停めるときは、身体の呼応する部位の伸展の感覚を体感し、「伸展の中の放鬆、放鬆の中の伸展」の精髄を注意深く味わいます。

4　両肘を前にもってくるとき、背部および肩甲骨の伸展の感覚を体感し、両肘を後ろに引くときは、胸を広げ肩部の伸展の感覚を体感します。両肘を上に挙げるときは、上腕内側や両胸脇部（側胸部から季肋部）の伸展の感覚を体感し、両肘を下げるときは、肩部の伸展の感覚を体感します。

四　保健的効果

1　肩を開き、腕を広げる

身体の修練を行うということでいえば、肩関節は最も開きにくい関節の一つです。武術ではよく「肩がこわばっていれば拳は死ぬ」といいます。肩関節が充分に開くことができず、よく動く状態を保つことができなければ、全身の力、気血をスムーズに手や指に届けることができず、末梢の微循環も阻害されます。よって、肩を広げ腕を広げることは、健康な身体をつくり、養生すること、病気を治し、予防することにもつながり、気功や武術の重要な練習方法なのです。例えば太極拳でいう沈肩、武術拳法の中の開肩、峨眉功法の中の通臂、達磨易筋経の中の倒拽九牛尾などは、全て肩を開くことを目的とします。

2　胸や肩のラインを美しくする

背部の脂肪を減らし、豊胸や、肩のラインを美しくするのに有効である。

3　心肺機能を高める

本式の練習は、胸、背、肩甲骨の刺激が比較的強く、その上、膻中（だんちゅう）、膏肓（こうこう）、肺兪（はいゆ）、心兪（しんゆ）など重要な兪穴を有効に刺激するので、心肺機能を高め、風邪や心臓、脳血管の疾病などを予防治療する効果があります。

4 頸肩部や疾病の予防と治療をする

長期に本式を練習すると、頭、首、肩、背、胸、脇、腕、手の多種の疾患を予防し治療することができます。例えば、頭痛、めまい、頭重感、頭がぼんやりする、首のこわばりと痛み、肩の痛み、背中の痛みや冷え凝り、胸苦しさ、胸痛、痛みをともなう乳房の張り、乳房のしこり、痛みをともなう胸脇部の張り、腕の痛み、腕のしびれ、腕の拘縮、上肢挙上困難、手の指の痛み、手の指のしびれ、手の指の拘縮などなどの病状に対して効果があります。

五 保健のために使うツボ

1 中衝穴

中衝穴（ちゅうしょうけつ）は一般には手の厥陰心包絡経に属し、中指の指先中央、爪先より一分に取穴します（現代中医学での取穴法）。しかし峨眉丹医（がびたんい）では、中衝穴は中指の橈側（とうそく）、爪甲根部角より一分に取穴するのです（日本の取穴法と同じ）。中指の指先は経外奇穴の鬼哭穴（きこくけつ）に反応し、丹医の分経候脈（ぶんけいこうみゃく）では心臓の気脈を診断する重要な部位です。

中衝穴は、手の厥陰心包絡経の井穴であるので、心包絡経の気血が表に出たり入ったりするところとなります。主に、厥逆（四肢のひどい冷え）、熱中症、中気（感情の変化が激烈なために突然生じる昏倒、牙関緊急、手足の痙れんなど）、熱病、瘟症（急性の熱病）、身体がだるく重く熱っぽい、舌先のびらん、アフタ性舌炎などの治療に用います。

峨眉丹医の五指五臓五行の図（カバー袖参照）によれば、中指は心に属し、心は神明をつかさどり五臓六腑の大王にあたります。よって、気功や武術の練習を行うときは、意識を中指に置き、中指で動きを誘導すると、陰陽のバランスを取り、経脈の流れをよくし、凝神入静（精神を集中して入静状態に入る）の効果があります。

2　肩井穴

肩井穴は足の少陽胆経に属し、肩の上、大椎穴と肩先を結んだ線の中点に取穴します。手の少陽三焦経、足の少陽胆経、足の陽明胃経と陽維脈が交わるところにあるので、肩井穴は会穴の一つです。主に、肩背中の凝り、頭痛、下肢無力の状態の頭重感、眼精疲労、首の強い痛み、乳房の痛み、高血圧、脳卒中、耳鳴りなどの治療に用います。

肩肘式では、五指の指先をつまむように合わせ、中指で肩井穴に点穴し、両腕をゆっくり揺り動かしたり回したりします。すると肩井穴が刺激され、局部の気血の巡りが強化され、人体両側の胆経の気血が調い、首や肩などの疾病に対しても予防保健の効果が期待できます。

3　雲門穴

雲門穴は、手の太陰肺経に属し、鎖骨の下のくぼみの外側の凹陥部、任脈の璇璣穴から横に六寸離れた脈動が感じられるところで、腕を挙げて取穴します。主に、咳、喘息、胸苦しさ、胸脇痛、肩の痛みなどの治療に用います。

峨眉丹医では、雲門穴は手の太陰肺経の起点となるツボであるとし、一般の中医学でいう中府が起点であるという認識とは違っています。「雲は気なり。門は出入の処」です。肺は、呼吸と一身の気をつかさどり、そして、ここが肺経気脈が表に出てくる所ですので、雲門といいます。

多くの導引の中で、例えば易筋経の出爪亮翅勢、青龍探爪勢、臥虎撲食勢や健身気功の六字訣の「呬（sī）」字訣、峨眉十二荘の雲字荘、太極拳の雲手などはみな雲門穴や肺の気脈と関係しています。

伸展功の肩肘式では、両肩腕を回したり、肘を前後上下に動かしたり回したりすることによって、雲門穴は開合をくり返すので、肺経を調え、肺気を降ろし、清肺理気（肺の熱を取り気の流れをよくする）の効果があるのです。

4　膻中穴

膻中穴は、任脈に属し、胸から腹への正中線と両乳頭を結んだ線の中点、玉堂穴下一・六寸の凹陥部、両乳頭間を折半する部位に取穴します。主に、すべての気の病や喘息などの治療に用います。

膻中穴は三焦の中では上焦にあり、「八会穴」の「気会」の所であるので、「気会膻中」または「気海」といい人体の大穴、要穴です。

静坐、禅修や行功、拳の練習を行うときにいう含胸（がんきょう）や、仏家の合掌当胸（胸の前で合掌する）、儒家の拱手（きょうしゅ）（両手を胸の前で合わせたり組んだりする礼儀）、武術家の拳礼など、すべて膻中穴と重要な関係があります。

伸展功の肩肘式の両肩肘を回す動きによって胸郭が開合し、膻中穴も胸郭の開合によって開合をくり返し、胸を広げ、気を調える効果がもたらされます。

5　膏肓と膏肓穴

膏肓は人体の部位の名称で、膏は心臓の下の部分で、肓は心臓と横隔膜の間にあります。昔から膏と肓には薬効が届かないといわれていました。

中医学の理論では、内にある諸々のことは必ず形となって外に現れると考えるので、体内の機能の状態は体表にその反応が現れます。五臓六腑は背部に反応が現れる部位があり、例えば、心兪、肝兪、脾兪（ひゆ）、肺兪（はいゆ）、腎兪（じんゆ）などがあります。また膏肓も背部に反応が現れるので膏肓兪ともいいます。

膏肓兪は背部の第四胸椎の棘突起（きょくとっき）の下横に三寸離れたところであり、足の太陽膀胱経に属します。峨眉丹医では、膏肓穴を経外奇穴で人体の九大奇穴の一つに数えます。主に、肺結核、咳、息切れ、吐血、寝汗、健忘、遺精、消化不良、虚羸痩損（きょるいそうそん）（痩せて虚弱な状態）、五労七傷（注）、肩甲背部痛などの治療に用います。

伝統的な導引では、膏肓穴は重要な鍛錬部位であり、肺臓の導引術の「開胸」「轆轤」、少林達磨易筋経の「倒拽九牛尾」「九鬼抜馬刀」、健身気功の六字訣の中の「呬字訣」、八段錦の「両手托天理三焦」「左右開弓似射雕」などは皆膏肓穴の鍛錬になります。

伸展功の肩肘式では、胸の前で両肩両腕を回し動かし、開合を続けることによって、人体の背部肩甲骨も呼応して開合の運動をし、膏肓穴も肩甲骨の動きによって開いたり閉じたりして揉まれるので、扶陽固衛（衛気を高め体表を固摂、収斂する）、済陰安営（陰液を補充し血虚を治す）、気血を調える効果がもたらされるのです。

【注意点】

もし身体の鍛錬が足りず中指を肩井穴に着けることができず、肩にも着けることができないときは、頸部に近い場所、または自分が気持ちよいと感じる場所に指を置きます。練習を続けていくと徐々に目標に近づき、最終的には肩井穴を点穴することができるようになります。

肩関節の伸展は、峨眉法済荘、峨眉十二荘、易筋経など、さらに進んだ功法の準備になります。伝統功法の理論では、運気のためには手から力を発しますが、そのポイントは肩にあると考えます。「肩僵則拳死、肩活則拳霊（肩がこわばっていれば、拳は死に、肩がよく動けば拳は活きる）」という言葉は、各門派も肩の練習を大変重視していることを物語っています。例えば、峨眉法済荘、峨眉十二荘の通臂勁、蛇行蚕蛹、易筋経の「倒拽九牛尾」などは、さらに一歩進んだ肩関節の練習を行う功法です。

注

- 五労七傷：同じ姿勢を長くすることや、状況が過多、苛酷になり身体に現れた不調。

五労：「五臓の虚労病証では心労・肝労・脾労・肺労・腎労」（『証治要訣』より）

七傷：「大飲は脾を傷つける。大怒気逆（だいどきぎゃく）は肝を傷つける。強力挙重（きょうりょくきょじゅう）、久坐湿地（きゅうざしっち）は腎を傷つける。形寒、寒飲は肺を傷つける。憂愁思慮は心を傷つける。風雨寒暑は形を傷つける。大恐懼、不節は志を傷つける。」（『諸病源候論』より）

第三式　腕指式

【手を動かして脳のトレーニング、頭の回転が速く手も器用になる】

一　中医の智慧

1　手印、手相、手診

仏教でも、道教でも、伝統的な気功の功法であっても、修行の過程では多くの専門的な手の形があり、それを手印と呼びます。修行における秘密の方法の一つであり、不思議な効果があるといわれています。

手相とは、相を観たり、占うことができる人が、手の形状や手のひらの筋状の模様、色つやから健康状態や運気の吉凶を推測するものです。

手診は、手の形状、色、温度や筋、模様などの形、変化などを観察し、健康、疾病やその原因、予後の状態などの診断、予測をすることです。これは中医学の望診の一種です。

これらのことから宗教、または中医学、気功の観点から、手と健康や生命の状態には密接な関係があることがわかります。よって手は大変重要なのです。それは、手そのものの重要性だけでなく、手と身体、精神、気の内在的な関係が非常に緊密だからです。

2 手を観て健康を知る

内臓にとって、手は一枚の葉のようであり、この葉から私たちには見えない臓腑の健康状態を理解することができます。

経絡学理論では、手は、とりわけ指は、腕の三本の陰経（手の太陰肺経、手の厥陰心包絡経、手の少陰心経）と三本の陽経（手の陽明大腸経、手の少陽三焦経、手の太陽小腸経）の交わる場所です。よって、両手と十指を観察することで全身の経絡や気血の巡りの状態がわかります。観察方法とその内容は以下のとおりです。

①両手の温かさ、血色、柔軟さは、気血の旺盛さや流れの表れです。もし両手がいつも冷たく、寒がりであったり、乾燥して動きにくかったりしたら経脈の流れが滞り、気血の巡りが悪いことを表しています。

②両手や十指を観察し、とりわけ十指の指の腹が、肉付きがよく張りがあれば気血が充足していることを表し、指や手が乾いてしぼんだような状態であれば、気血が不足していることになります。

③ふっくらしている指の腹を三秒間押して放したとき、すぐに膨らみを取り戻すかどうかを見ます。すぐにもとの状態に戻れば気血が旺盛であり、そうでなければ気血が不足しているといえます。

以上から、手や十指と、気血の状態や健康は密接な関係があることが理解できます。よって、気功、導引、武術の中でも、仏教、道教などの修行の中でも多くの手についての内容や練習があります。特に伝統的な峨眉功法の中の蛇行蚕蛹（だこうさんよう）、指描太極（しびょうたいきょく）、鷹爪（おうそう）、虎爪（こそう）、龍探爪（りゅうたんそう）などは、専門的な指の練習法です。

しかし、手や指の気血の循環を改善するには、指の局部の練習以外、最も重要なのは、肩関節や肩甲骨の開合と合わせて練習を行うことです。例えば峨眉一字樁（いちじとう）、通臂勁（つうひけい）、蛇行蚕蛹などを行うとより効果的です。

3　五指五臓五行図（カバー袖参照）

峨眉丹医の伝承や経絡学説理論では、五指、五臓、五行の配属関係は、表のとおり。

五指	経絡→五臓	五行	五色
母指	手の太陰肺経→肺	金	白
示指（人差し指）	手の陽明大腸経→足の陽明胃経→脾	土	黄
中指	手の厥陰心包絡経→心	火	赤・紅
環指（薬指）	手の少陽三焦経→足の少陽胆経→肝	木	青
小指	手の少陰心経→足の少陰腎経→腎	水	黒

母指は肺に属し、肺は呼吸をつかさどるので、身体全体の気をつかさどる。よって、五指の中では、

母指が最もよく動き、力があるとします。

中指は手の厥陰心包絡経に属し、心包絡経も実は「心」で、中医学の心臓に属するので、「心」に代わって働きます。よって中指は「心」に属し、神明をつかさどるので、五指の中では、中指が最も敏感です。よって、峨眉丹道中医学の内功推拿では、中指の手法を通天勁、離経勁と呼び、導引、按摩、病気治療、保健に用いられるだけでなく、その敏感さを利用して脈診にも用いられます。

経絡学説の理論では、五臓の中の肝、脾、腎の三臓の経絡は足部を巡っており、手にはきていないとします。ではこの三臓と指はどのように繋がり帰属するのでしょうか。

峨眉丹医内景経絡理論では、人体の手部の経絡は、全て足部の経絡に帰属すると考えます。

小指は、手の少陰心経が巡る部位であり、これが同じ少陰の足の少陰腎経の管轄下に入るので、小指は「腎」に属すと考えます。

環指（薬指）は、手の少陽三焦経が巡る部位であり、これが同じ少陽の足の少陽胆経の管轄下に入り、胆は表裏関係で肝に属するので、環指は「肝」に属します。（峨眉丹医の秘伝では、手の少陽三焦経は、手の少陽膵経であるべきだとし、三焦は経とすべきではないと考えます。この点に関しては別途詳しく述べます。）

示指（人差し指）は、手の陽明大腸経が巡る部位であり、これが同じ陽明の足の陽明胃経の管轄に入り、胃は表裏関係で脾に属するので、示指は「脾」に属します。

4　よく「指描太極」をし、多く「六脈神剣」を練習する

指描太極というのは、五指を次々と曲げたり開いて伸ばしたりする動きで、内に曲げるのを正描太極、外に伸展させるのを反描太極といいます。これは峨眉十二荘の中の独特な練習方法で、分経煉脈の効果があります。また武術の中での擒拿の手法でもあるのです。伸展功の腕指式では、この練習方法を応用しています。

分経煉脈とは、経絡ごとに専門に行う練習方法で、より高いレベルの気脈内景の方法です。主に肢体の屈伸、鬆緊の方法を用い、対応する経脈気血の流れを導引し、コントロールします。腕の陰陽経絡の分布や帰属や五指と五臓の対応関係から、日常的によく十指を別々に鍛錬すれば、腕の三陰、三陽経絡の気血の流れを促進させるだけでなく、肝、心、脾、肺、腎五臓の生理機能を高め、心身の健康増進をもたらすことできるのです。そのため伝統的な峨眉十二荘の中には、通臂勁、一字勢などの練習だけでなく、雁行指、蚕蛹指など特別な指の練習方法があるのです。

武侠小説（武術と義理を重んじる人々を描いた小説）の中には、「六脈神剣」という奇妙な激しい技について記されています。六脈神剣は、内力を指先に集中し、敵に向かって素早く打ち出し相手に触れることなく倒す攻撃法であり、この「六剣」の名前は以下のとおりです。

少商剣――母指――手の太陰肺経
商陽剣――示指――手の陽明大腸経
中衝剣――中指――手の厥陰心包絡経

関衝剣——環指——手の少陽三焦経
少衝剣——小指内側——手の少陰心経
少沢剣——小指外側——手の太陽小腸経

このような剣法が、現実にあるかないかは別として、単純に医学や養生の観点から見ても、六脈とは、手の三陰（手の太陰肺経、手の厥陰心包絡経、手の少陰心経）三陽（手の陽明大腸経、手の少陽三焦経、手の太陽小腸経）の六本の経脈の総称であることがわかります。そして少商、商陽、中衝、関衝、少衝、少沢は、すべて指の末端にある六本の経脈の重要なツボです。この六本の経脈の「剣気」を修練するということは、実は伝統功法の「分経煉脈」の方法を文学的に脚色したものだといえるでしょう。言葉を変えていうならば、よく指描太極を行うことが、私たちの「六脈神剣」を練習することになるのです。

5　関節を屈伸し、気血をコントロールする

関節の「関」という漢字のもともとの意味は、要塞、要路の出入り口、または交通輸送の検査場所という意味なので、重要な場所であるという意味になりました。

節は、関係、転換という意味です。よって関節には、そのもの自体に、要(かなめ)の作用を起こす関連部分という意味になります。中医学の気血の観点からいえば、関節は、気血を調整、コントロールする重要な部位です。よって、関節の練習は武術や太極拳、気功において最も重要な意味をもちます。

手関節（手首）は、腕の陰陽経脈気血の流れをコントロールする部位であり、手関節の周囲には多

くの重要な経穴が分布しています。例えば、手の太陰肺経の太淵穴、手の厥陰心包絡経の大陵穴、手の少陰心経の神門穴、手の陽明大腸経の陽谿穴、手の少陽三焦経の陽池穴、手の太陽小腸経の陽谷穴などがあります。伸展功の腕指式の屈伸、鬆緊、回転といった練習は、有効にこれらの経穴を刺激し、腕の経脈の流れを調整したりコントロールしたりするので、健康で強い身体を作り、養生して病を除くことができるのです。

6 頭の回転が速く、手も器用である（心霊手巧）

「心霊手巧」は、中国でよく使う四字熟語ですが、心思（頭の働き）が霊敏（鋭敏である）で、手芸（技量、腕前）が巧妙であることを表しています。

中医学の理論で考えると、手と指が動く機能は、心との関係が極めて深いのです。また、「心は神明をつかさどる」ので、私たちの意識、思惟活動は心がつかさどっています。心が神明をつかさどる機能が旺盛であり、頭の回転が早いので、手がよく動き、技量も巧みになるのです。逆に、普段から指を細かくよく動かす鍛錬をしていれば、精神力が培われ、智慧が増すことになります。この点は、現代医学や科学の研究でも、すでに徐々に証明されつつあります。

手と心が密接な関係にあるという点からいえば、気功の中の特別な指の動きや練習、仏教の禅修の中の様々な手印、道教の静坐の中でのいろいろな手訣などは、調身、導引の作用にとどまらず、さらに重要なことは調心、凝神（精神を集中する）の不思議な効果をもたらすことにあります。

二　動作の分解練習

1　屈指握固（くっしあくこ）（指を屈し、固く握る）

(1)両足を揃え、放鬆して静かに立つ。両腕は自然に体側に垂らす（1）。

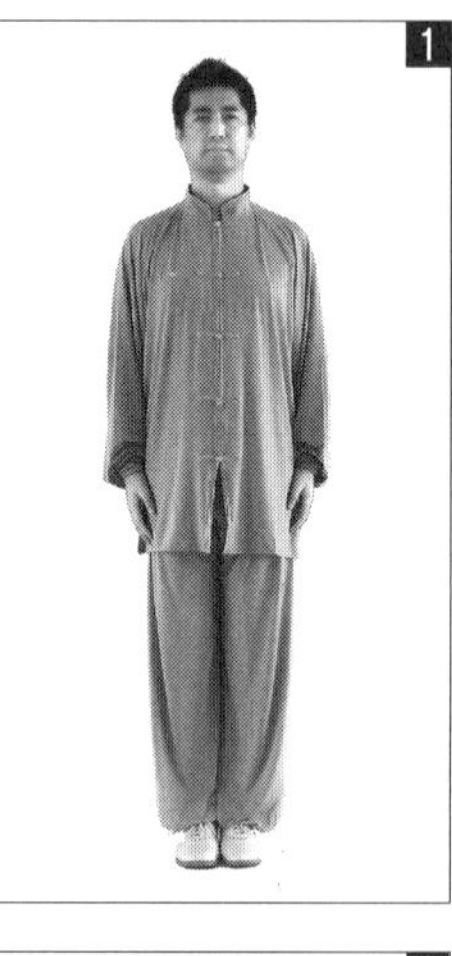

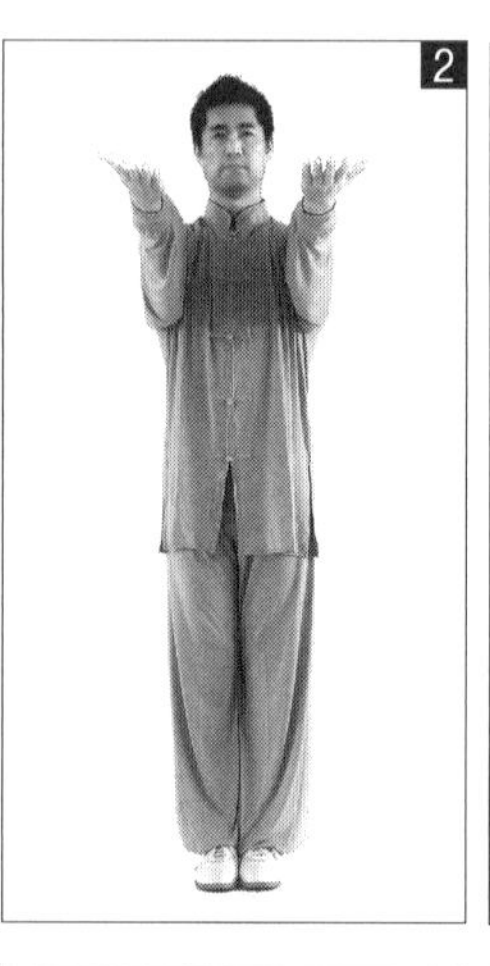

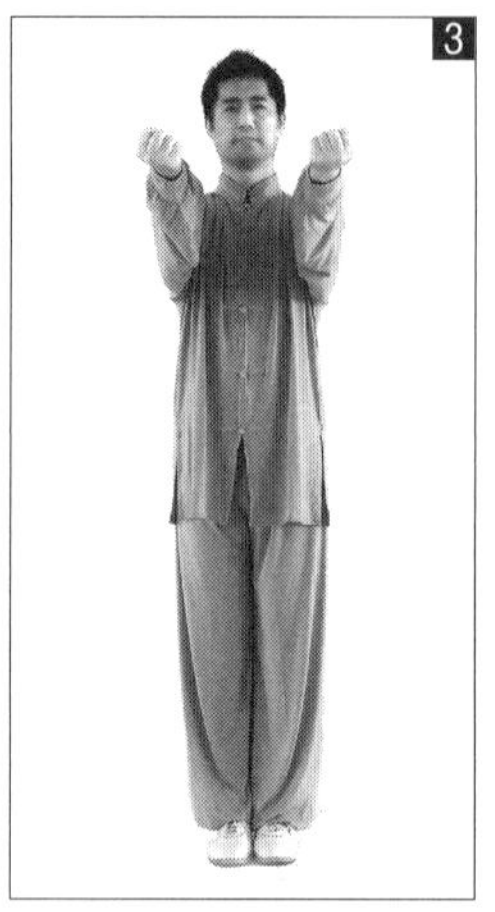

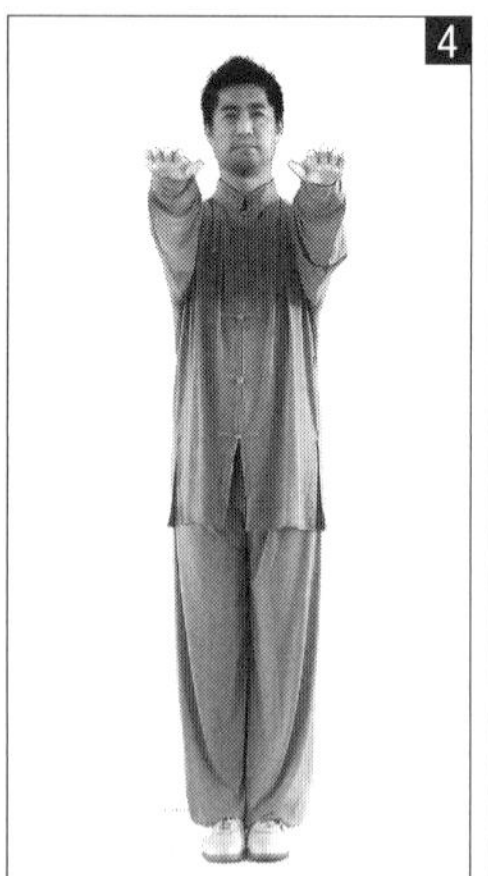

(2)中指が誘導し、両腕を体の前から肩の高さまで挙げる。掌心は上に向ける(2)。
(3)親指から順に、指を一本ずつ力を入れて「握固」し拳にする(3)。
(4)小指から順に、指一本ずつ伸展させ、同時に両腕を内旋させて掌心を下に向ける(4)。
(5)中指で誘導し、両腕を身体の両側に伸展させて「一」字形にする(5)。
(6)親指から順に、指を一本ずつ力を入れて「握固」し拳にする(6)。

2　前後繞環（前後に回転する）

(1)両拳を、前↓下↓後ろ↓上↓前の順に三回まわす(7)。

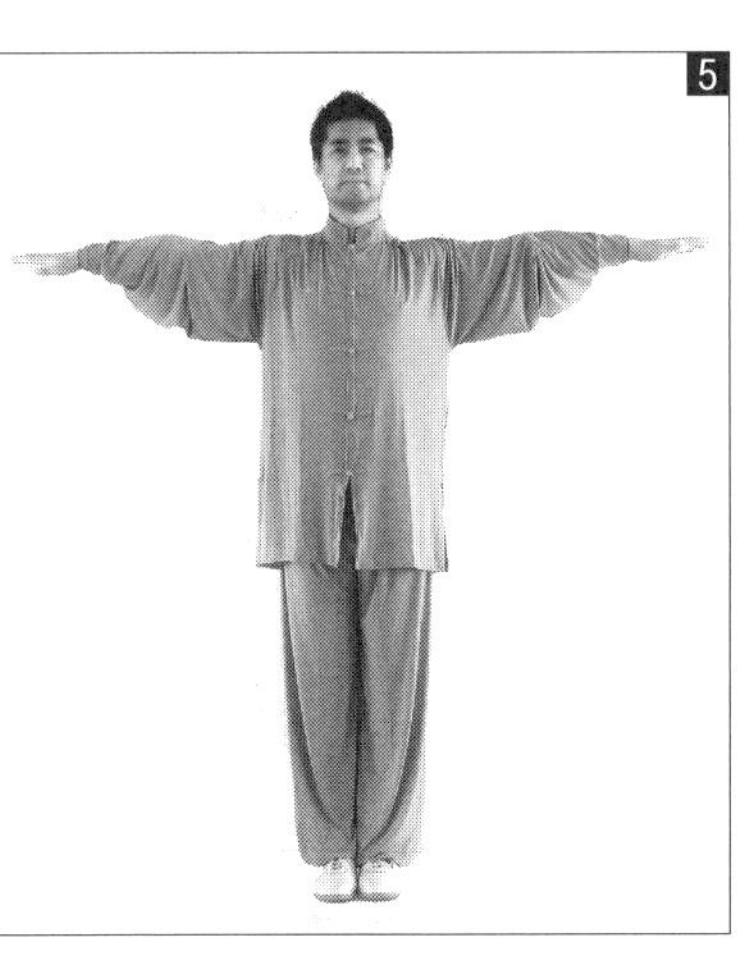
5

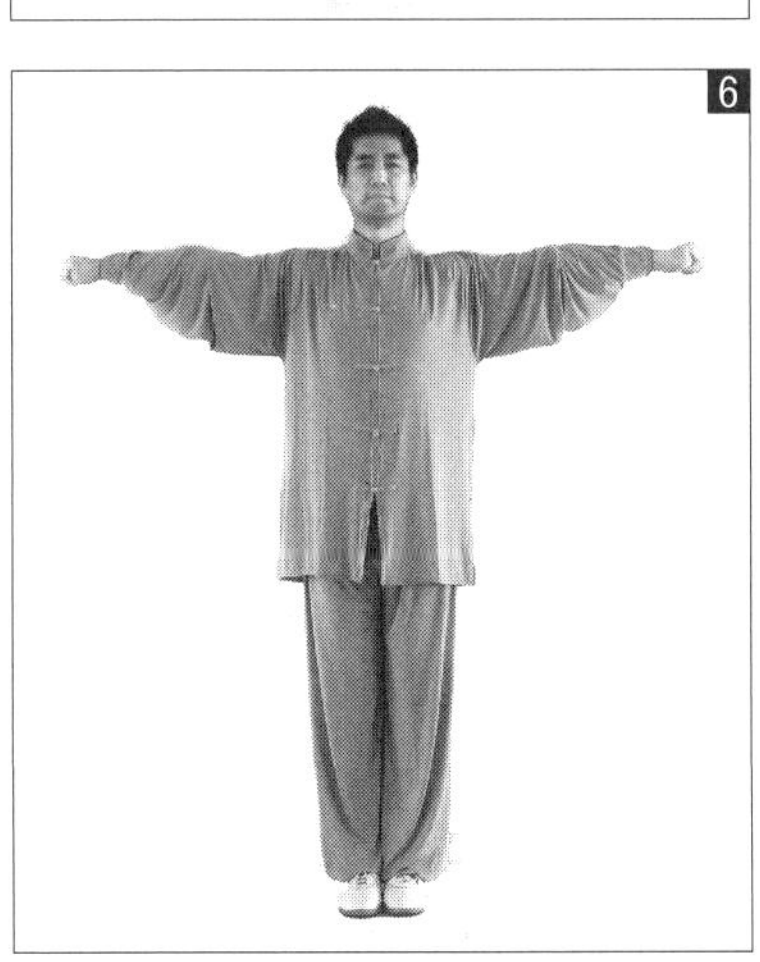
6

(2)両拳を、前→上→後ろ→下→前の順に三回まわす（8）。

3　伸指還原（指を伸ばして元へ戻す）

(1)小指から順に、指一本ずつ伸展させる。掌心は下に向いている（9）。
(2)中指が誘導し、両腕を前へ伸展する。両腕が平行になり、肩の高さで、掌心は下に向いている（10）。
(3)親指から順に、指を一本ずつ力を入れて「握固」し拳にする（11）。
(4)小指から順に、指一本ずつ伸展させ、同時に両腕を外旋させて掌心を上に向ける（12）。

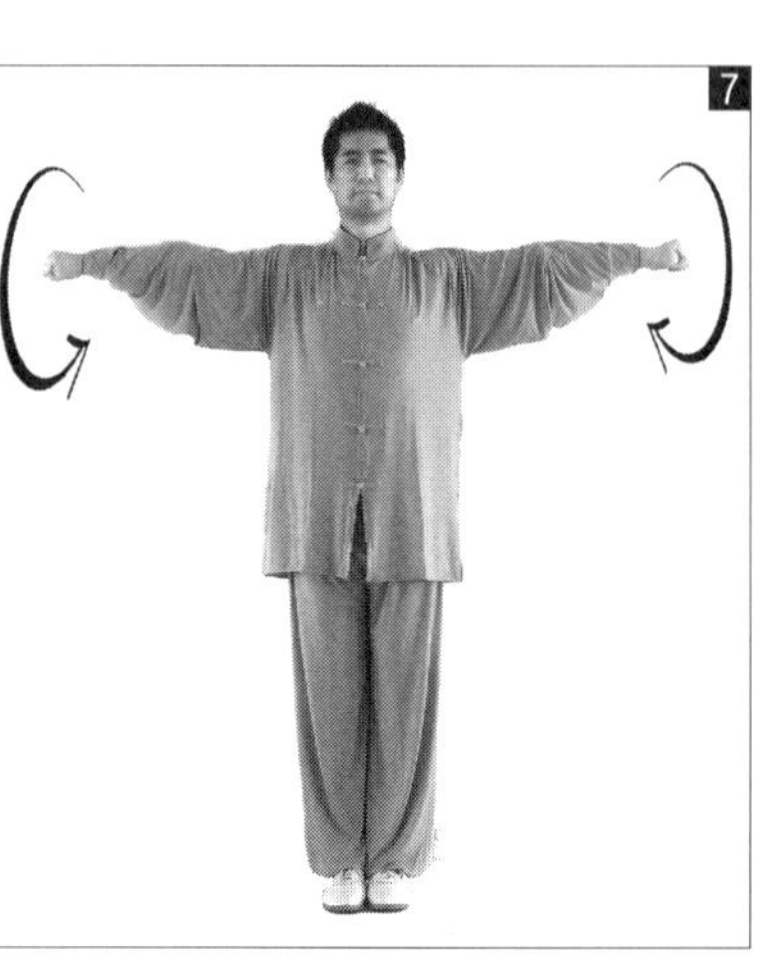
7

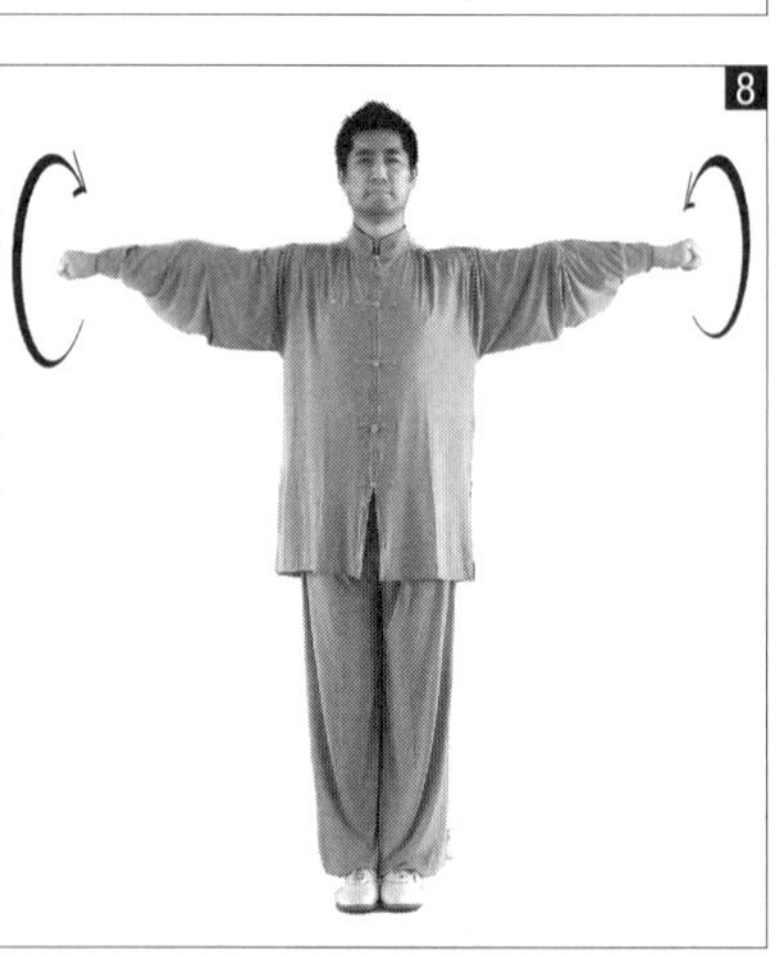
8

(5)中指が誘導し、両腕を身体の前から降ろし、身体の両側に戻す（1）。

★動作のポイント

・動作は、上肢の最も遠い先端の点、中指の指先が誘導して、腕を伸ばしたり、外に広げたり、内に合わせたりする。

・握固にして手首を回すとき、腕はできるだけ動かず、

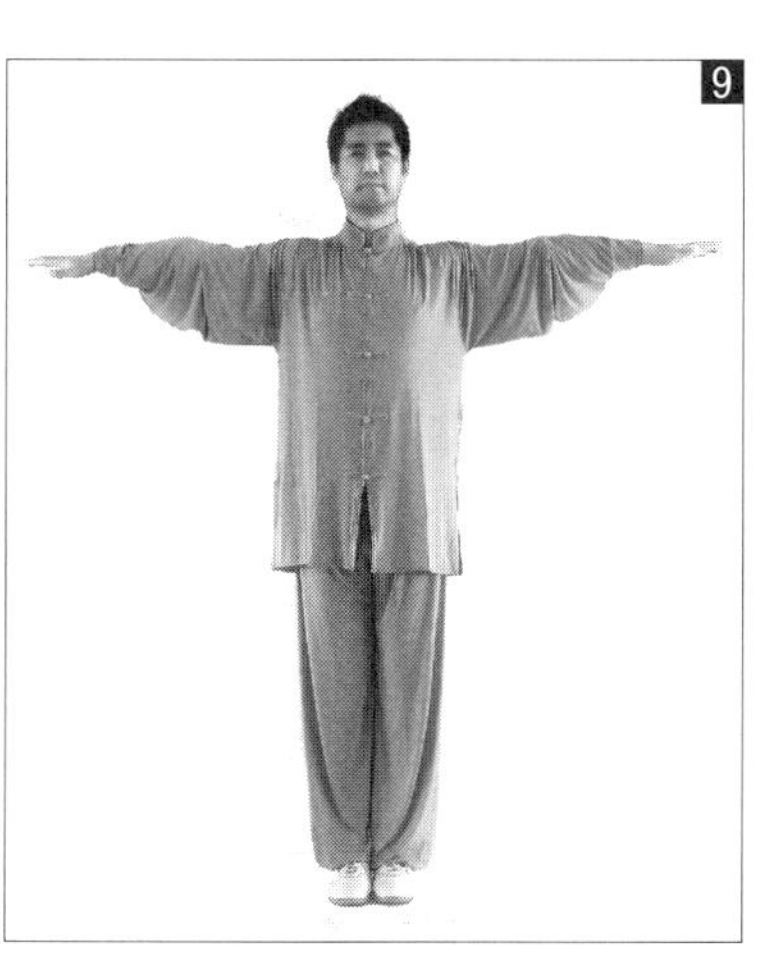

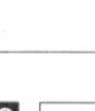

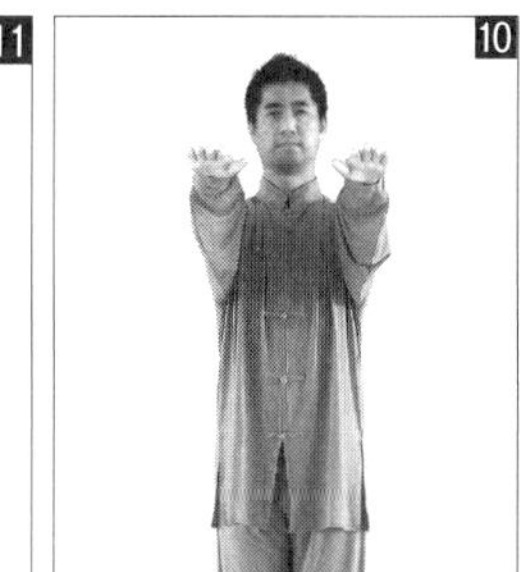

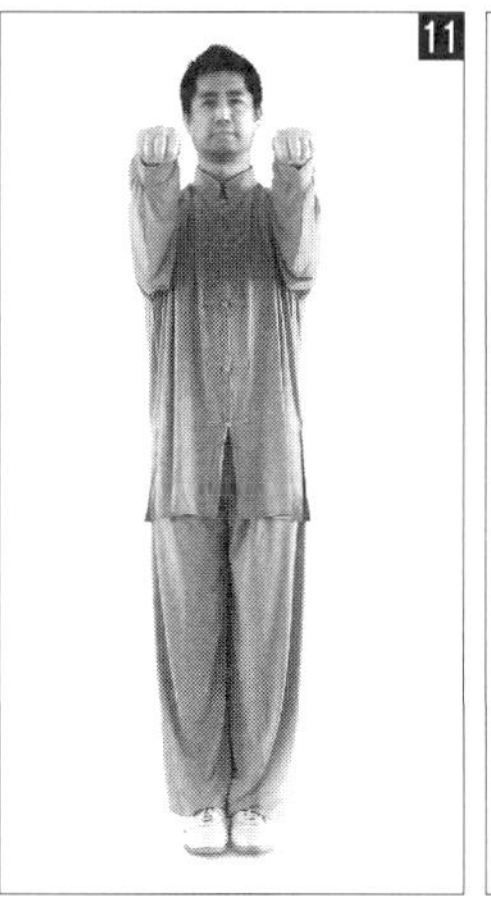

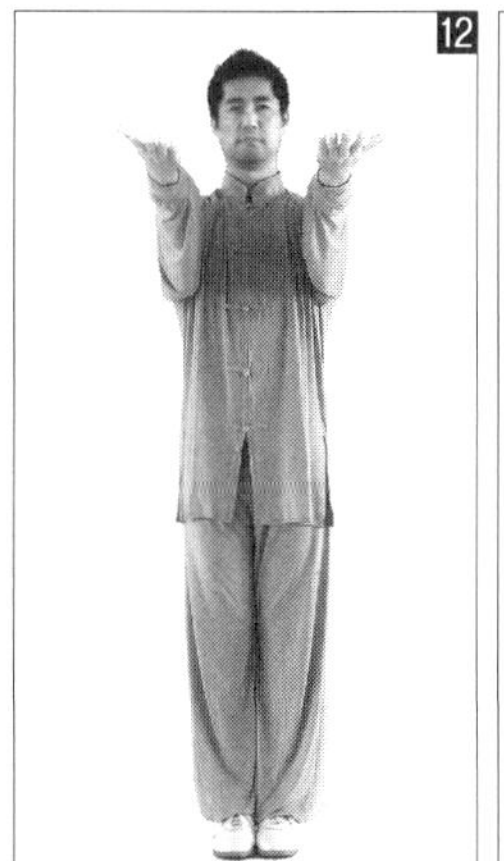

肩と水平の高さを保つ。

三　練功の要領

1　腕指式は、文字どおり手首と指の練習です。伸展功は首の練習から始まり、次に肩肘、そして手首、指へと進みます。

2　指を曲げて拳にしたり、指を伸ばして掌にする動作の中で、五指を一指ずつ順に力を入れて曲げたり伸ばしたりします。手の指には力を入れますが、身体のその他の部位はできるだけ放鬆させます。特に顔面、歯、腹部に力を入れてはいけません。このような練習は、初心者にとっては難しく長期の練習が必要です。このような方法は内功の中の〝分経煉脈(ぶんけいれんみゃく)〟の練習の基礎にあたります。

3　両手を拳にして手首を回すとき、両腕は一字勢を保ちます。

4　動作全体の中で、指の屈、伸、鬆、緊の交代を細かく体感します。

5　動作が終わった後、そこで少し停めて、気血が肩部から手、指へと流れるのを静かに体感します。また両手や十指が熱くなり、充実感を体感するだけでなく、両手や十指が張りをもち、赤く変化したのを目で見ることができます。

四　保健的効果

1　末梢循環を改善する

腕指式の指の屈伸、鬆緊の練習は、手、指の気血の循環を促し、末梢の微循環（びじゅんかん）を改善する効果があります。指が冷たい、冷え性などの症状に対して効果があります。

2　腕の陰陽の経脈を疎通させる

指や手首の練習は、腕の三本の陰経、三本の陽経の気脈の流れを促進し、気血を旺盛にし、陰陽のバランスをとります。

3　原穴を刺激し、臓腑を丈夫にする

手首を回す練習は、手首部分の原穴を有効に刺激します。例えば、肺経の原穴太淵、心包絡経の原穴大陵、心経の原穴神門などです。中医学の理論では、「五臓に病あれば、十二原穴を取る」といい、この練習は強心益肺（心肺の機能を高め）、通調三焦（三焦の流れを調える）を得ることができ、全体的に身体の機能を高める効果があります。

4　脳の病の予防と治療をする

手首と指の練習は、四肢の機能を高め、改善するだけでなく、脳を健やかに、智慧を高め、脳の老化、脳の萎縮などの脳の病を予防、治療することができます。

5　腕の疾患の予防と治療をする

指の痛み、指のしびれ、指の拘縮、指の震え、手首が痛くて動かしづらい状態を改善します。

五　保健のために使うツボ

1　神門穴

神門穴は、手の少陰心経に属し、気脈が注ぎ込むところです。手関節掌側横紋の尺側、尺側手根屈筋腱(しゅこんくっきんけん)の橈側の凹陥部に取穴します。昔の人は、手の後部豆状骨(とうじょうこつ)の端の凹陥部に手を外旋して取穴するといいます。主に、不眠、精神的錯乱状態、癲癇、健忘、喘息、便秘、頭痛、めまい、痴呆などを、またおよそ心気が実である状態、例えばイライラ、心配、赤面、手の平が熱いなどの症状の治療に用います。

腕指式の中では、両手首を順逆両方向に回すことによって、有効的に神門穴を押したり開いたりしており、神門穴への刺激は心気を補って増やす効果をもたらします。

２　太淵穴

太淵穴は、手の太陰肺経腧穴に属し、「肺は百脈に朝(むか)い、脈は太淵で会する」。太は盛大、淵は水の深い所という意味です。またの名を太泉(たいせん)といい、滝が流れ落ちる大きな泉ということです。全身の気脈は皆ここで会い、人体の中では重要な地位を占めるので、太淵といいます。手関節の横紋の橈側端の橈骨(とうこつ)動脈の拍動部に取穴します。主に、咳、息切れ、喀血、胸痛、喉の腫れ痛みなどを治療するツボです。

腕指式の中では、両手を「握固(あくこ)」にして手首を前後に回すことによって、太淵穴を揉んだり押したり弛めたり開いたりするので、痰や咳を止め、息切れを鎮め、邪を除き、血脈の流れをよくする効果がもたらされます。

３、大陵穴

大陵穴は、手の厥陰心包絡経の兪穴、原穴であり、精神的な疾患を治療する十三鬼穴の一つです。手関節の横紋の中央、橈側手根屈筋腱と長掌筋腱(ちょうしょうきんけん)の間に取穴する。功能は内関穴と同じであり、主に心臓の痛み、動悸、胸苦しさ、胸内の熱、胃痛、嘔吐、吐血、癲狂（精神疾患）、耳鳴り、マラリア、手首の痛みなどの治療に用います。

腕指式の中では、両手を「握固」にして順逆両方向に手首を回したり、屈伸したり広げたり縮めたりすると大陵穴を揉んだり押したり弛めたり開いたりすることになるので、清心（心の機能亢進状態を改善する）、寧神（心を安寧にする）、理気（気の流れをよくする）、舒筋（筋肉や関節のこわばりをゆるめ伸びやかにする）の効果があります。

4　十宣穴

十宣（じゅっせん）穴は、奇穴に属し、指の先端に、両手左右一〇個あります。主に、昏迷、失神、熱中症、ヒステリー、熱性痙れん、心臓の痛み、胸苦しさ、動悸、健忘、不眠、痴呆、精神疾患などの治療に用います。

腕指式の中では、指の動きは峨眉の功法独特の描太極手（びょうたいきょくしゅ）であり、形としては指の運動にすぎないのですが、実は指の根元の「関節閥（かんせつばつ）（バルブ）」を開けたり閉めたりするので、気は十宣穴に突き上がり、清熱開竅（せいねつかいきょう）（温熱病の意識混濁を治療する）効果が得られます。

附記

- 左右両手指先には、十宣穴の他に、手の太陰肺経の少商穴、手の厥陰心包絡経の中衝穴、手の少陰心経の少衝穴、手の陽明大腸経の商陽穴、手の少陽三焦経の関衝穴、手の太陽小腸経の少沢穴があり、すべて五腧穴の井穴です。井は『霊枢・九針十二原篇』に「出る所井なり」とあり、経脈中の気血の流れは、水流の源泉のように小さく、脳卒中や突然昏倒したときの救急の治療に多く用います。
  腕指式においては、指の運動のメカニズムと功能は十宣穴と同じであり、人体臓腑にとっては、バランスを整える効果が得られます。

第四式　揺頭擺尾式

腰を強くし腎を補い、老化を遅らせる

一　中医の智慧

1　三焦の調え方

三焦とは、上焦、中焦、下焦の総称で、中医学の臓象学説の特殊で重要な考え方です。

特殊だというのは、三焦とは何か、昔から医家のなかでも、その具体的な性質や部位に関して様々な意見があり、どれが正しいか決めることはできないからです。しかし、三焦は五臓や六腑とは違うと考えられてきて「一腔（体内の中空部分）の大腑」であり、また「孤腑」とも呼ばれています。例えば、明代の名医・張景岳の『類経・臓象類』に「三焦は、確かに一腑あり、蓋し臓腑の外、軀殻（肉体）の内、諸臓を包羅し、一腔の大臓なり」とあります。また同じく明代の名医・李中梓は『内経知要・臓象』の中に、「三焦の際上極下の所以は、象六合と同じなり、而して包まざる所無し。十二臓中、惟だ三焦独り大にして、諸臓に匹するもの無し、故に孤腑と称す」とあります。それらの文献はともに、三焦は人体にとってたいへん重要な機能、作用をも持つ、と書いてあるのです。まとめると以下のとおりです。

①三焦はもろもろの気をつかさどり、全身の気の運動や気化の総司令となる。
②三焦は飲食した水穀を受納し、腐熟（胃で消化）し、運化する働きがある。
③三焦は水液の通路を疎通し、水液を運化、運搬する働きがある。

それ以外にも、上、中、下三焦はそれぞれ重要で複雑な機能をもち、例えば、『霊枢・営衛生会第十八』では、「上焦は霧の如し、中焦は漚（泡）の如し、下焦は瀆（溝、用水路）の如し」とあります。総合すると、横隔膜より上が上焦、心肺の機能を含み、横隔膜より臍までが中焦、脾胃の機能を含み、臍より下で二陰（尿道を含む外性器と肛門）までが下焦、肝腎、大腸、小腸、膀胱、女性の内生殖器の機能を含みます。よって、三焦の機能とは、五臓六腑全体の機能の総体であり、人体にとっては最も重要なのです。『中蔵経・論三焦虚実寒熱生死逆順脈証之法第三十二』に、「三焦は、すなわち内外左右上下皆通ずるなり。それ周身（全身）に灌ぎ、内を和し、外を調え、左を栄え、右を養い、上に導き、下に宜しく、此れより大なるものなし」とあり、また「三焦は、人の三元の気なり。よろしく修養すべし」とあります。

では、三焦はどのようにして養えばよいのでしょうか。

食物の栄養の摂取、医薬品による偏りや問題点の補正以外に、導引養生の観点に立てば、三焦を調える様々な有効な手段が考えられます。例えば、伝統的な養生功法の一つ、八段錦の第一式に「両手托天理三焦」と呼ばれるものや、少林易筋経の第三式や二十四節気導引術の「芒種（ぼうしゅ）」などにも「掌托天理三焦」があり、これらは、方法は違っても効果は同じです。これらの導引方法によって、上焦の気を上昇させて軽妙にし、下焦の気を降ろして堅固にし、中焦の気をたくわえて温存し、昇降上下させる中心とします。よって三焦が協調して気化を正常にして、流れをよくすることができます。伸展功の中では、「揺頭擺尾式（ようとうはいび）」の「叉手托掌（さしゅたくしょう）（十指を組み、掌を押し上げる）」が、三焦を調える最も簡単で有効な導引方法であるといえるでしょう。

2　上火（上気）には揺頭擺尾式

日常生活の中でよく上気する（のぼせる）といいますが、一体どういう意味でしょうか。

中医学の理論では、「気」には「温かい、運動する、関係づけて変化させる」という三つの特性があると考えます。温かいというのが気の基本的な特性の一つですから、気が多くなりすぎると「温かい」から「熱い」に変化します。よって「気余りあり、すなわちこれ火なり」といいます。上火（上気）は、気が亢進し多すぎる現象なので、理論的には五臓六腑すべてが上火する可能性がありますが、その中で最も上火しやすいのが心火なのです。

中医学の五臓と五行学説の関係では、人の心は火に属し、火の特性は上昇することなので、人の心「火」は上昇しやすく、口内炎や口や舌の乾き、動悸、不眠、焦燥感などの症状が現れます。このようなときは、清心瀉火（せいしんしゃか）（心に入った熱邪を清除する）の方法を用いて対処します。薬物や食餌療法以外に、息を鼻で吸い、口で吐き、呼気に「哈字訣（hāという音を出す）」を用います。または古代の六字訣の中の「呵字訣（kēという音を出す）」の方法を用いることができます。うまくできると、熱を取り除く効果がすぐに現れます。「哈字訣」は本書の吐納篇「一分間呼吸法」を、六字訣は国家体育総局の健身気功管理センター主編の筆者が編纂し模範動作を行った『健身気功・六字訣』を参考にしてください。

また、導引養生学の観点からいえば、揺頭擺尾の動作は、任脈、督脈の二つの気脈の循環をよくするだけでなく、腰や腎を強くし、脊柱に栄養を送り、腎水を上昇させ、心火を下ろし、さらに心腎相交、水火既済、清心寫火、温腎補陽の優れた効果が期待できます。よって、伝統功法の口訣では、「揺頭擺尾去心火」といいます。具体的な練習方法とメカニズムは動作の練習を参照してください。

3 易筋経と八段錦

伝統的な功法であれ、仏教、道教、気功などの修行の中でも、さらには武侠小説の中でも、易筋経や八段錦は武術界の秘伝の重要な功法です。ここでは易筋経や八段錦について紹介します。

易筋経の起源は、昔から様々な説があります。禅宗の開祖達磨大師の創作であるという者もいれば、道家天台山紫凝道人の創作であるという者もいます。易筋経の功法は、少林、武当、峨眉、崑崙などの多くの流派の中で伝承されてきており、具体的な練習方法も多種多様です。そこから易筋経の健身養生の効果をうかがい知ることができます。

二五年前、私は幸運にも恩師・徐一貫先生から直接伝授して頂きました。学んだのは、峨眉派が珍蔵する「少林派達磨易筋経」であり、この易筋経は、徐先生が峨眉派丹医大師である周潜川（しゅうせんせん）先生から伝授されたものです。徐先生所蔵の古書『衛生易筋経』の研究や長年のご自身の研鑽と実践を余すところなく私に伝えてくださいました。私は、絶えず修練に励み、師の恩に報いたいと思っています。

二〇〇二年、国家体育総局は多くの専門家を組織し、厳格に、科学的に、新しいものを創造するという目的を持って精力を注いで『健身気功・易筋経』、『健身気功・五禽戯』、『健身気功・六字訣』、『健身気功・八段錦』を編纂しました。これらは優れた伝統功法である易筋経、五禽戯、六字訣、八段錦を基礎にしています。現在、三〇カ国余りの国や地域で数百万人の人が練功を行っています。皆さんがよく知っている『健身気功・六字訣』は、私が主に編纂に当たり模範動作を行っています。実は、『健身気功・易筋経』も、私が学んだ「少林派達磨易筋経」が基礎になりそれを簡単にし、改編してできた功法なのです。そのことがあって、私は国家体育総局、武漢市人民政府、武漢体育学院から表彰と褒賞を受けました。また、多くの愛好家に提供するために、伝統的な「少林派達磨易筋経」もまとめて本にする予定です。

易筋経の中の易は、改めるという意味です。筋は現代医学の皮膚、筋膜であると簡単に理解するのは誤りで、伝統医学では、筋骨、筋肉、筋脈、筋経など、多くのものが筋と関わっており、筋は身体全体と考えるべきでしょう。経は、その意味する範疇はさらに広く、ここでは、経典、方法という意味です。よって、易筋経は、簡潔にいうと、自分の身体を変える方法であり、身体を病のある状態から健康な状態に、弱い状態から強い状態へと変化させるものなのです。
八段錦も、伝統的で経典的な導引養生術であり、具体的な練習方法や関連文献は、今日では数十種にものぼります。錦とは、上質の絹製品という意味ですから、八段錦は、八つの非常に簡単で有効な、美しく洗練された導引養生動作です。

ここでいっておきたいのは、易筋経十二式の最後の「掉尾式」あるいは「掉尾揺頭式」や、八段錦の第五式の「揺頭擺尾去心火」は、練習方法は異なっていますが、その目的や効果は一致しているということです。伸展功の揺頭擺尾は、この二式の内容や効果が含まれているだけでなく、易筋経の「掌托天門式」や八段錦の「両手托天理三焦」の効果も兼ね備えていることは、前述したとおりです。

二　動作の分解練習

1　叉手托掌（指を組み掌をもち上げる）

(1)両足を揃え、放鬆して静かに立ち、両腕は身体の両側に自然に垂らす（1）。
(2)両手の十指を腹の前で組み、掌心を上に向ける（2）。

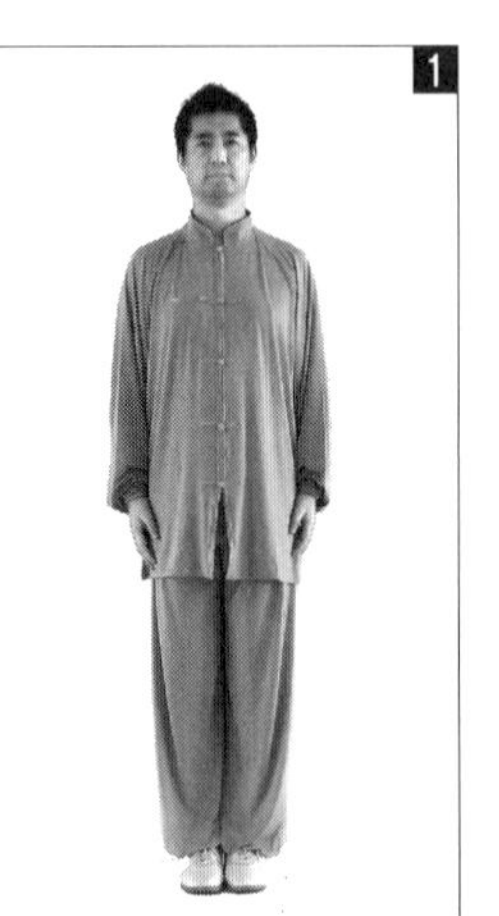
1

2

(3)両手を胸の前までもち上げてきたら、掌心を内向きに返し（3）、動作を停めず、そのまま両手を頭の上方へ押し上げる。このとき掌心は徐々に上に向き、両腕をまっすぐ伸ばし、顔を上げて両手を見る（4）。

(4)顎を引き、百会を突き上げ、同時に両腕をさらに上に伸展して、動作を少し停める（5）。

(5)両肘を少し曲げ、全身を放鬆し、それからもう一度腕を伸ばして掌を支え上げる。この放鬆、伸展を交互に三回繰り返す。

★動作のポイント

• 両掌を上に上げるときは、顎をわずかに引き、両腕は上方かつわずかに後ろへ伸展し、腕、肩、背中、背骨の伸展を体感する。

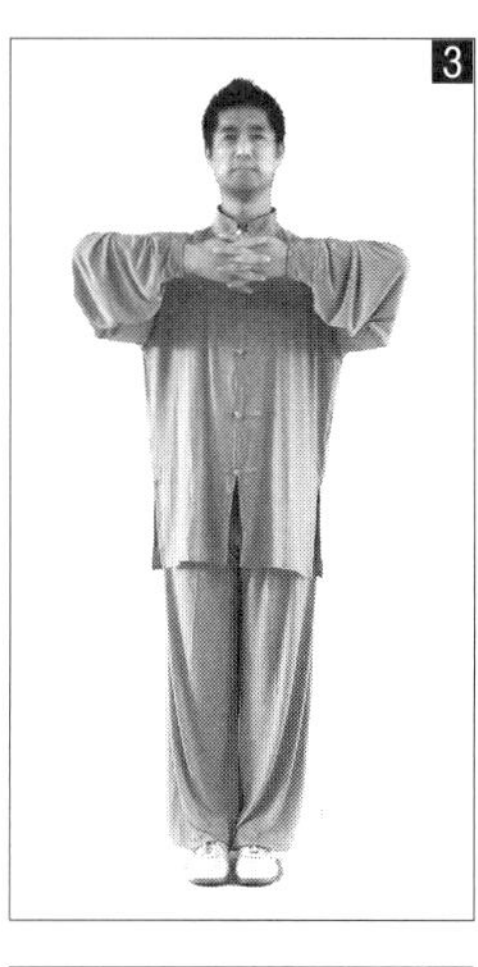

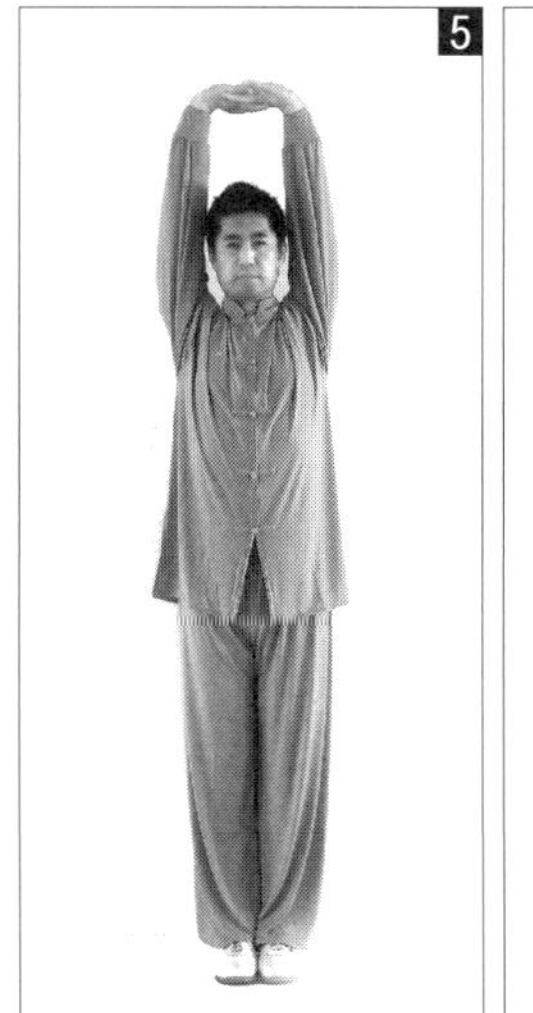

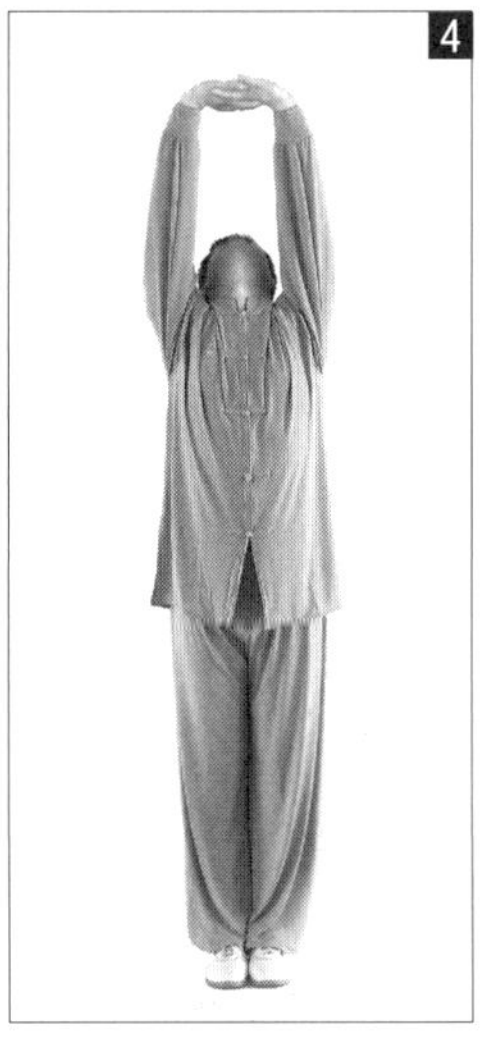

・初心者は、動作を大きくし、腕、肩、背中、背骨をできるだけ伸展させる。

・動作が熟達してきたら、腕を伸ばして押し上げるときに、両手と両足の二点を相反する方向へ引き伸ばすようにし、身体のその他の部位はできるだけ力を入れない。

2　伸展脇肋（しんてんきょうろく）（脇を伸展する）

(1)前の動きに続けて、身体を左に回し（6）、その後左後ろへ曲げ、右側の胸脇部や身体の右側を伸展する（7）。

(2)続けて肘を曲げ、右肘を引き上げ、右側の胸脇部や身体を伸展し、動作を少し停める（8）。

(3)両肘を真っすぐ伸ばし（9）、それから両手で誘導して身体を一度真っすぐに起こして正面に回す。両手は上に支え上げ、目は前方を見る（10）。

(4)反対方向の練習を行う。動作、要領は同じ。左右

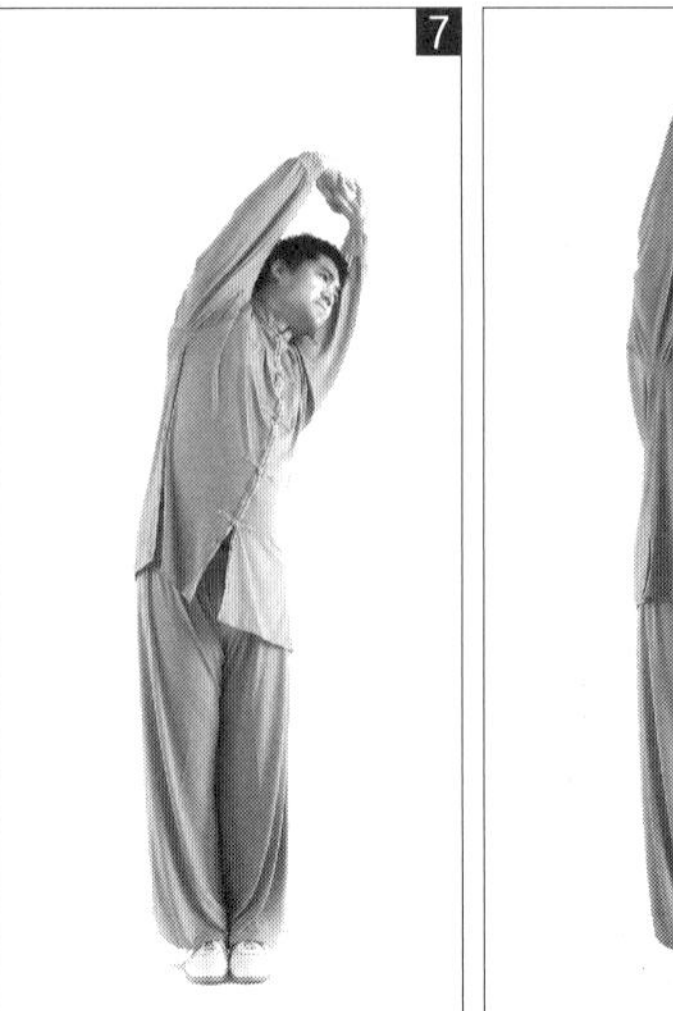

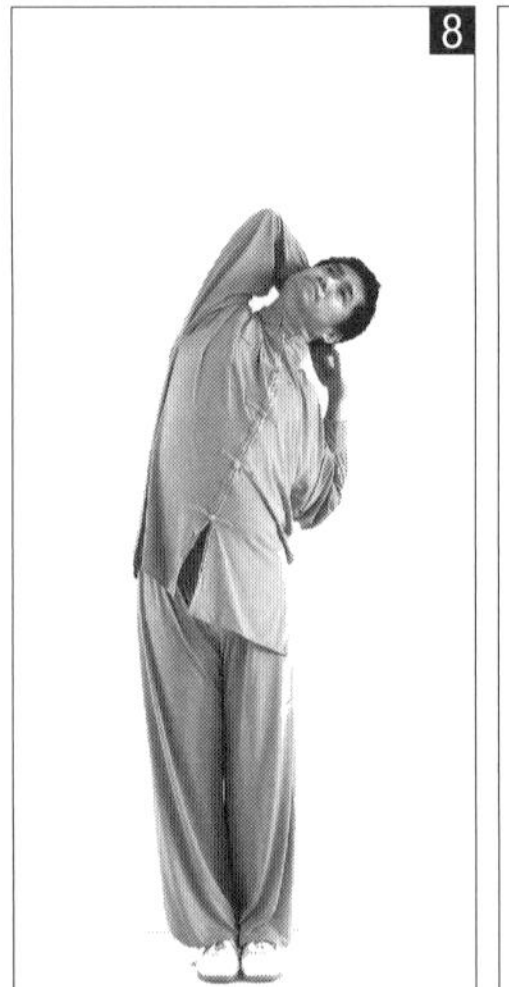

の方向を反対にする（11 12 13 14 15）。

(5)左右三回繰り返す。

★動作のポイント

・身体を後ろに曲げるとき、できるだけ両手と両足の〝二点〟で引き合い、胸脇部や身体が伸展するの

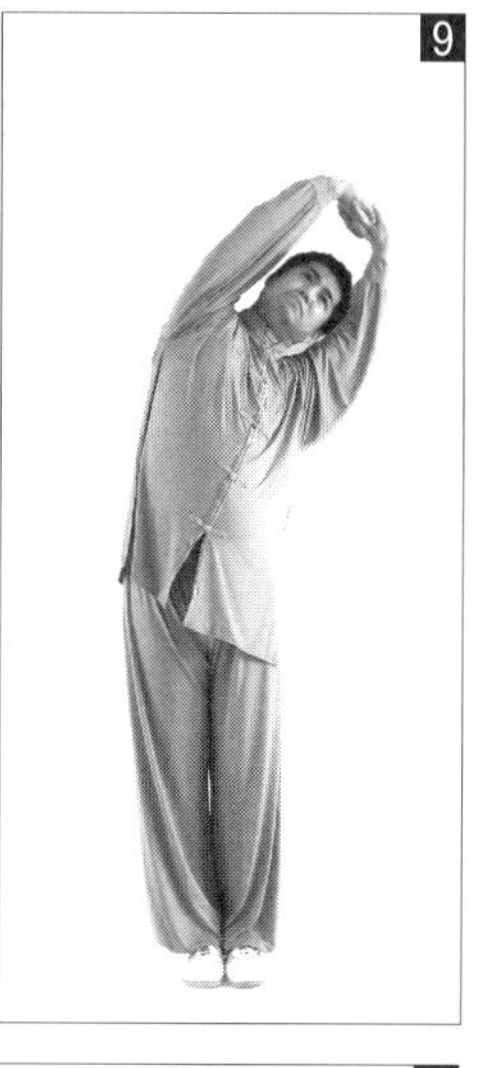

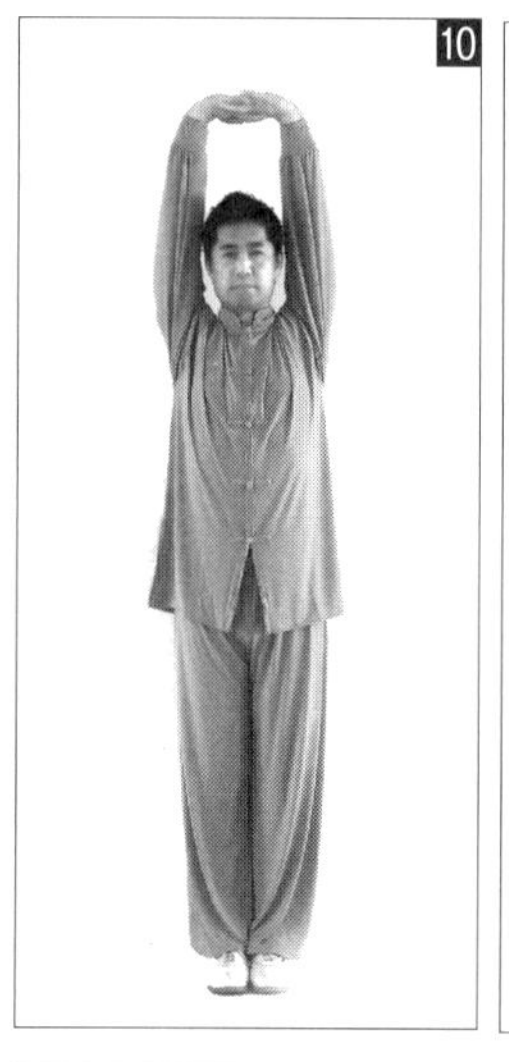

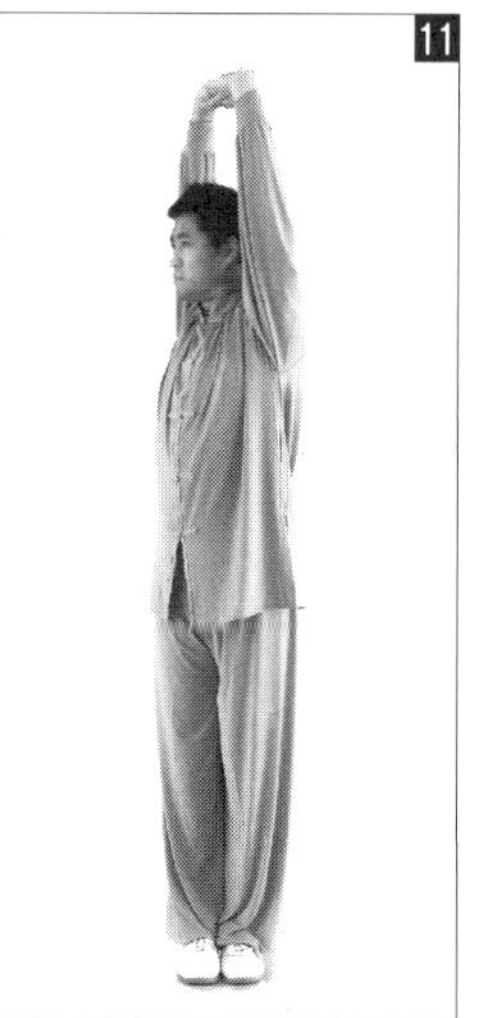

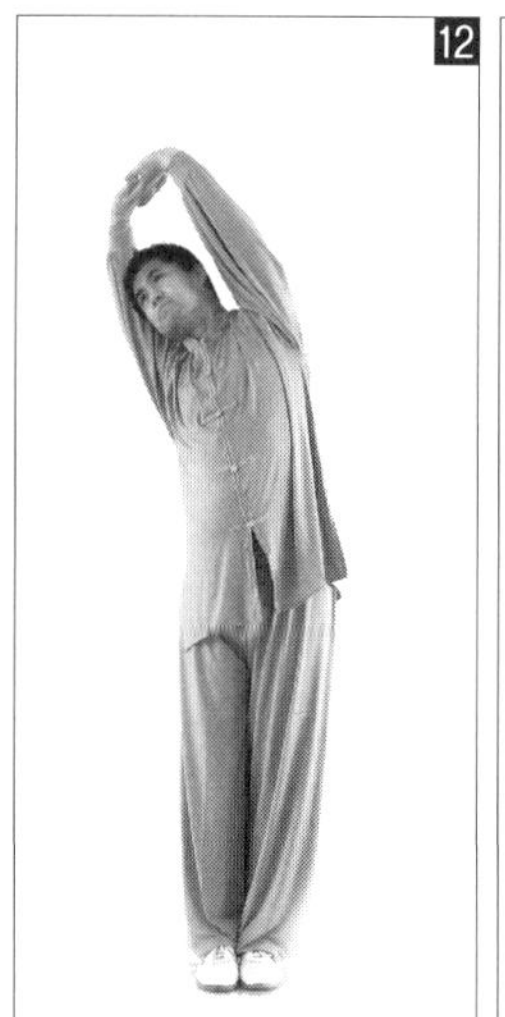

を体感する。単に腰を曲げるという練習ではない。

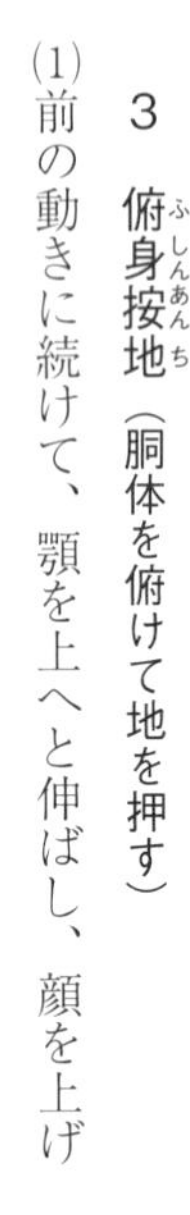

3　俯身按地（ふしんあんち）（胴体を俯けて地を押す）

(1)前の動きに続けて、顎を上へと伸ばし、顔を上げ両手を見る（16）。

(2)両手で身体を誘導し胴体を水平にまで前屈し、目は両手を見る（17 18）。

(3)胴体を続けて前に倒し、両手を地に着ける。両膝の関節は真っすぐ伸ばした状態を保つ。（19）

★動作のポイント

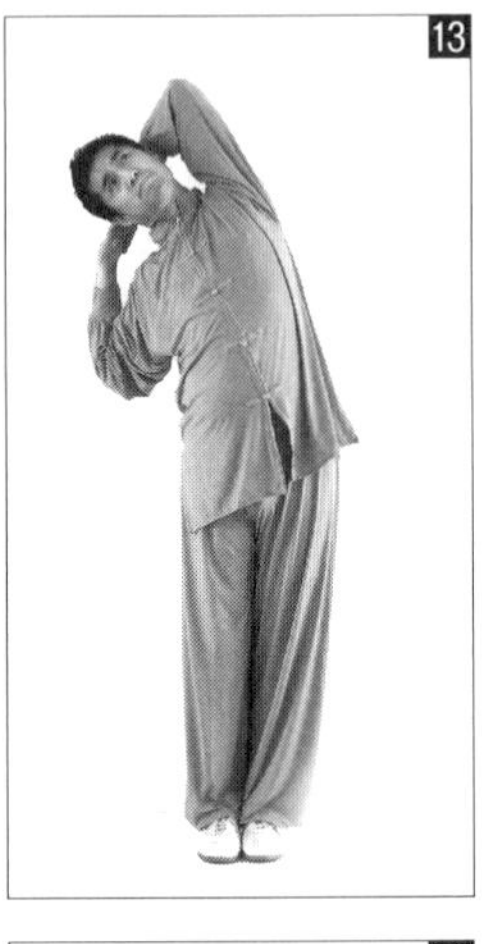
13

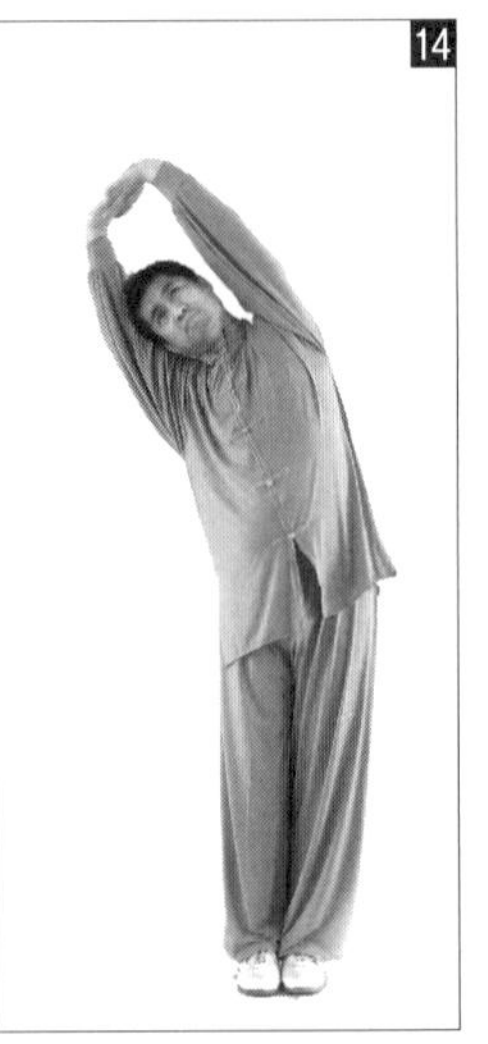
14

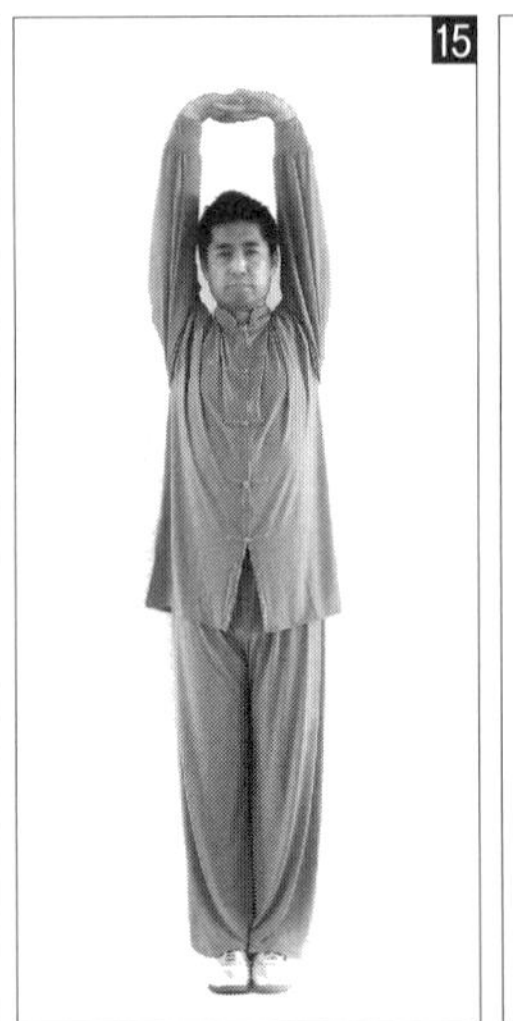
15

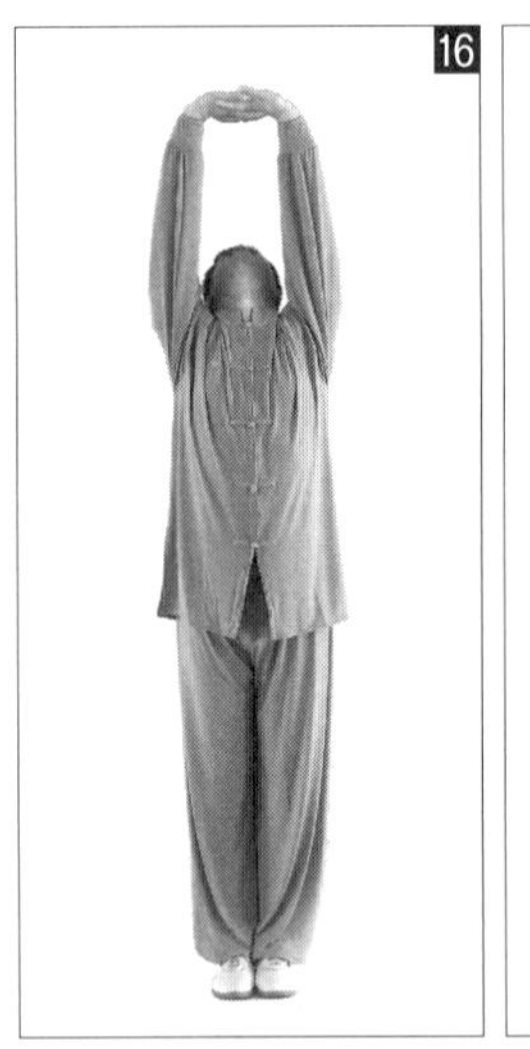
16

・まず顎を上へ伸ばし、次に両手を前にまで伸ばしていく。一つずつ順番に動作を行い、脊柱や胴体全体を大きく引き伸ばす。

・動作の過程では、両膝は終始真っすぐに伸ばした状態を保つ。

・動作の過程では、顔を上げた姿勢をずっと保ち続ける。

4 揺頭擺尾（頭と尾を左右に動かす）

(1)前の姿勢に続けて、両手の位置は変えず、できるだけ頭を上げる。腰を入れ、尾を立てるように、頭と尾閭の二点をもち上げてそり返るように引き合わせ、できるだけ

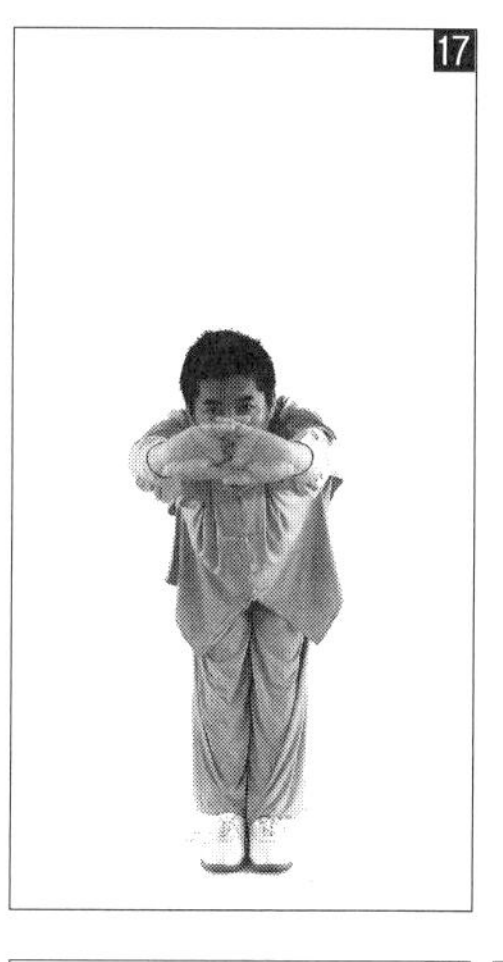

17

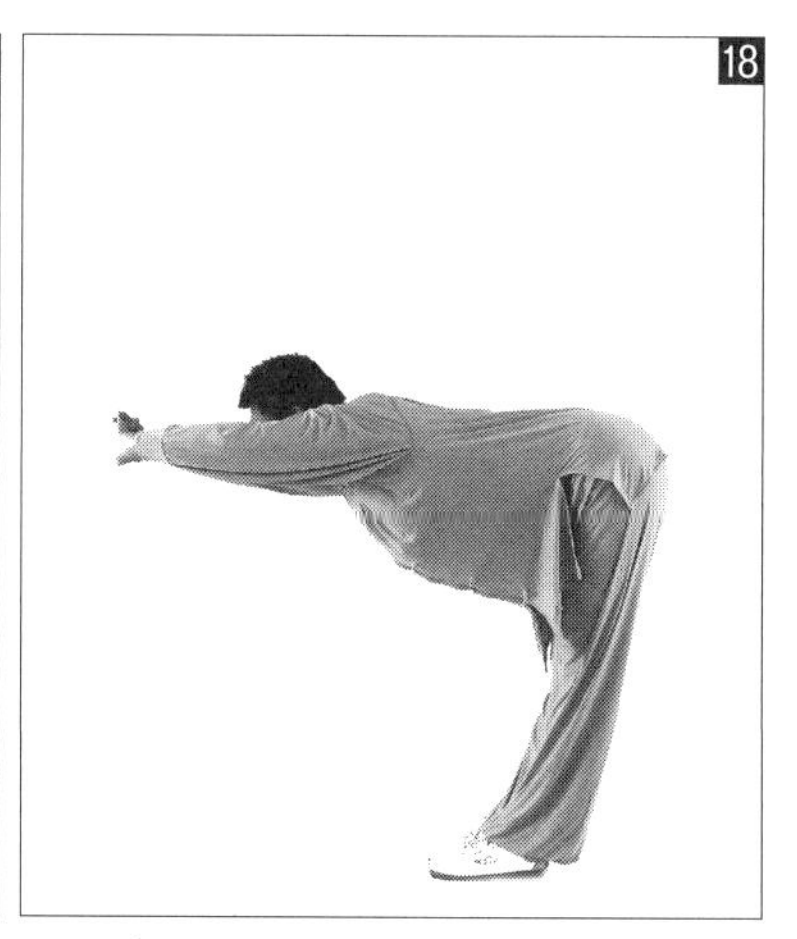

18

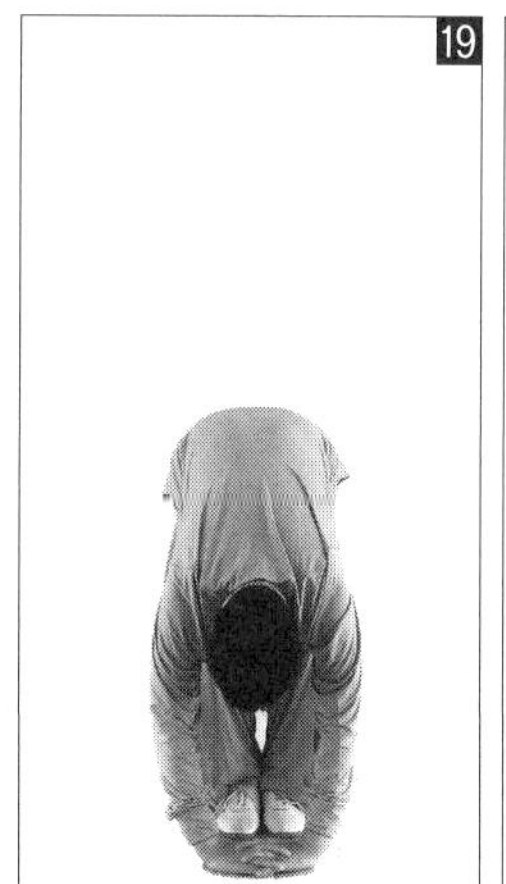

19

身体がU字形になるようにし、目は前方上を見る（20 21）。

(2)続けて、頭を上へ、左へ、後ろへと回し、同時に臀部を上へ、左へ、前へと振るように動かす。意識で尾閭を見る。これを左揺頭擺尾という。動作を少し停める（22 23）。

(3)頭を上、前へと回し、臀部を上、後ろへと動かし、身体を元の正面U字形に戻す（24）。

(4)続けて右揺頭擺尾を行う。動作、要領は左のときと同じ。左右を反対にする（25）。

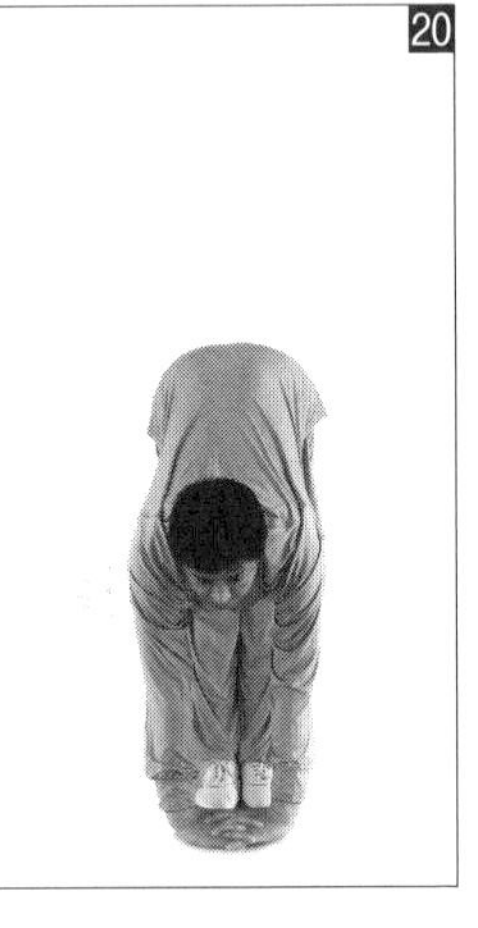
20

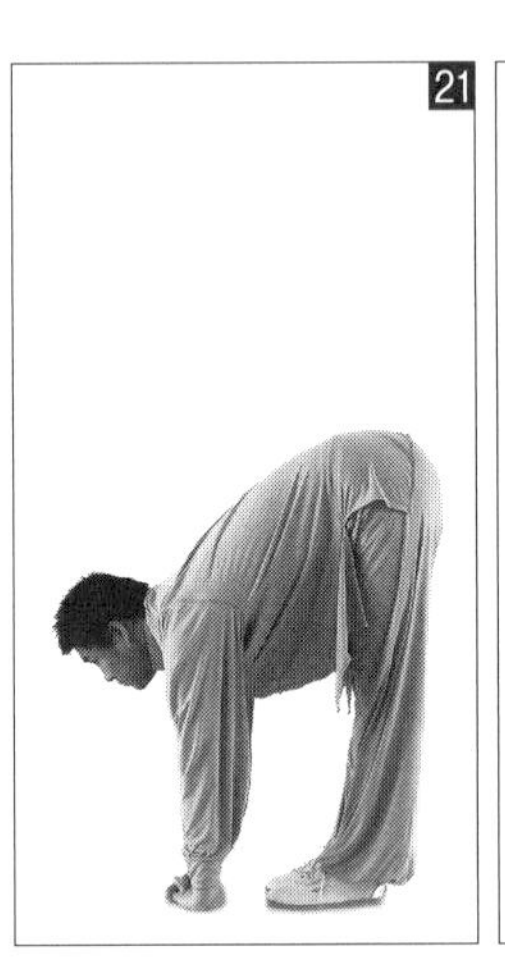
21

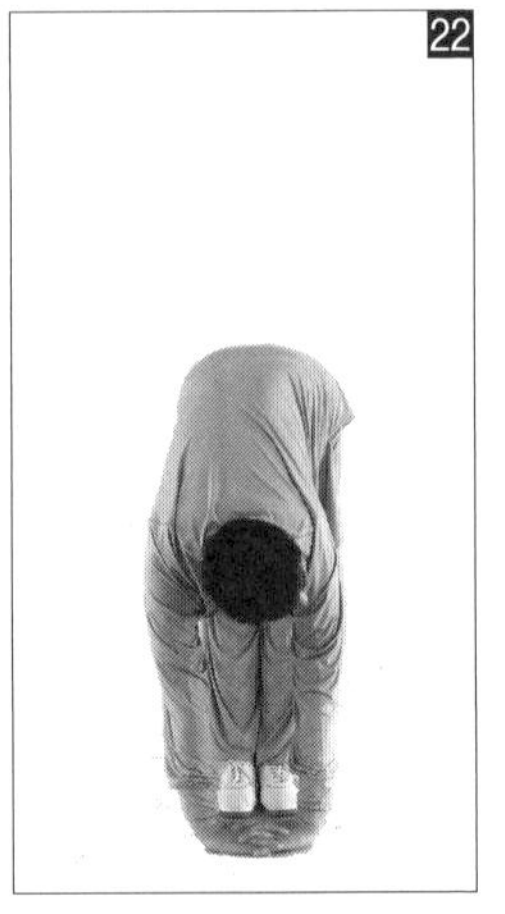
22

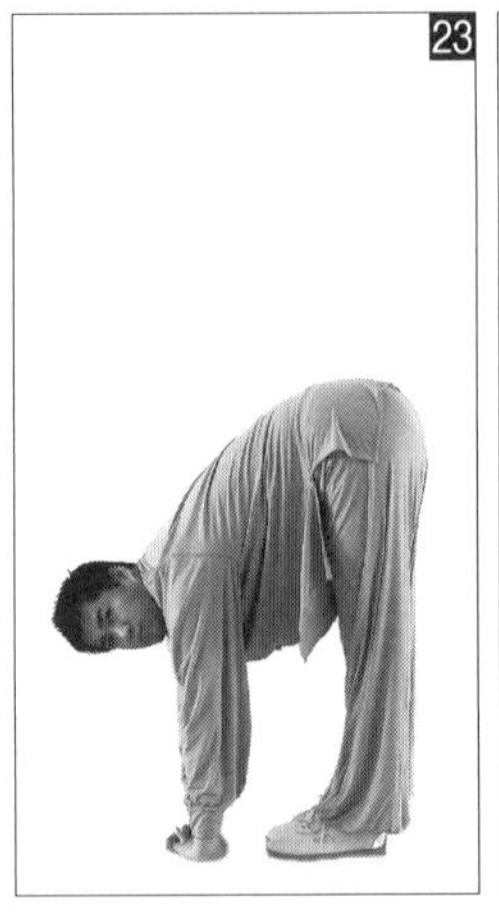
23

(5)左右の揺頭擺尾を三回繰り返す。

(6)両膝を曲げて、全身放鬆。その後、脊柱下端から椎骨を一節ずつ弛めながら身体をゆっくり起こし、元に戻す。目は前方を見る(26 27 28)。

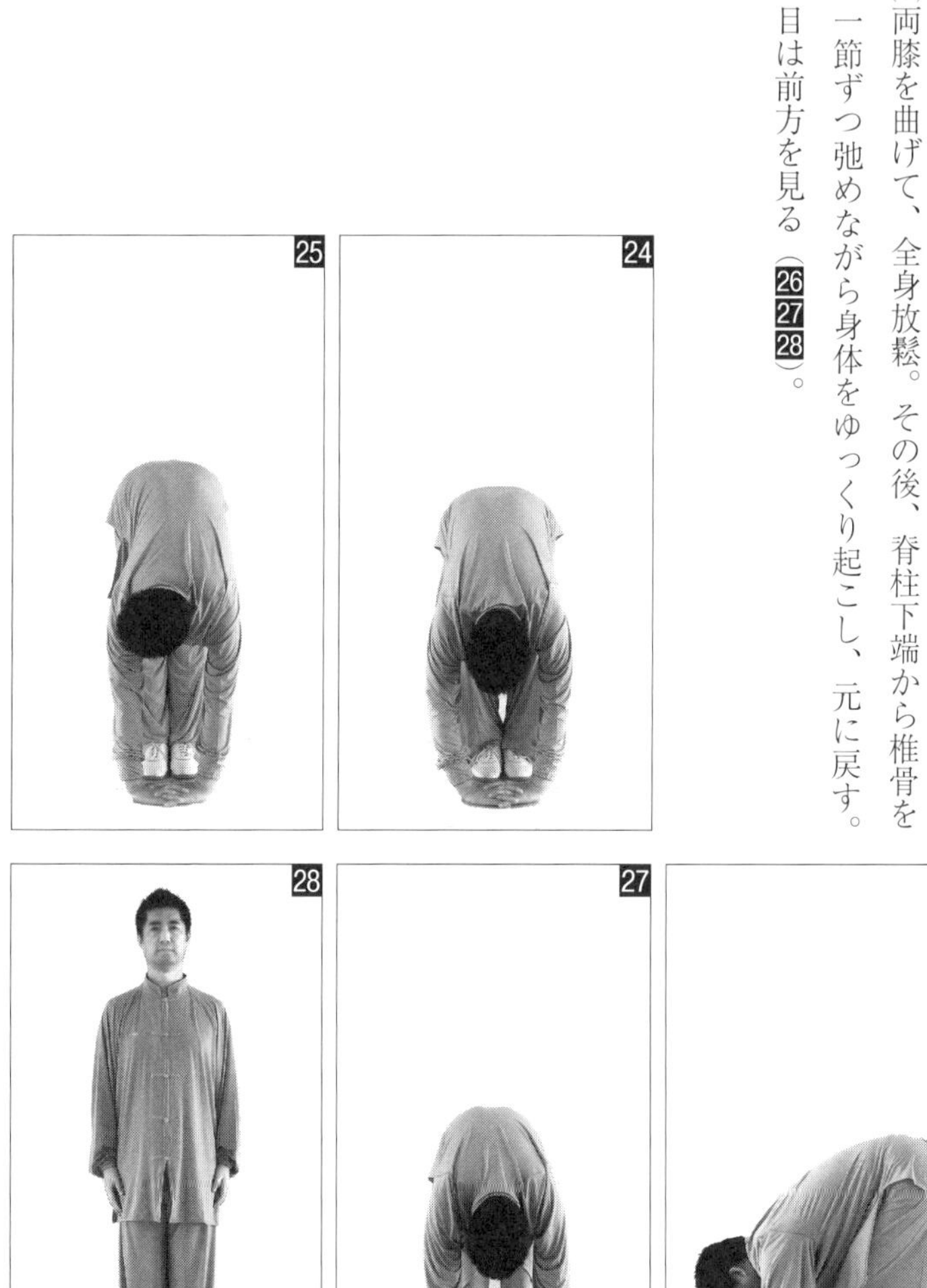

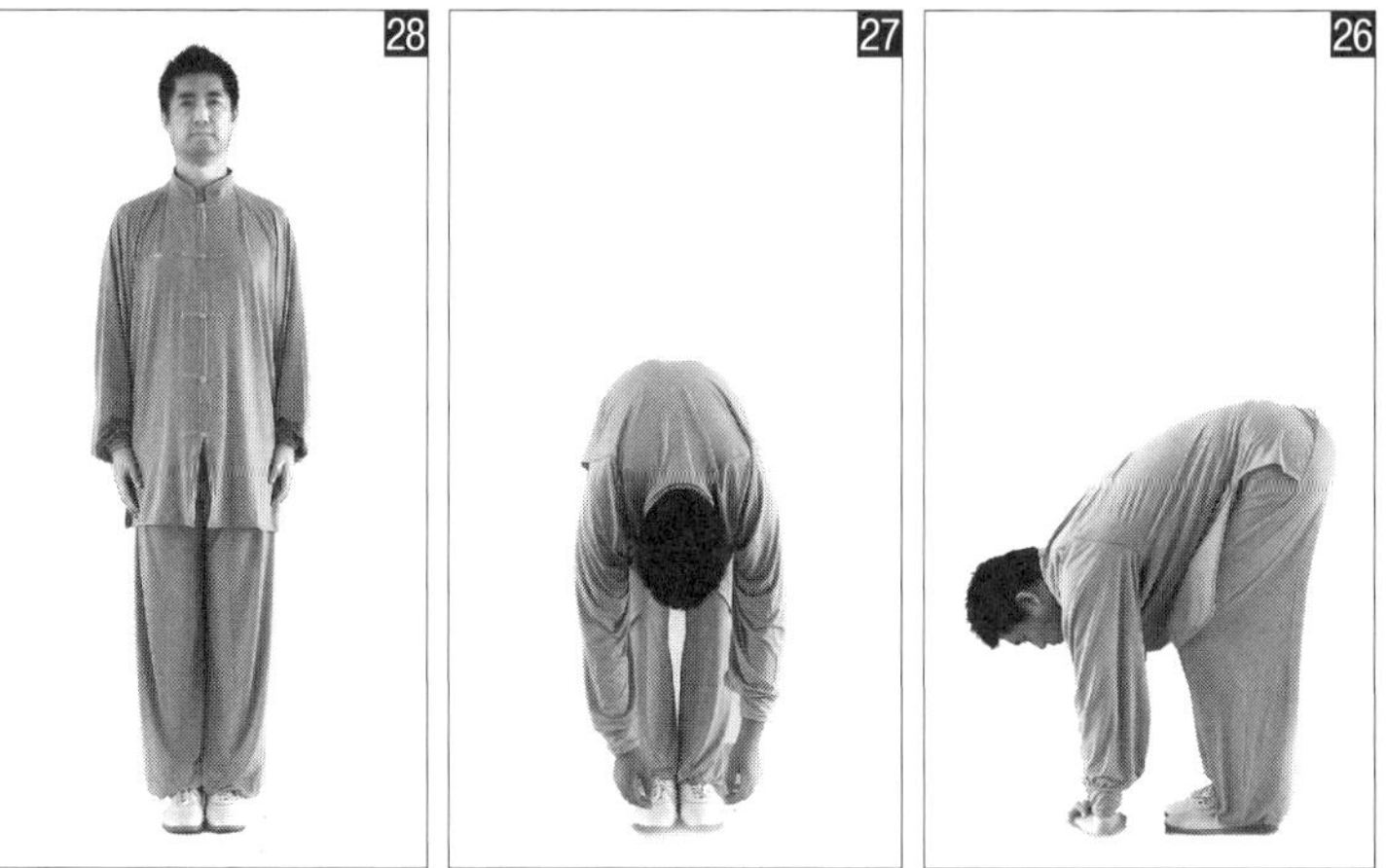

★動作のポイント
・動作の過程では、両足は真っすぐに伸ばし、頭と尾閭は上にもち上げ、腰は凹の姿勢にする。
・両手と地面の位置は動かないように保つ。

三　練功の要領

1　全ての動作は、一つ一つ順番に進め、節々を引き伸ばし、徐々に伸展の幅、強度を大きくしてゆきます。

2　動作の幅と強度は、自分の身体の状態によって定め、無理をしてはいけません。例えば両手が地面に着かなくてもかまいません。しかし揺頭擺尾勢を行うときに、両手の位置を固定し、揺らさないようにしましょう。

3　揺頭擺尾式は全身の動作です。首の伸展、肩の伸展があり、指の練習も含まれます。前の三つの動作（第一式から第三式）の総合でもあり、強度がかなり強い動作なので、伸展功の中でも、一つのピークに相当します。

4　この式は、生き物を模倣した動きです。猫科の動物である猫、虎、ライオンなどが頭や尾を揺らし、腰や背中を伸ばす動きを模倣しているのです。その理論や効果は、前述のとおり、易筋経十二勢の中の「掉尾揺頭勢」や、八段錦の中の「揺頭擺尾去心火」などと同じです。

四　保健的効果

1　腰を強くし腎を補い、老化を遅らせる

本式は、全ての脊柱、足腰の伸展の強度がとても大きいです。この部位は中医学では〝腎〟に属します。人の老化も腎から始まるので、このような練習は、足腰、脊柱を強めながら、腎を補い、老化を遅らせる効果があります。

2　肝を疎通させ胆を利し、感情を調える

身体の両側と胸脇部は、中医学では肝、胆に属します。人の情緒、特に憂鬱、怒り等は肝胆と密接な関係があるので、両方の胸脇部を伸展することは、疎肝利胆（肝気の鬱結を疏散し、胆汁の分泌を促進させる）、感情を調えるなどの効果があります。

3　全身を伸展し、経脈を疎通させる

この動作は、全身を伸展することができます。特に頭を上げ、尾を振る揺頭擺尾の動作は、全身二〇本の経脈の通りを良くし、調和し、全身の感覚を軽やかに気持ち良くすることができます。また、任、督二脈の経気を通し、陰陽のバランスをもたらし、気血を調和し、腎を補い腰を強くす

る作用があります。

4　腰、背中、足、脇の疾病を治す

肩、腕の痛み、腰の痛み、腰のだるさ、腰の冷え、腰部の重苦しさ、足腰の無力感、背中の痛み、胸の圧迫感、胸痛、胸脇部の張り、胸脇部の痛み、下肢の痙れん、下肢の痛み、下肢のしびれ、背骨の痛み等を改善します。

五　保健のために使うツボ

1　尾閭穴

尾閭穴は、督脈の絡穴に属し、別名を長強穴といいます。督脈は脊柱に沿って巡り、諸陽の気をつかさどり最も強く旺盛であるので、長強というのです。尾骶骨と肛門の間に位置し、主に、血便、痔、脱肛、下痢、便秘、腰背痛、乳児の痙れん、尾骶骨痛、癲癇などの治療に用います。

尾閭穴は、坐禅、静坐、導引、気功でよく用いるツボであり、異なった効果や用途があるので、多くの別名があります。例えば、気の陰郄（いんげき）、亀尾（きび）、龍虎穴（りゅうこ）、曹溪路（そうけいろ）、三分閭（さんぶんりょ）、河車路（かしゃろ）、朝天嶺（ちょうてんりょう）、上天梯（じょうてんてい）などです。

揺頭擺尾の中では、頭部と臀部尾閭は向かい合うように動かし、脊柱を後ろに伸ばしたり左右に曲

げたりします。尾閭はこの動きによる緊張、弛緩によって調整され、心を安定し鎮痙（内臓平滑筋の収縮・緊張を緩解し痙れん性疼痛を除く）することができ、便が通じて痔が消える効果があります。

2　承漿穴

承漿（しょうしょう）穴は任脈上にある会穴（気血の集まる所）であり、任脈と手の陽明大腸経、足の陽明胃経、督脈が集まるところです。承は受け止める、漿は口中の津液（しんえき）であるので、またの名を天池（てんち）ともいいます。顔面のオトガイ唇溝の正中凹陥部に取穴します。主に、口のゆがみ、唇の緊張、歯痛、よだれ、アフタ性口内炎、失音症、顔面浮腫、歯肉の出血、癲癇、顔面神経麻痺などの治療に用います。

揺頭擺尾式の中では、頭と臀部をもち上げて身体を弓なりにし胸腹部を伸ばし、さらに左右に揺頭擺尾し、胸腹部が伸びるときに、承漿穴にほんの少し内側に力がかかり、調整がなされ、生津斂液（せいしんれんえき）（津液の調整を行う）、清熱散風（体内深部の熱を下げ、風邪を発散する）、舒筋活絡（筋肉や関節のこわばり、痙れんをゆるめ伸びやかにし、経絡の気血の流れをよくする）の効果がもたらされます。

3　期門穴

期門穴は足の厥陰肝経に属し、肝経の「浮支」が中に入る最後のツボです。肝脈の巡りが終わる期限ですから期門といいます。期門は肝の募穴であり、また足の少陽胆経気脈と足の厥陰肝経の気脈が出会う場所でもあります。

期門穴は、乳の下第二肋間の先端、胃経の不容穴の横一寸五分に、腕を挙げて取穴します。主に、婦人科の熱血入室（下腹部あるいは胸脇下の硬満・不規則な寒熱往来）、傷寒（激しい熱病の総称）の長く患い治らない状態、胸脇疼痛、胃酸逆流による嘔吐、食欲不振などの治療に用います。

揺頭擺尾の中では、両手を組んで上に挙げ左右に後屈し、左右の期門穴の交互の開閉を促進するので、期門穴はくり返し揉まれ通りがよくなり、調整され、脾や肝の機能を高め、気血の流れをよくするといった効果がもたらされます。

4　日月穴

日月穴は足の少陽胆経に属し、峨眉医学では、このツボで足の太陽、少陽、陽明が会うと考えます。煉気を行う者が気脈を「内視」する修練をするのに重要なツボです。峨眉医学では日月穴は、中脘穴（ちゅうかん）の下、神闕穴（しんけつ）の上、臍のやや斜め上三～四寸の凹陥部に取穴します。これは、一般の書物に、日月穴は期門穴の下一寸五分に取るというのとは異なります。主に、胆病、胆汁性嘔吐、胃酸逆流、唾液過多、四肢のしびれ（力が入らない）、胸脇部の疼痛、膨満感などの治療に用います。

揺頭擺尾式の中では、日月穴も期門穴と同様に、左右交替に開閉が行われるので、乱れが整い揉まれて通りがよくなり、調整され、疏肝理気（そかんりき）（肝気鬱結を散じ解除する）、和中降逆（胃気不和、胃気の上逆を治療する）の効果がもたらされます。

第五式　旋腰式

腰は、身体の要なり

一　中医の智慧

1　腰は、身体の要なり

腰は胴体の股上、脇下の部位であり、胴体と下肢とをつなぐ重要な部位です。身体を屈伸したり、うつむいたりあおむいたりする動きはみなここから始まります。よって、宋代の重要な医学書である『聖済総録巻第八十五・腰痛門』に、「論じて曰く、腰は一身の要、屈伸俯仰、之によらざるは無し」とあります。それ以外にも、『素問・脈要精微論篇第十七』(みゃくようせいびろんへん)に、「腰は腎の府なり」とあり、腎は骨と力をつかさどり、全身の骨格や力を統括しています。よって、腰は伝統武術では力や勁(けい)を発し、気功において気を流し、脈を導く重要な部位であり、トレーニングの対象です。例えば、武術、太極、気功では、腰の長期の訓練により、手と足が「合(ごう)(あわせる)」し、「全体性」と「整勁」が形作られます。その方式は違いますが、伸展功の中の旋腰式(せんよう)、脇肋式、双角式、腰胯式(ようこ)など、また伸、転(回す)、按(押える）などはみな腰の練習方法です。

腰は、全身の重力を支え、常に外界の風寒などの侵入をうけ、内では腎気の消耗によって、筋脈がつっぱり、思うように揺り動かしたり回したりできないことにより、腰痛などの症状や疾病が発生します。腰痛は現代人に多い病気であり、治療も難しいものです。

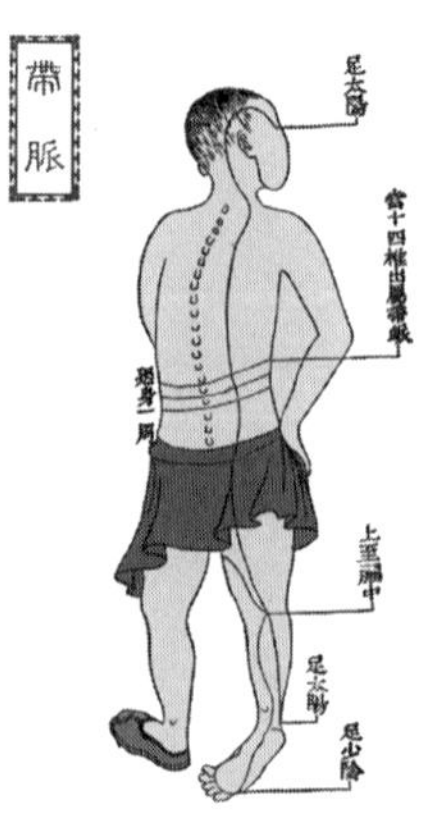

帯脈。腰に巻いた帯のように見える。各経絡の昇降の流れを制限する

2 帯脈——養生治病の要である

帯脈は、奇経八脈の一つで、人体の腰の周りを一周しているベルトのようで、経脈の流れを束ねることができるので、帯脈と呼びます。

帯脈の主な病状は、腰のだるさ、腹痛による腰痛背部痛、下肢の運動麻痺、男女生殖器官の病症〈勃起障害、遺精、月経不順、閉経、崩漏(ぼうろう)〈不正出血〉、赤白帯下〈おりものに血液が混じる〉〉下腹部の痙縮、ヘルニアなどです。

丹医の伝授によれば、帯脈の流れの起点は季肋部(きろくぶ)にあり、斜めに下がって帯脈穴に行き、さらに下に行って五枢穴へ、そこから章門穴をぐるっと回って維道穴で止まり、ベルトのように腰を一周して第一四椎骨（第二腰椎）の下で中に入り腎に連絡し、別支が中に入って膀胱経の委中で会います。

経絡の流れという観点に立てば、人体には正経が一二本、奇経が八本、計二〇本の経絡がありますが、帯脈が唯一横に走る経脈であり、その他の一九本は縦に流れています。このように帯脈は腰を縛る帯のようで、その他の経絡や気脈の流れを束ね、コントロールしています。

このように見ると、気脈が昇るにも降りるにも腰にある帯脈が鍵で、中心となるところです。これは、練功の観点から容易に理解し体感することができます。例えば、『健身気功・六字訣』の中の肝臓の練習である「嘘字訣」（xūという音を出す）は、肝気をより昇りやすくするために、両手を腰の帯脈上におき、さらに穿掌にして腰をひねる動作を行います。これは、肝気の昇発を助けるだけでなく、帯脈を修練する典型的な方法です。その他にも、『健身気功・易筋経』の中の「青龍探爪式」や、『峨眉十二荘』の『拿雲荘』なども同じです。伸展功の中の旋腰式や腰胯式などは、さらに簡単に帯脈を調整する有効な養生の方法です。

3　「帯下」医説

帯下は、中医学の婦人科の病名です。帯下（おりもの）の量があきらかに増え、色、質、臭いに異常が見られ、全身または局部に症状が現れます。例えば、白い帯下が続く、腰痛、精神的疲労感、赤白二色が同時に見られる帯下、多色混ざったもの、膿状や濁った様態のもの、臭気がある帯下などです。このような症状は、膣トリコモナス症、細菌性膣炎、老年性膣炎、子宮頸びらん、子宮頸ポリープ、子宮内膜炎、子宮頸がんなど多くの症状と関係しています。

古代では、中医学の婦人科の医師は帯下医と呼ばれていました。よって、多くの人は、この「帯下」が「帯下症」であると認識していますが、実はそれだけではないのです。例えば、『金匱要略・婦人雑病脈症並治』に、「婦人の病……此れ皆帯下であり、鬼神有るに非ず」とあり、清代の名医・龍在涇は、『金匱要略心典』で、「帯下は帯脈の下、古人は経脈の病に列し、凡そ三十六種あり、皆之を帯下病と謂う、今人の謂う所の赤白帯下には非ずなり」といっています。ここから、古人がいう帯下医の帯下とは、帯脈以下の病を指し、婦人科の疾病の総称であることがわかります。

また、女性のおりものや月経の多少、遅い早いなどの病症は帯脈と直接的な関係があるのです。この他にも、多くの頭部の病症、足の病症も、帯脈の気血の昇降のコントロールと関係しています。

二　動作の分解練習

1　水平左転

(1)両足を肩幅より少し広めに開く。両腕は自然に垂らし、

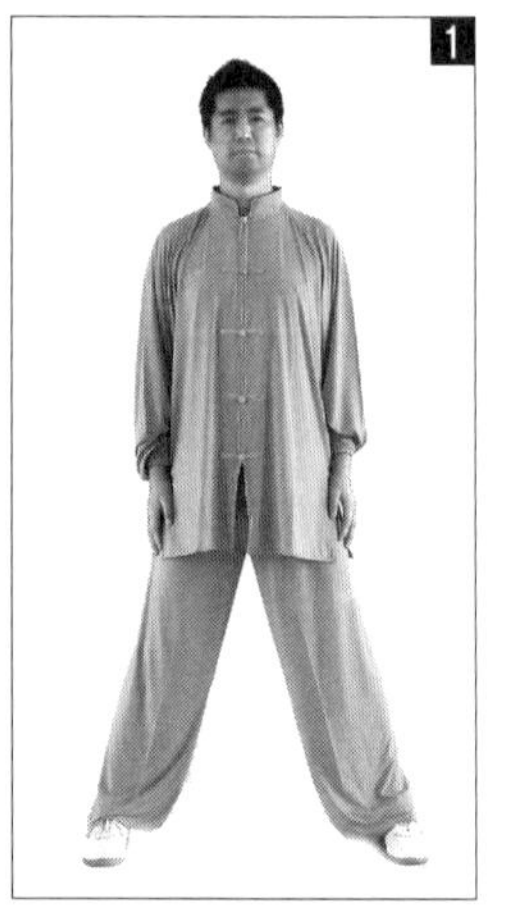

放鬆して静かに立つ（1）。

(2)両手の中指の指先が誘導し、両腕を身体の横から肩と水平の高さに挙げて、「一」字勢にする。掌心は下に向ける（2）。

(3)両手の中指の指先が誘導し、両腕と身体を水平に左に回し、最大幅まで回す。両足は動かさない（3 4）。

(4)右手を左肩に置き、左手の甲を背後の腰に付けて、扭抱（抱くような姿勢でねじる）し、首と身体をさらに続けて左に回し、最大幅まで回ったら少し停める（5 6）。

(5)両腕を伸展し「一」字勢に戻す。その他の部位は動かさない（3）。

(6)両手の中指の指先が誘導し両腕と身体を右に回し、正面

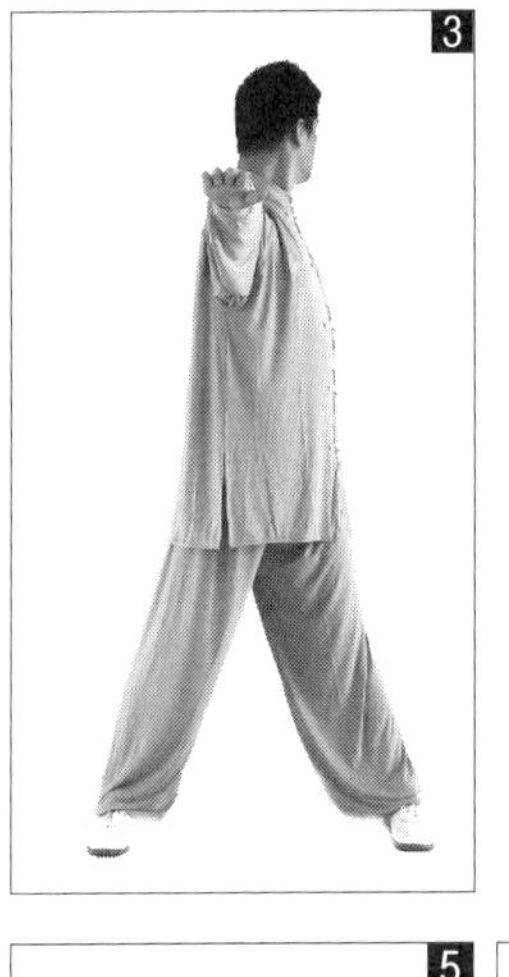

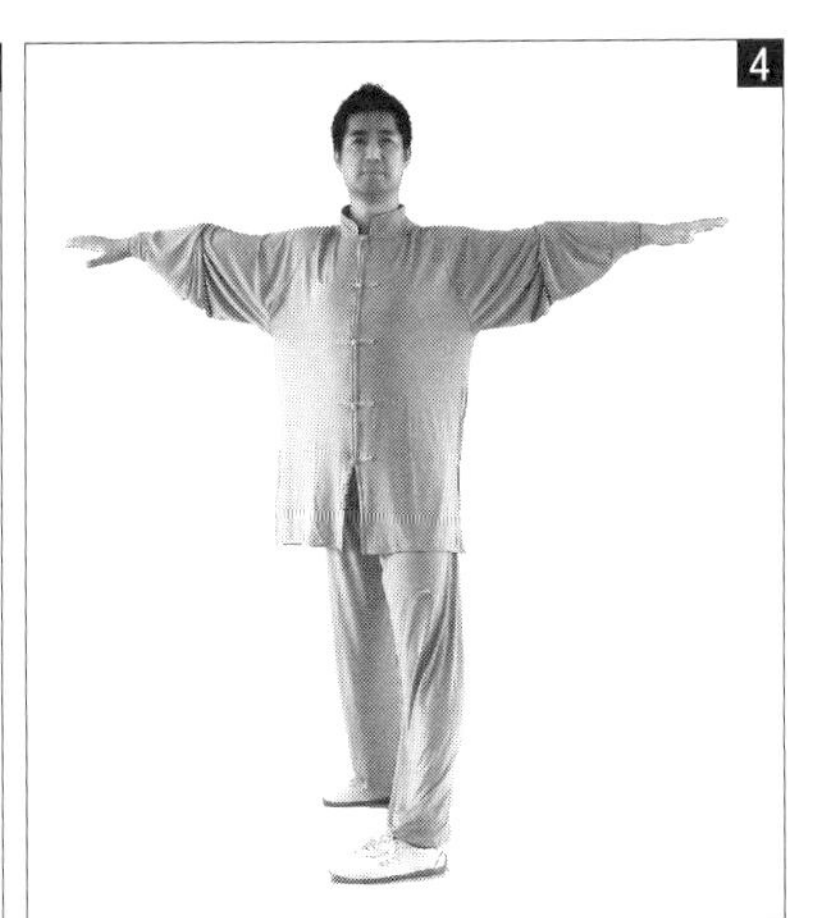

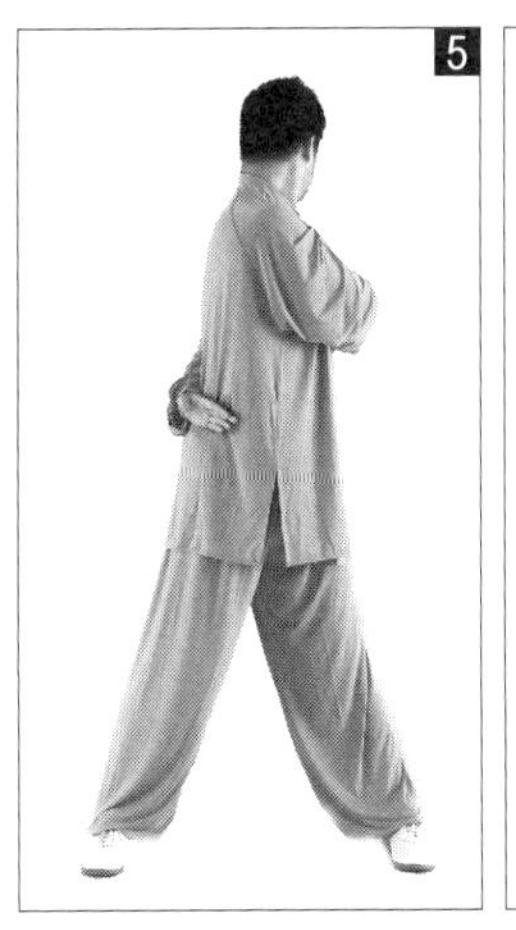

に戻す（7）。

2　水平右転（すいへいうてん）

(1)両手の中指の指先が誘導し、両腕と身体を水平に右に回し、最大幅まで回す。両足は動かさない（8）。

(2)左手を右肩に置き、右手の甲を背後の腰に付けて、扭抱（抱き込むようにでねじる）し、首と身体をさらに続けて右に回し、最大幅まで回ったら少し停める（9）。

(3)両腕を伸展し「一」字勢に戻す。その他の部位は動かさない（8）。

(4)両手の中指の指先が誘導し両腕と身体を左に回し、正面

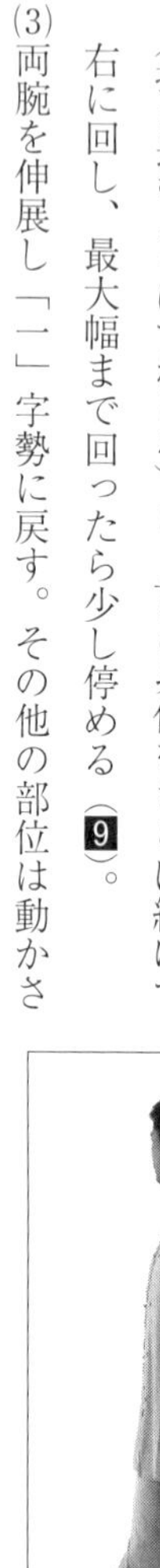

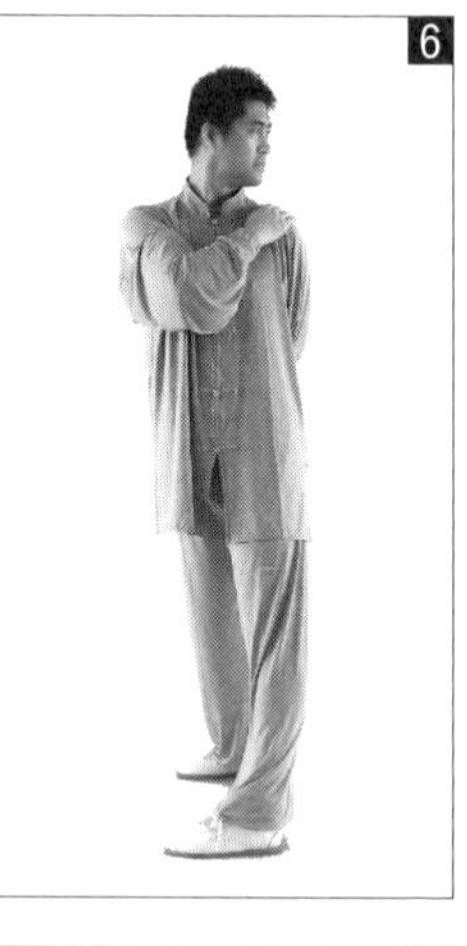

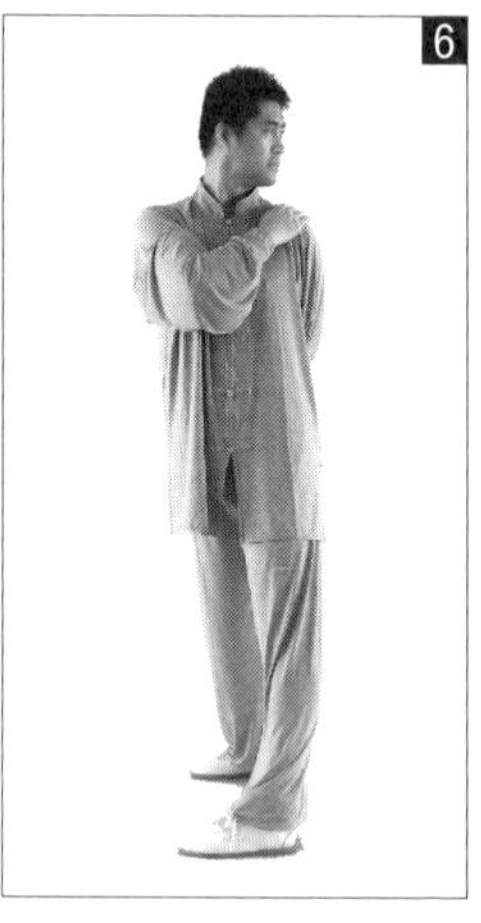

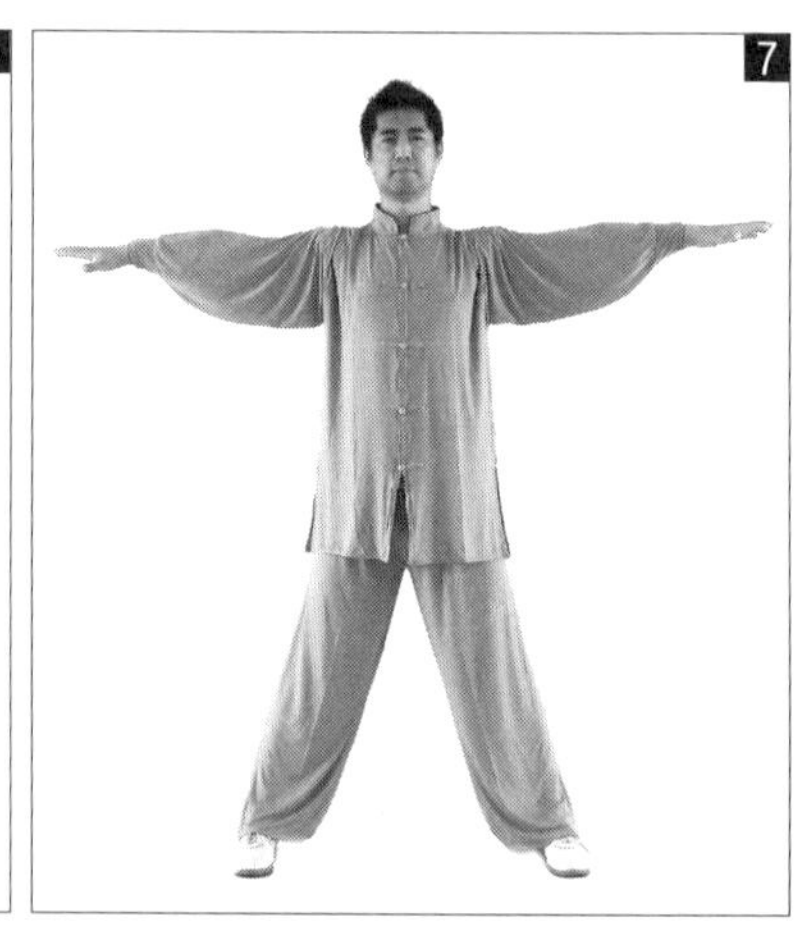

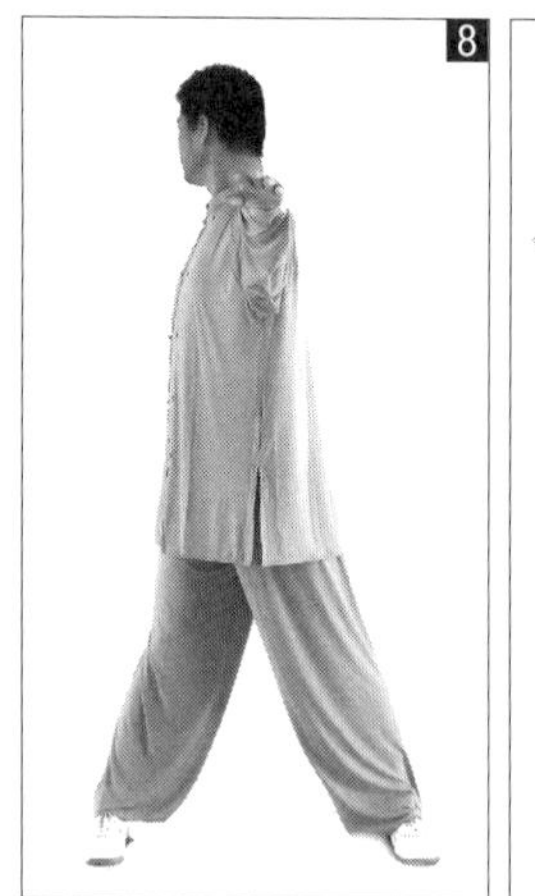

に戻す（10）。

(5)水平に左右に回す動きを三回繰り返した後、両腕を下ろして、元の姿勢に戻す（11）。

三　練功の要領

1　左右に回すとき、身体は真っすぐな状態で、終始身体の中心軸を保って巡るように水平に回します。前や後ろに傾かないようにして両足は動かない状態を保ちます。

2　動作は、順序を明確にし、混同しないようにします。まず一字勢にし、それから水平に回し、最後に扭抱の姿

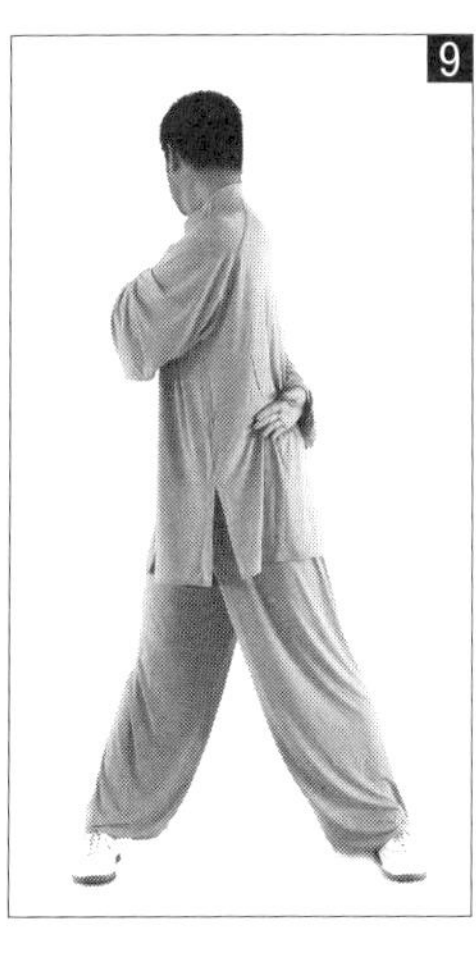

9

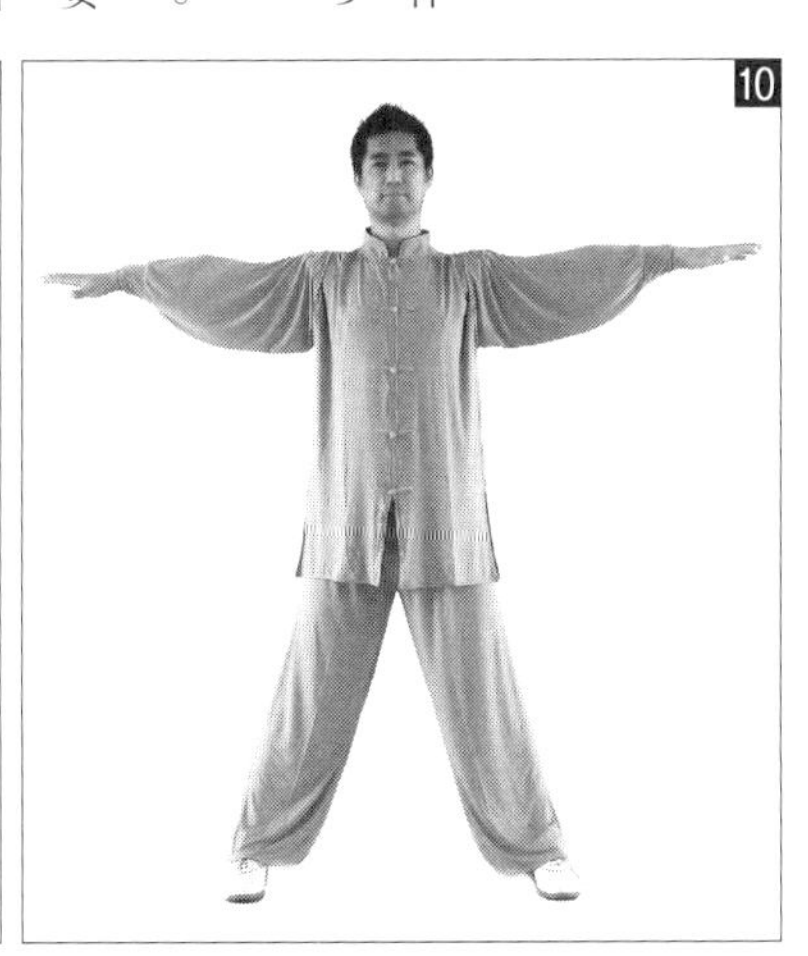

10

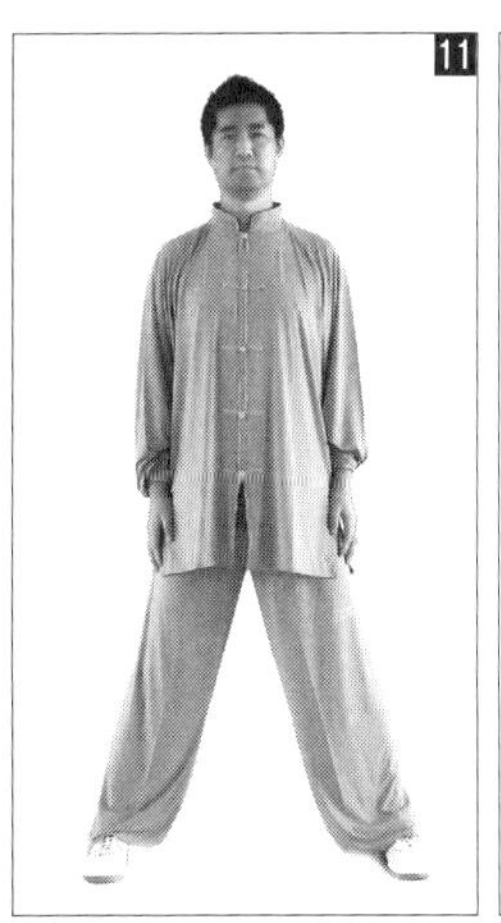

11

勢になります。戻すときは、まず一字勢に戻り、それから再び水平に回して正面に戻ります。

正確な動作の練習は二段階に分けて行います。

第一段階…水平に回す動作は、必ずこれ以上回らないところまで回し、それから扭抱の動作を行います。

第二段階…扭抱の後、続けて動作の最大幅まで回し、頭もそれにつれて回します。

戻すときも二段階に分けます。

第一段階…まず両腕を伸展させて、一字勢にします。

第二段階…両手の中指の指先の誘導で、両腕と身体をゆっくりと回し、正面に戻します。

3

旋腰式は腰のための練習動作です。腰椎と頸椎の運動は、左右水平に回す、左右に傾ける、前後に屈伸する、回転する、の四種類あることが理解できます。この旋腰式は、頸項式の左右水平に回す練習に相当し、そのポイントは身体の中心軸を巡って水平に回すことです。ポイントは頸項式の関連記述を参考にしてください。

四　保健的効果

1　帯脈の開合を調え、気脈の昇降を促進する

左右に腰を回すことにより、帯脈の流れをよくすることができます。帯脈は、気機（きき）（気の動き）の

開合をつかさどり、全身の気機の昇降を制約し管理することができるので、帯脈の流れがよいと、気の動きを開合するのに有利であるばかりでなく、同時に全身の経脈気機の昇降を促進することもできるのです。

2　腰椎を丈夫にし、脂肪を減らし、病を予防する

旋腰式は、脊柱全体と腰を大きく伸展させる練習で、腰や脊柱の運動機能を高めることができます。同時に腰や背中に着いた脂肪の減少を助け、様々な背中、脊柱、腰、足の疾患を予防します。

3　背中、脊柱、腰、足の疾病の予防と治療をする

旋腰式を長期に練習すると、背中、脊柱、腰、足の多くの疾病に良い効果がもたらされます。例えば、腰痛、腰のこわばり、腰の冷え、腰が重い、足腰の弱り、背部痛、背中の疲れ、脊柱部の疼痛、下肢の疼痛、下肢のしびれ等。

五　保健のために使うツボ

1　帯脈穴

帯脈は、奇経八脈の一つである帯脈上にあり、主に、帯脈や婦人科の月経帯下の疾患の治療に用い、

脈とツボが同名なので帯脈と呼びます。腹部の両側、第一一肋骨先端と臍の高さの水平線が交わる所に取穴します。主に、閉経、月経不順、赤白帯下、腹痛、ヘルニア、腰脇痛、子宮内膜炎、子宮附属器炎、骨盤内炎症性疾患、帯状疱疹などの治療に用います。

旋腰式の中では、両腕と胴体部を左右に協調させて回すことにより、腰の帯脈が動いて流れをよくするだけでなく、帯脈穴も有効に調整され、気血の流れをよくし、温補肝腎の効果がもたらされます。

2 神闕穴

神闕穴（しんけつ）は臍の真ん中にあり、任脈の経穴に属します。このツボは、静坐や坐禅では、守竅（しゅきょう）（意識を集中する）の重要な部位の一つで、丹道医家は、「分経候脈法（ぶんけいこうみゃくほう）」の脈診で用い、また内功推拿導引術でも用います。

主に、失神、便秘、長期の下痢、卒中による虚脱感、四肢の虚冷症、体力の衰弱状態、臍のあたりの腹痛、水腫による膨脹、脱肛、五淋（膀胱、尿路のトラブル）、女性の不妊症などの治療に有効です。

旋腰式の中では、神闕穴は帯脈穴と同様に、身体を左右に回す中で調整を受けて、昇陽の効果を強め、利水固陽（水分代謝を促しつつも陽気を損なわない）の働きを行います。

第六式　脇肋式

肝気のうっ滞を解除し、感情を調える

一　中医の智慧

1　怒らない

民間に伝わる以下のような詩があります。

「怒らない」
人生は芝居のようなもの　縁があって一緒になった
共に老いるのも難しい、いっそ大事にすべきでは
小さいことに腹を立て、その必要があったかと振り返る？
人が怒っても私は怒らない、怒って病気になっても誰も代わってはくれない
もし私が怒って死んだとして誰の意にかなうだろう？　おまけに心が傷つき力も使う！

お隣や親戚や友達と比べない、子や孫の雑事にはかまわない
苦労も楽しみも一緒、私たちは神仙が羨むような良い伴侶なのだ

「莫生気」
人生就像一場劇　因為有縁才相聚
相扶到老不容易　是否更該去珍惜
為了小事発脾気　回頭想想又何必？
別人生気我不気　気出病来無人替
我若気死誰如意？　況且傷神又費力！
隣居親朋不要比　児孫瑣事由他去
吃苦享楽在一起　神仙羨慕好伴侶

健康という観点からいえば、怒りは肝を傷つけるだけでなく、気が逆流したり混乱したり、短時間に動悸が激しくなり、血流が加速し、血圧が上がり、顔が真っ赤になり、青筋が立ち、顔つきが凶悪になり、胸脇部が張るなどの症状がおこり、各種の疾病や危険を引き起こす可能性があります。最悪の場合、私たちの健康の殺し屋にもなりかねないのです。これらのことから、心理的要素が生理的にも大きな影響を与えることがわかります。逆に、私たちがいつも良好な心の状態、小さなことにこだ

わらないおおらかな気分でいられれば、心身の健康にとって大変良いことです。

しかしこのような情緒をコントロールする能力は、誰にでもいつでも備わっているとは限りません。だからこそ長い時間をかけて修練しなければならないのです。私たちは、情緒をコントロールする力を高めることによって、「真人」を目指して歩み続けていくのです。『黄帝内経』の「素問・上古天真論」に「余、聞く上古に真人なる者あり。天地を提挈（ていけい）し（率いて）、陰陽を把握し、精気を呼吸し、独立して神（しん）を守る。肌肉（きにく）一（いつ）の若（ごと）し、故によく寿（じゅ）を天地と敝（へい）し（天地を蔽（おお）うほどの寿命）、終る時あることなし、これ道、生ずればなり」とあります。真人とは、真の人であり、自分で身体や心をコントロールでき、さらに周囲の環境にも溶け込んで調和した存在です。自分の心身をコントロールできていない、さらには自分をまったく理解できていない私たちは、「真人」からはまだまだ遠い所にいるのです。

2　生命の木を常緑にしよう

中医学では、肝は私たちの生命にとっては大軍を率いる将軍に相当し、指揮配属や、命令を下すことを担っていると考えます。肝は、私たちの感情や気の流れの良し悪しを管理し、大量の血液を貯蔵し、全身の隅々に調整して届ける役割を担うので、人体にとっては重要な臓腑システムなのです。

中医学では肝を一本の生命の木に喩え、真っ直ぐに伸ばすことが必要だとしています。抑えつけたり曲げたりしなければ、根も枝も葉も有機的に繋がって一体となります。よって、よく「肝は生発（しょうはつ）をつかさどり、木は曲直という」などといわれます。現代人は生活のリズムが速く、プレッシャーの多い環境にあり、「肝気」が完全に発露されることはなく、常に肝気は鬱積するか、または逆上を起こしているのです。肝はまた感情をつかさどるので、よく憂鬱、自閉、または焦躁や短気などの心理的疾患を引き起こします。よく見られる症状に、めまい、目のかすみ、頭頂部の疼痛、乳房痛、両脇痛、下腹部痛、陰嚢腫脹痛、関節のこわばり、痙れん拘縮、顔面手足の痙れん、四肢の麻痺、焦躁や短気などがあり、これらの症状や疾病は、すべて肝のシステムに帰属します。医薬による治療以外に、導引や食事療法など養生の方法を合わせて行うと効果が高まり、生命の木を常緑にすることができるでしょう。

養生導引の鍛錬や修行では、およそ伸筋抜骨（筋骨、腱を伸ばし、骨と骨の間に隙間を作る）、導引按蹻（屈伸やマッサージ）、疏泄濁気（気機、情緒を調節する）、調和血行（血行を調える）などの様々な動功は、そのほとんどが肝木から始めています。

肺肝の気血は後天の龍虎であると考えます（気は肺に属し虎にたとえ、血は肝に属し龍にたとえます）。動功の練習では、みな呼吸と動作を合わせて気血の調和を行うことによって、陰陽のバランスをとり、運化を行います。これが調伏龍虎の訣（奥義）であり、龍虎相交の法なのです。

動功の効果は、うまく行えば、必然的に呼吸が整い、気血の流れがよくなり、経絡にそって流れ、経脈が気化し交わって流れ注ぎ、動から静へと進み、動と静の間の妨げはなくなります。

胸脇部（側胸部から季肋部）は、肝胆の両経がつかさどっています。よって肝気がすぐれないときは、よく両脇が脹れ痛みを感じます。胸脇はまた身体の中で最も鍛錬しにくく、薄弱で、疾患が隠れている部位でもあります。よく伸展功の脇肋式の練習を行うと、肝気のうっ滞を解除し気を通し、感情を調え、筋を伸ばして痛みを止める効果が得られます。伸展功の中では、脇肋式だけが胸脇部を鍛錬するのではなく、その他の肩肘式、揺頭擺尾式、旋腰式、双角式、展腿式なども胸脇部を伸展させ、トレーニングをすることができます。

3　胸脇部を伸展し、陰陽のバランスをとる

陰陽学説では、人体の前は陰、後ろは陽に属すると考え、横の部分は陰陽の中間であるので半陰半陽に属し、陰にも陽にもなりうるので、陰陽のバランスをとる中心、鍵であると考えます。

肝の経絡は主に身体の横側を巡っているので、肝は半陰半陽の特徴をもっています。

肝は五臓に属し、臓は陰、腑は陽であるという理論に基づけば、肝は陰に属します。また血は真陰が変化したものであり、肝は蔵血をつかさどるので、やはり肝は陰に属すと考えます。しかし肝気は主に昇り、気血や情緒を発生し流れをよくするので、このような働きはみな陽に属します。私たちがよく「肝臓は陰を体とし陽を用とする陰中の陽臓である」というのはこういうことであり、半陰半陽の特徴をもっています。

導引、養生は陰陽のバランスをとることを求めているので、特に肝の修養を重視し、多くの功法の起勢は肝から始めます。伝統功法の起勢（きせい）（初めの動作）に求められるのは、

①両足を平行にして立つ。これは、半陰半陽であり、陰陽のバランスをとるのに有効である。

②両腕を平行に前から挙げる。これは、胸脇部の運動を引き出し、半陰半陽であり、陰陽のバランス

をとるのに有利である。

③両手の掌心を相対する。親指が上、小指が下になり、半陰半陽であり、陰陽のバランスをとるのに有利である。

④両目は真っ直ぐ前方を見る。半陰半陽であり、陰陽のバランスをとるのに有利である。

⑤以上の方法は、自然に半陰半陽の肝、胆の気脈を発動させることができ、気や勁を脚部足部から発生させ全身各所に送る。

峨眉派気脈内景十二荘、少林派達磨易筋経十二式、武当派太極九圏十三式を見ると、この三大流派の代表的な功法の起勢は、驚くほど似ているところがあるのですが、これは決して偶然ではありません。

伸展功の中の脇肋式の練習は、できるだけ陰陽のバランスを保つように、足も手も平行にし、目もまっすぐ前に向け、心も平静にし、気は平らに和やかにして行います。これはみな陰陽のバランスをとるために行うもので、これこそが養生の根本の真理です。

二　動作の分解練習

1　伸展右脇（右脇を伸展する）

(1)両足を肩幅より少し広めに開いて、放鬆して静かに立つ（1）。

(2)両手の中指の指先が誘導し、両腕を体側から肩の高さまで上げて「一」字勢にする。掌心は下に向ける（2）。

(3)両手の中指の指先が誘導し、左腕は下へ、右腕は上へ、最大幅にまで伸展する。左手の掌心は内に向け、右手の掌心は左に向ける（3）。

(4)左肘を曲げ、左手の甲を背骨の上につける。肩甲骨の間に達するようにできるだけ上に挙げ、掌心は外に向け、指先は上に向ける。同時に右肘を曲げ、右手の掌心を後頭部の玉枕（ぎょくちん）穴に軽く当て、指先は左に向く。両肘を後ろへ

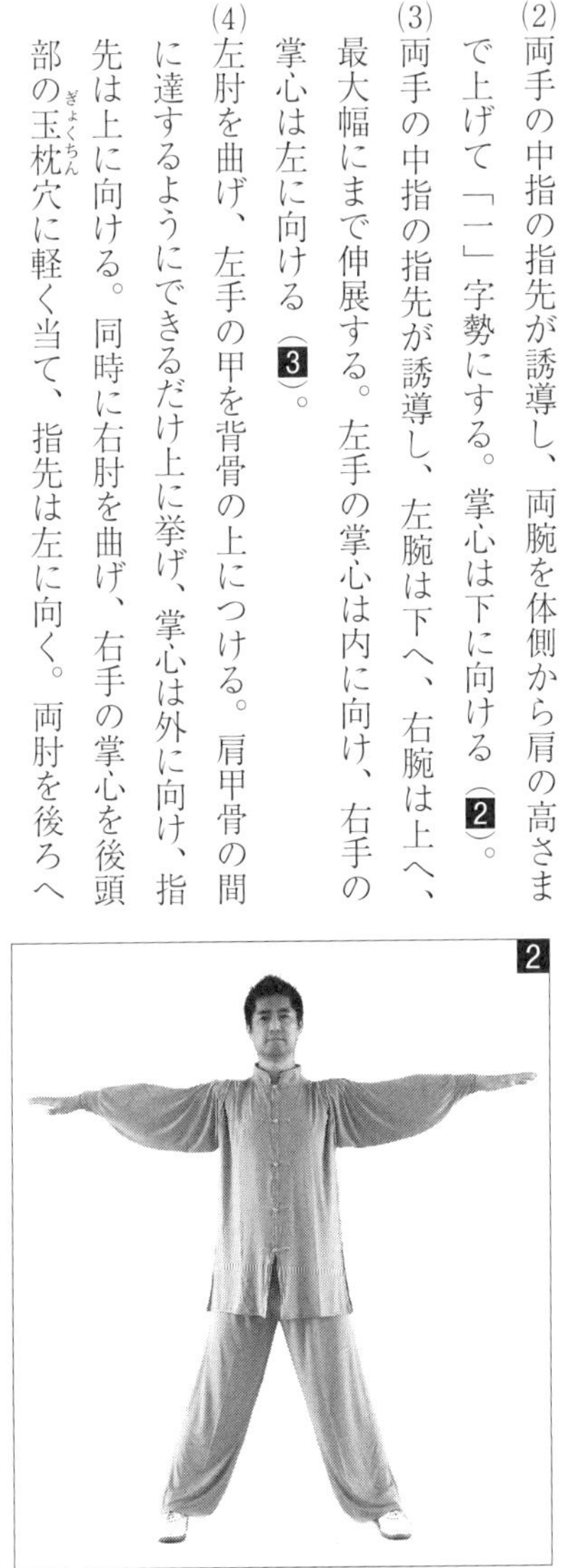

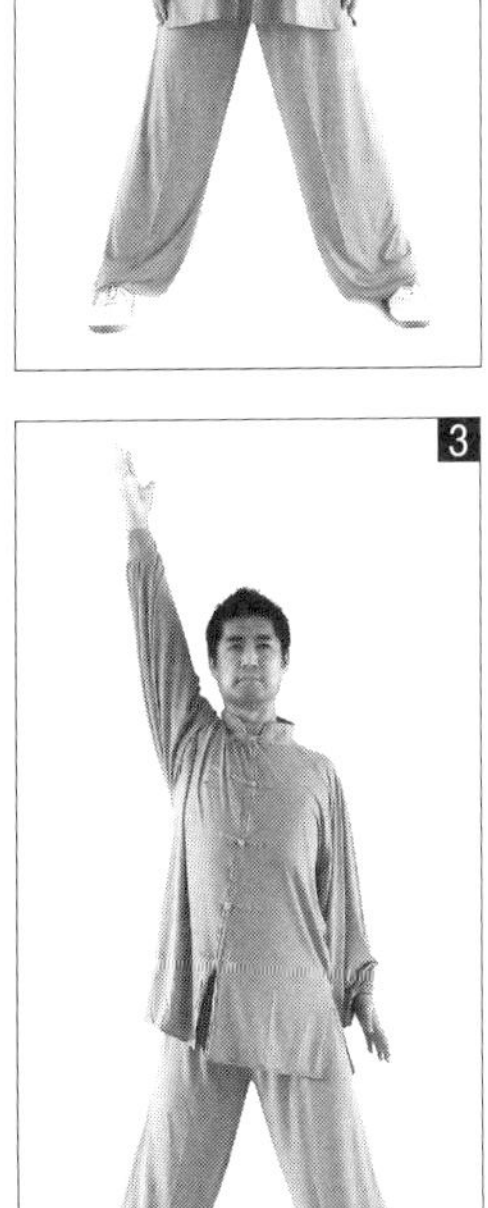

開いて、胸と肩を広げる。目は前方を見る（4 5）。

(5)右肘の肘先が誘導し、右腕と身体を上へ、左へとできるだけ伸展し、身体は動きに従って左に曲がり、右胸脇部と身体の右側が最大に伸展する。動作が最大限に達したら少し停める（6 7）。

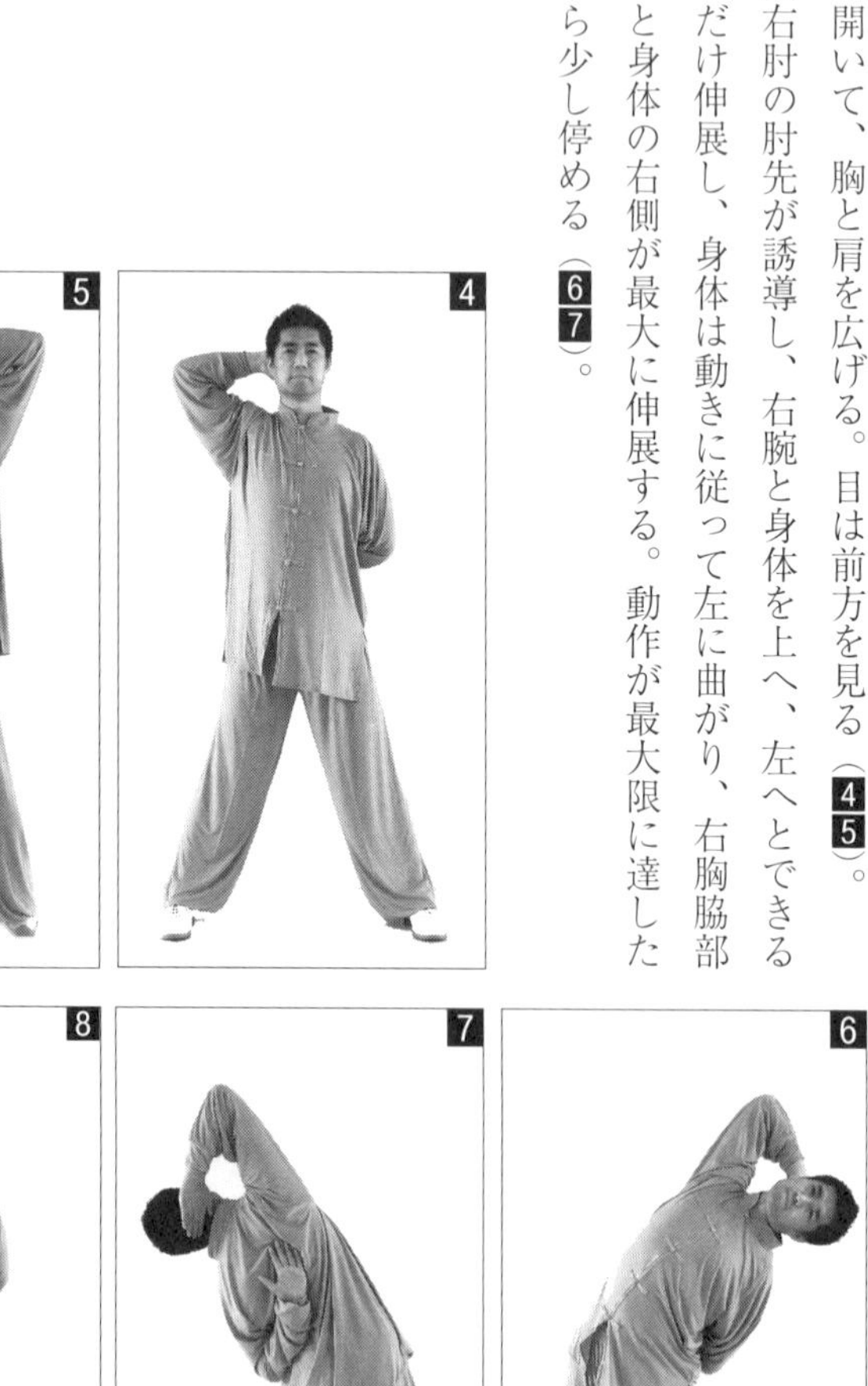

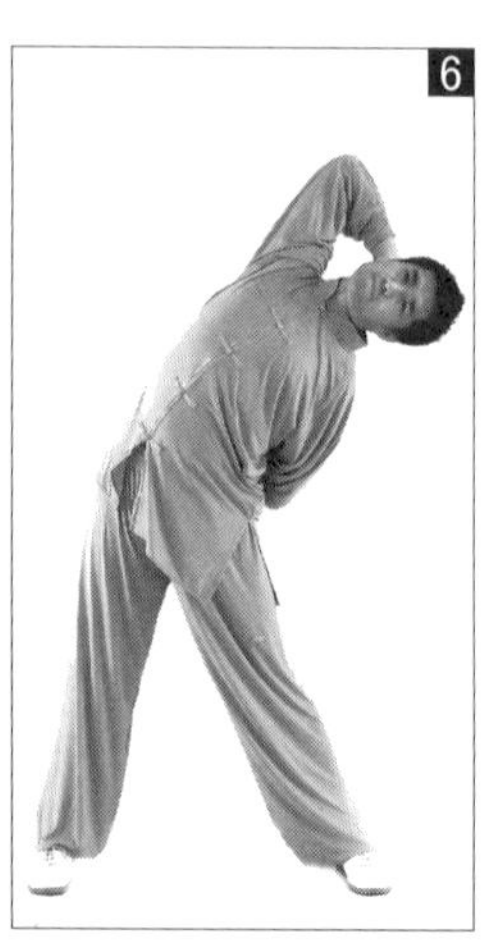

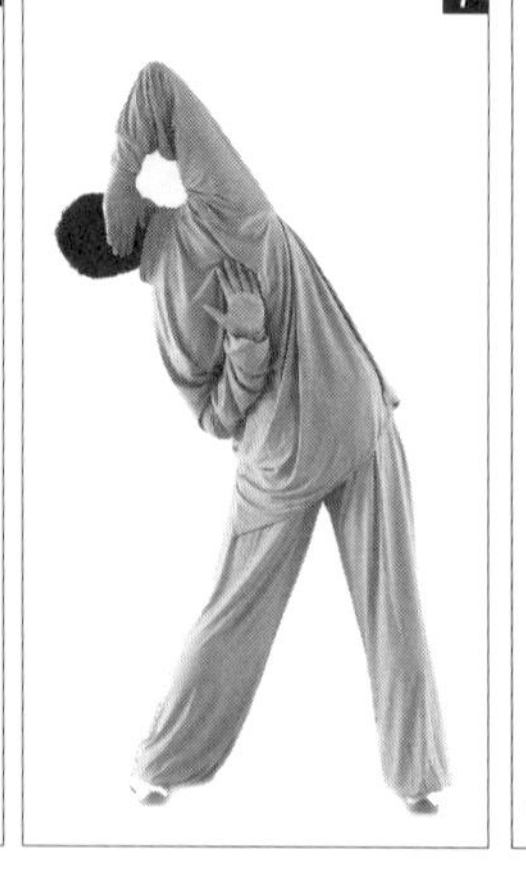

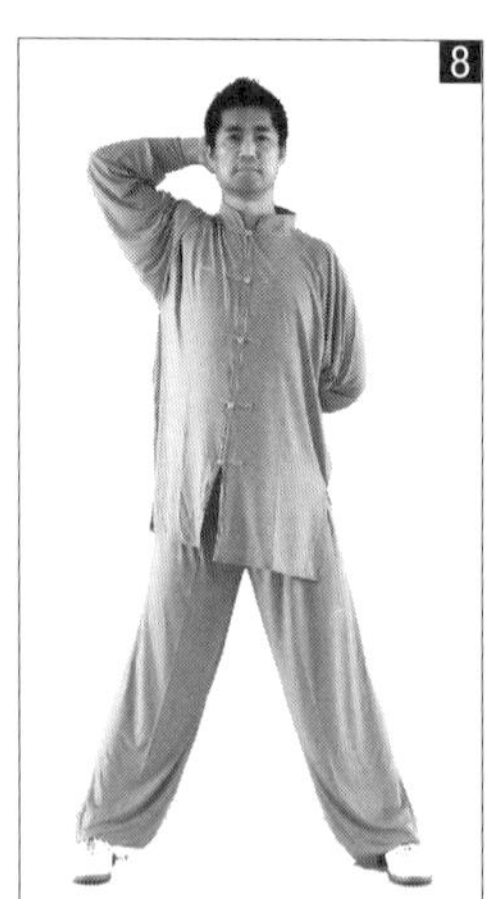

(6)右肘の肘先が誘導し身体を上に伸展させ、元の真っ直ぐ立った姿勢に戻る（8）。

(7)両手の中指の指先が誘導し、両腕を上下に伸展し（9）、それから左右に伸展し「一」字勢になる（10）。最後に両腕を体側に戻す。目は前方を見る（11）。

★動作のポイント

- 両腕の伸展は、全て両手の中指の指先が誘導し、余分な力は使わずに充分に伸展させる。
- 背中に当てる左手の位置は、最初は低く、後に高くすればよいので、徐々に動作の幅と難度を増していき、肩甲骨の間に置けるかを試みる。
- 右手の掌心を玉枕穴に当てた後、腕、肘をできるだけ

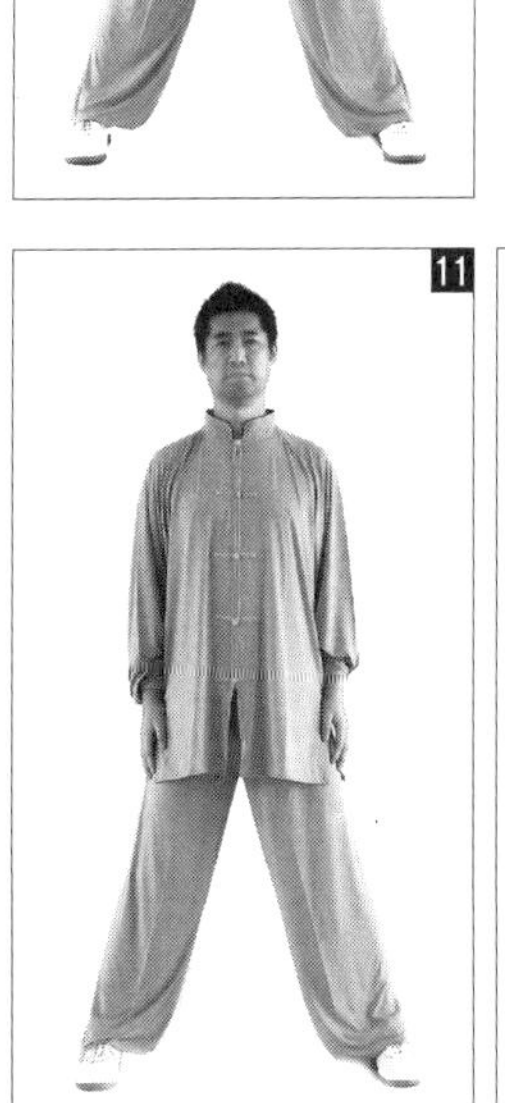

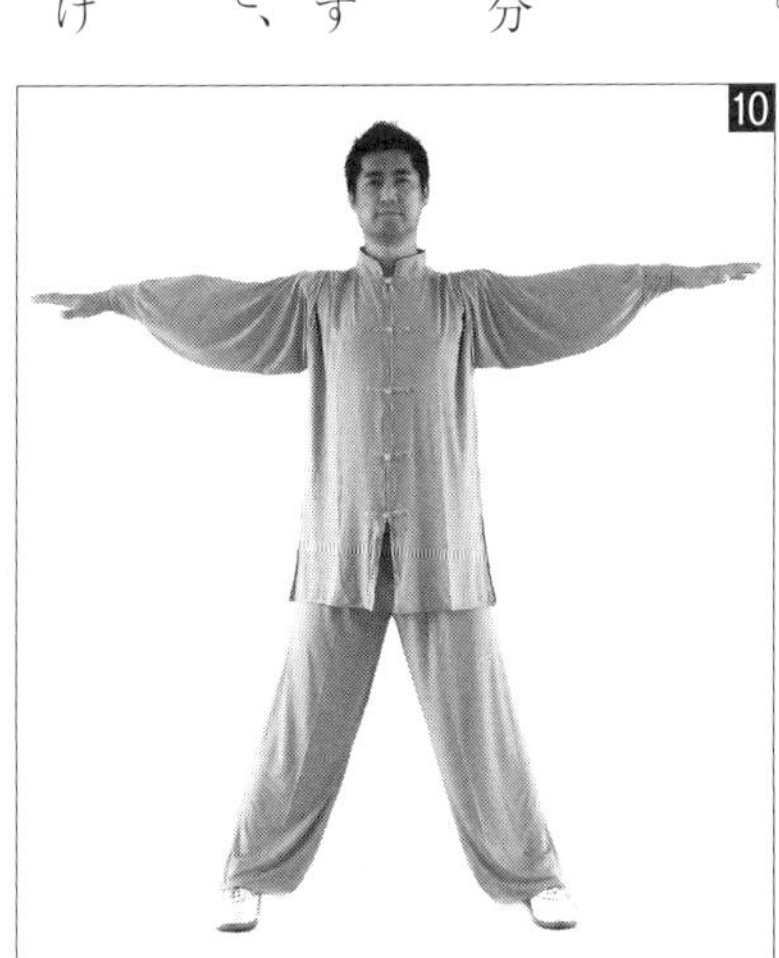

後ろへ開く。

- 身体を横に曲げる動作は、右肘の肘先が誘導する。
- 横に曲げたとき、身体全体ができるだけ同一垂直面上にあるようにし、その状態を保つ。

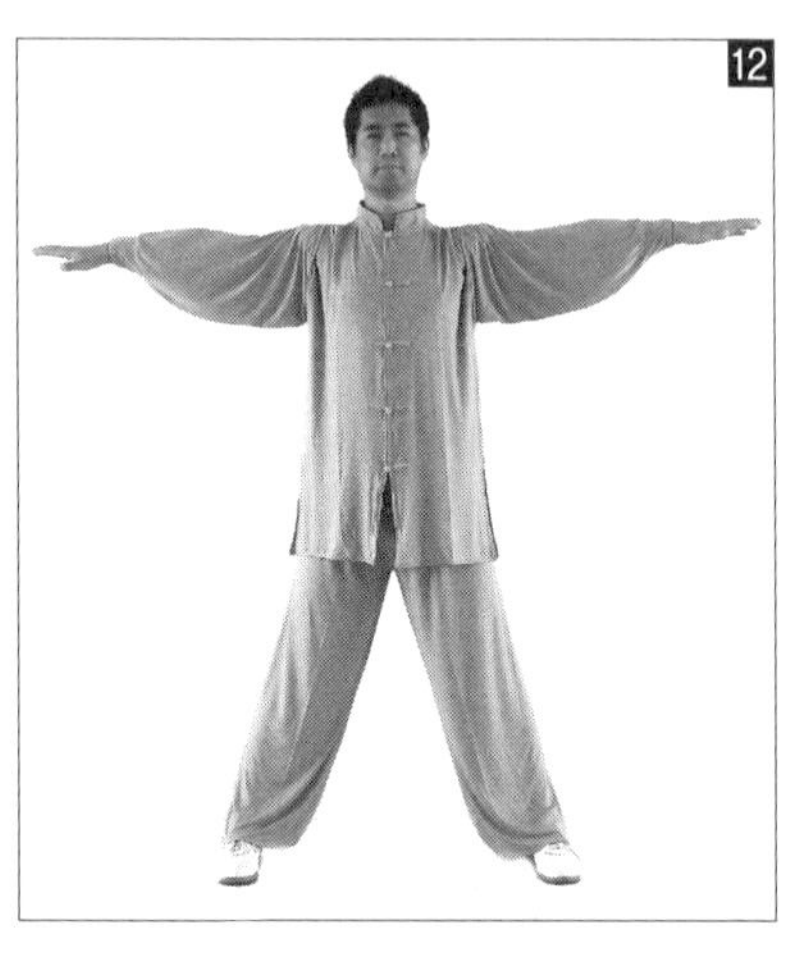
12

2　伸展左脇（左脇を伸展する）

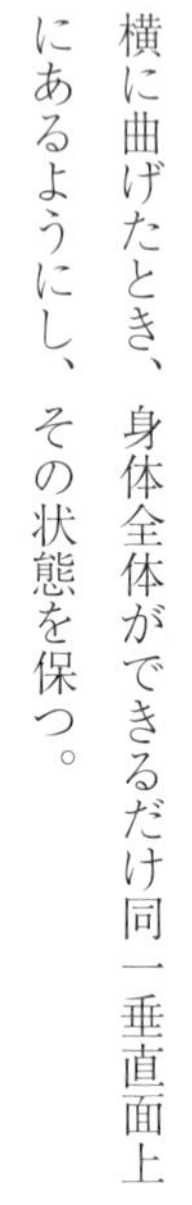

(1) 前式と同様両手の中指の指先が誘導し、両腕を体側から

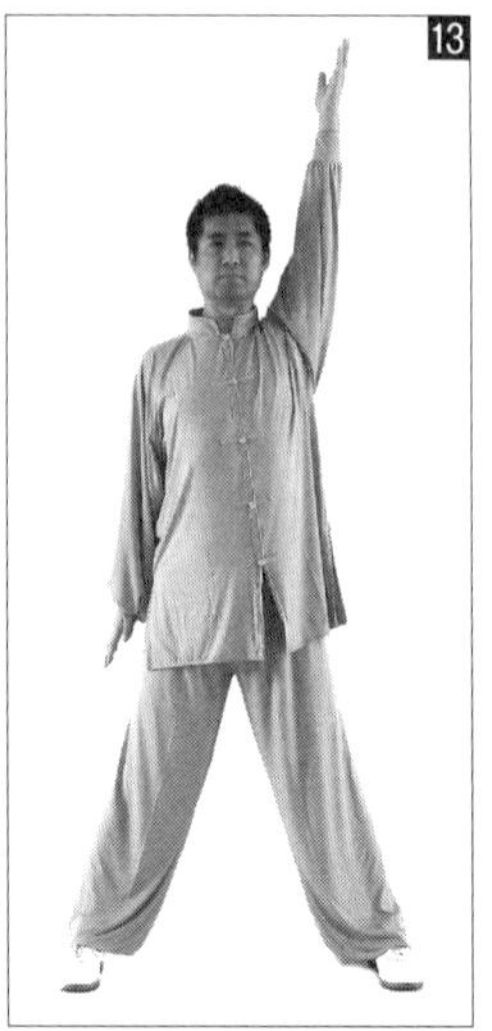
13

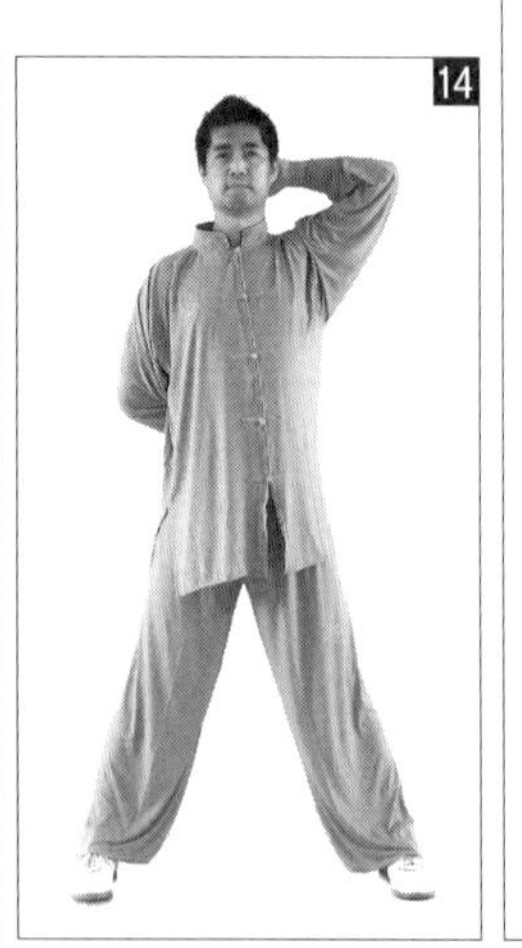
14

15

肩の高さまで上げて「二」字勢にする。掌心は下に向ける（12）。

(2)両手の中指の指先が誘導し、右腕は下へ、左腕は上へ、最大幅にまで伸展する。右手の掌心は内に向け、左手の掌心は右に向ける（13）。

(3)右肘を曲げ、右手の甲を背骨の上につける。肩甲骨の間に達するようにできるだけ上に挙げ、掌心は外に向け、指先は上に向ける。同時に左肘を曲げ、左手の掌心を後頭部の玉枕穴に軽く当て、指先は右に向く。両肘を後へ開いて、胸と肩を広げる。目は前方を見る（14）。

(4)左肘の肘先が誘導し、左腕と身体を上へ、右へとできるだけ伸展し、身体は動きに従って右に曲がり、左胸脇部と身体の左側が最大に伸展する。動作が最大限に達したら少し停める（15）。

(5)左肘の肘先が誘導し身体を上に伸展させ、元の真っ直ぐ立った姿勢に戻る（16）。

(6)両手の中指の指先が誘導し、両腕を上下に伸展し（17）、それから左右に伸展し「二」字勢になる（18）。最後に両腕を体側に戻す。目は前方を見る（19）。

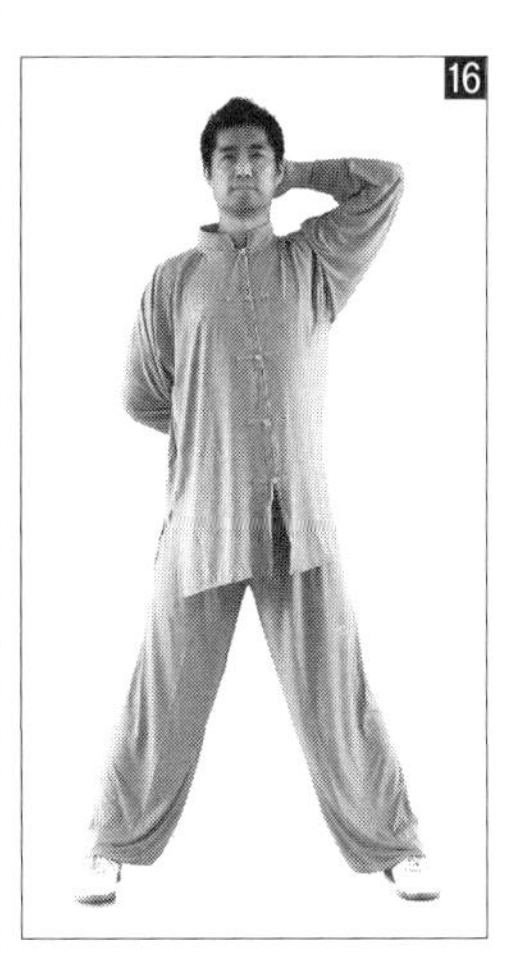
16

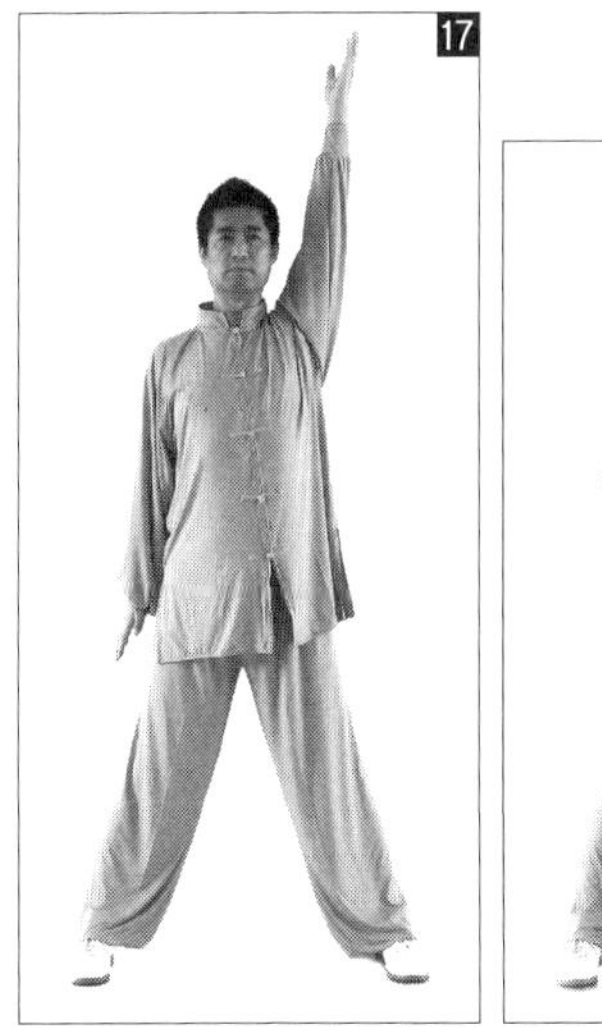
17

(7)このように左右胸脇部の伸展を三回繰り返し行い、元の正立の姿勢に戻す。

★動作のポイント

- 右手を背中に当てる位置は、まず低く、そして高くと、段々に動作の幅と難度を増していく。
- 両腕の伸展は、全て両手の中指の指先が誘導し、余分な力は使わずに充分に伸展させる。
- 身体を横に曲げる動作は、左肘の肘先が誘導する。
- 横に曲げたとき、身体全体ができるだけ同一垂直面上にあるようにし、その状態を保つ。

三　練功の要領

1　身体の側面の伸展、特に胸脇部が動作の要点です。ですから身体を左右に曲げるとき、できるだけ両肘を後ろに開いた状態を保ち、身体、顔は前方を向くようにし、

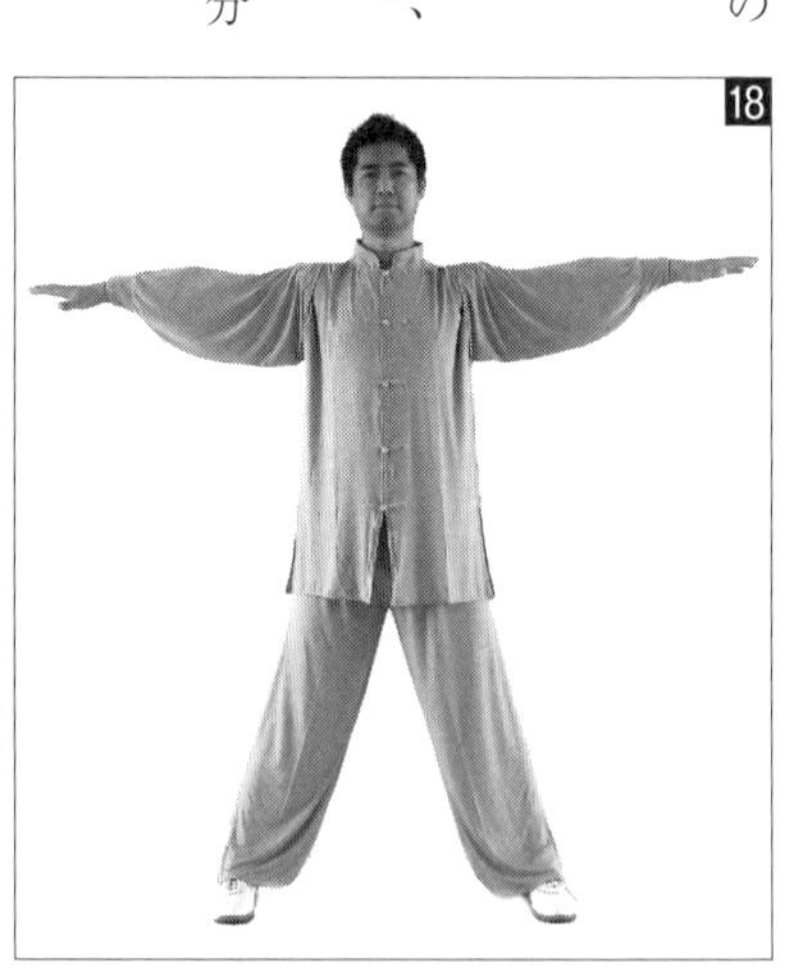
18

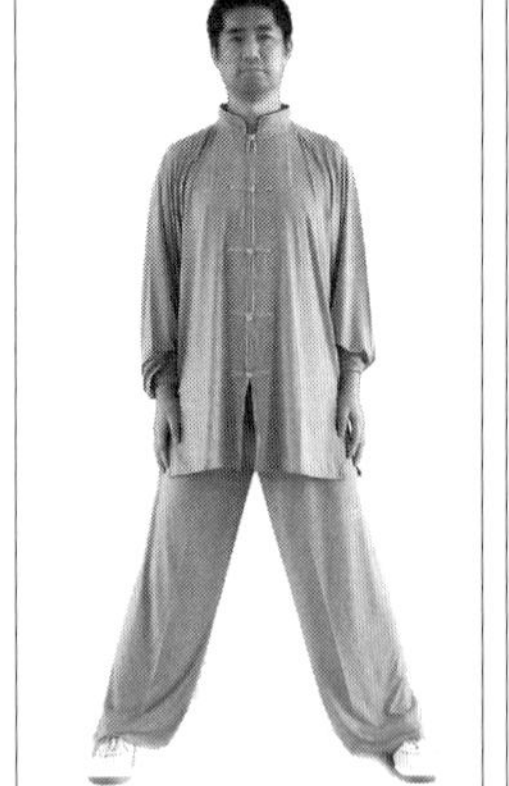
19

身体を前に傾けたり、頭を下げたりしてはいけません。それによって身体の側面と胸脇部を最大限に伸展させることができるのです。

2　日常の生活の中では、身体の側面や胸脇部を伸展したり、鍛錬したりする機会が少ないので、本式の動作を練習するとき、動作の幅と強度を把握するように注意しなければなりません。特に、最大に伸展して動作を少し停めたとき、話したり、咳などをしてはいけません。それは、胸脇痛などの偏差の発生を防ぐためです。

四　保健的効果

1　肝を疎通させ気を調え、肝を調え鬱結を解く

中医理論では、人体の両側や胸脇部は肝がつかさどると考えるので、ストレスが大きく憂鬱な気分の人は胸脇部の膨脹感や疼痛等が起こりがちです。よって日頃から脇肋式の練習を続けると、両脇の膨脹や疼痛等の症状を取り除くことができるだけでなく、さらに肝を疎通させ、鬱結を解き、気を調え、痛みを止める効果があります。

2　腰や身体のラインを美しくし、胸脇部を強健にする

人体の両脇部位は普段あまり鍛錬しないので、気滞や血瘀等になりやすく、同時に両脇は人体の弱

い部位なので、武術の戦いの中では、最も攻撃を受けやすい部位です。胸脇部をよく鍛錬することによって、強くし、腰、腹の贅肉を取り、ラインを美しくすることができます。

3　腰、胸脇部、肩肘部の様々な疾病の予防と治療

日常的な脇肋式の練習は、腰、胸脇、肩肘の様々な疾病の予防や治療に効果的です。例えば、胸部の不快感、胸痛、胸脇部の張りや疼痛、肩や背中の痛み、背中の冷え、背中のこわばり、腰痛、腰のこわばり、腰の冷え、腰が重い、足腰の弱り、下肢の疼痛、下肢の麻痺、腕の疼痛、腕の痙れん・拘縮、上肢挙上困難など。

五　保健のために使うツボ

1　労宮穴

労宮（ろうきゅう）穴は、手の厥陰心包絡経の滎（えい）穴です。労は仕事、宮は中央という意味です。よって掌心（手のほぼ中央）、第二第三中手指節関節の間の第三中手指節寄り、指を曲げて手を握って中指の指先が当たる所に取穴します。主に、意識不明、失神、熱中症、嘔吐、心臓の痛み、癲癇、痙れん、口内炎、口臭、手の伝染性皮膚疾患などを治療します。脇肋式の中では両手を交互に玉枕穴に当て、両肘を後ろに開き身体を横に曲げるので、厥陰心包絡経の流れをよくし、玉枕穴と労宮穴がこすられ、マッサー

ジされるので、労宮穴の開竅覚醒（意識を覚醒させる）、安神和胃（心を落ち着け、胃気を整える）、清心瀉火（心包に入った熱邪を清除する）の効果が得られます。

2 玉枕穴

玉枕穴は足の太陽膀胱経のツボで、後頭部、髪の生え際から正中を上に二・五寸そこから横に一・三寸離れた外後頭隆起上縁の凹陥部に取穴します。主に、頭痛、頸項痛、眼病、風邪による鼻づまりなどの治療に用います。

脇肋式の中では、片手を背中に着け、もう片手を玉枕穴に着け、身体を横に曲げます。すると手が玉枕をマッサージし、また労宮穴の気が玉枕に影響を与え、玉枕穴の昇清降濁の働きを促進させます。

3 大包穴

大包穴は足の太陰脾経に属し、脇の淵腋穴の下三寸に取穴します。このツボは陽明を巡り、肺に絡んで五臓を潤し、発揮されて脾と胰（膵臓）の二宮に用い、散精化気（精を散じ化生する）の働きをします。主に、全身の痛み、全身の関節の弛みの治療に用います。

脇肋式の中では、片手を背中に当てると、その手と同じ側の大包穴が閉まり、もう一方の玉枕穴に当てた手の側の大包穴は開きます。身体も大包穴の閉じた方に曲げられ、大包穴はさらに閉まり、開けた方はさらに開く。このようにして身体の左右を交代に曲げると、精気が臓腑に送られるのを助け、全身によい影響を与えます。

4　周栄穴

周栄穴は、足の太陰脾経のツボです。周とは、巡る、普遍、全部という意味であり、栄は、盛ん、栄えるという意味です。胸部外側、第二肋骨の間隙、正中線から六寸離れた所に取穴します。主に、咳、気逆、胸脇苦満（きょうきょうくまん）などの治療に用います。

脇肋式の中では、両手をそれぞれ背中と玉枕穴に分けて置き、同時に肘関節を後ろに開いて身体を横に曲げるので、身体の両側の大包穴を片側ずつ開けたり閉めたりするだけでなく、両側の周栄穴も片側ずつ開閉されるので、その結果、胸を広げて気を整え、精気を送って全身を滋養するという効果が得られるのです。

第七式　双角式

生命の「脊梁」を滋養する

一　中医の智慧

1　最高の風光は危険な峰にあり

最も美しい景色は、往々にして最も危険なところにあるものです。その美しさを見たければ、山を越え、川を渡り、苦難を乗り越える長い旅が必要かもしれません。旅の最後に美しい景色を前にして、その全貌を視野に入れたとき、それまでの様々な苦労は価値があったと納得することができます。

私は「導引」を説明するとき、導引とは屈伸鬆緊を行うことであるといいます。そして導引は、屈することと伸ばすこと、弛めることと緊張することの対比が明確であればあるほど、その効果もはっきりとわかります。太極拳の中の陰陽、動静、虚実、速い遅い、剛柔などの対比も、みなこれと同じことです。

双角式は、伸展功の中では難度、強度、動きの幅が最大のものです。では血圧が高い人、血管が硬化している人が行ってもよいか心配されるかもしれませんが、実は動作の順番や細かい点を把握して行えば、心配する必要がないだけでなく、かえって良い治療、保健的効果が得られるのです。

また、私たちが皆さんに教える標準の姿勢、動きは、個々人の身体の状況に合わせて調整して行い、自分の身体の「極限」に近づければよいのです。無理をしないことが原則であり、そのようにすれば最も有効で安全な練習方法です。

2　生命の「脊梁」を滋養する

脊柱は、生命の脊梁（せきりょう）であり、私たちの生命の全てを支えています。

脊柱は、二四個の椎骨（頸椎七個、胸椎一二個、腰椎五個）と、一個の仙骨、一個の尾骨からなり、関節と椎間板が連結して形作られています。脊柱の上は頭蓋骨、下は股関節、中間では肋骨に繋がり、胸郭、腹腔や骨盤の後壁を作っています。脊柱内部は上から下へと縦に一本の脊柱管があり、その中に脊髄が収まっています。

脊柱は人体の中軸の骨格であり、身体の支柱であり、重さがかかり、振動を弱め、内臓、脊髄などを守る働きをしています。それ以外にも、脊柱はよく動く運動機能があります。

重なり合った椎骨間の運動範囲は小さいですが、たくさんの椎骨が連動すると、比較的大きな運動を行うことができます。その運動形態は、屈伸、横に曲げる、回す、円を画くなどです。

脊柱には頸椎、胸椎、腰椎、仙骨の四つの生理的な曲線があります。その中で頸椎、腰椎の曲線は前に凸の状態であり、胸椎、仙椎の曲線は後ろに凸の状態であり、このことが、脊柱が振動を減少したり、比較的大きな屈伸を行うことを可能にしているのです。

以上をまとめると、脊柱は「堅硬（固くて丈夫）」で、保護や支える働きを持たなければならないと同時に、「柔靭（強くしなやか）」さが必要で、それによって弾力があり、振動を弱め、よく動くことを保てるのです。

伝統功法の中では、たくさんの脊柱の練習方法があります。この伸展功の中だけでも、最初から最後まで、ほとんど脊柱をめぐって様々な練習が行われています。

3 健康な「双角」

身体の後ろで手の十指を組み、両腕を真っ直ぐにして上にもち上げると、腕と胴体部に夾角ができます。続けて、身体を前屈しながら両足を真っ直ぐな状態に保てば、上体と両足の間にも夾角ができます。伸展功の「双角式」の双角とは、この二つの夾角のことです。鍛錬や健康という観点からいえば、両腕と胴体部で作られる角度は大きければ大きいほどよく、上体と両足で作られる角度は小さければ小さいほどよいのです。健康状態がこの「双角」に現れるということもできるでしょう。

腕と胴体部の夾角の大小は、頸椎、胸椎、肩関節、肩甲骨などのしなやかさや動きの良さを表しています。上体と両足の夾角の大小は、両足と脊柱全体のしなやかさや動きの良さを表しています。当然この二つの角の意味はそれだけにとどまらず、関節、筋肉、脊柱などの伸展、牽引によって、内臓や呼吸にも大変良い刺激を与えています。

4 めまいで目の前が真っ暗になるのを防ぐ方法

めまいで目の前が真っ暗になるというのは、よくある症状で、さまざまな状況でこのようなことが起こりえます。例えば、高血圧、低血圧、頸椎病、貧血などのある人や、健康な人であっても、急に立ち上がったりしゃがんだりしたときに、よく起こる現象です。年配者や身体が虚弱な人にとってはとても危険なことで、転んでしまうこともあります。

ここで、みなさんに簡単で効果的な予防方法を紹介しましょう。立ち上がったり、しゃがんだりする前に、両腕を胸の前で抱き合わせ両肩を上げ、首を身体の中に入れるようにして緊張させます。とても寒いときに自然にする姿勢です。この姿勢を作ってから立ち上がったりしゃがんだりすると、めまいで目の前が真っ暗になるという現象は起こりません。私は、この方法を、多くの人に教え、すべての人に有効でした。この動作は簡単ですが、格好はよくありません。でも、なぜこのような不思議な効果があるのでしょうか。

「導引」のもつ意味や要領、効果を注意深く研究し体感すると、この答えはすぐに理解できます。峨眉荘、易筋経、六字訣などの多くの功法の中にも蔵頭縮項や含肩縮項（がんけんしゅくこう）（肩胛骨を寄せ、肩をやや上げ、首を縮める）があり、これらもその応用なのです。このような動作によって、気血の流れを誘導したりコントロールしたりすることができるのです。

二　動作の分解練習

1　抬臂塌腰（たいひとうよう）（腕を上げ腰を弛めて落とす）

(1)両足を肩幅より少し広く開いて、放鬆して静かに立つ（1）。

(2)身体の後ろで両手の十指を組み、両腕を真っすぐ伸ばし、両手をできるだけ高く上げることによって肩と胸を開く（2 3）。

(3)腰を入れ、胸を張る。同時に頭を後ろにそらし、尾閭をもち上げるようにし、背中を弓のような形にして、少し停める（4 5）。

★動作のポイント

・この動作は両足を開いて、しっかりと立って行わなければならない。両手の十指を身体の後ろで組み、腕を伸ばして両手をできるだけ上に挙げると、胸は自然に広がる。このとき、肩甲骨に強い刺激が加わるのを感じる。指圧

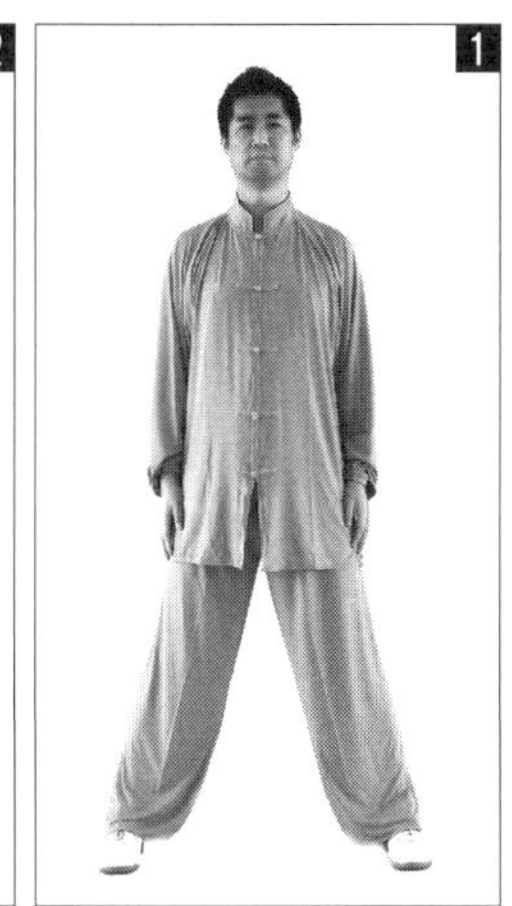

や按摩に近い作用があり、たいへん気持ちが良い。

・動作は決められた順番どおりに行う。

2　下蹲前俯（かそんぜんふ）（腰を落とし、前に俯（うつむ）く）

(1)両膝を曲げ、大腿が水平に近づくように腰を落とす。腕と頭、尾閭はそのままの状態にし、動かさない（6 7）。

(2)両脚、両腕は動かさず、できるだけ頭を低くして、うなじ、背中を伸ばす。

同時に命門を後ろに張り出し、尾閭を前に向け、腰と背中を伸ばし、身体をできるだけ内に入れ、脊柱全体と背中を伸ばす（8 9）。

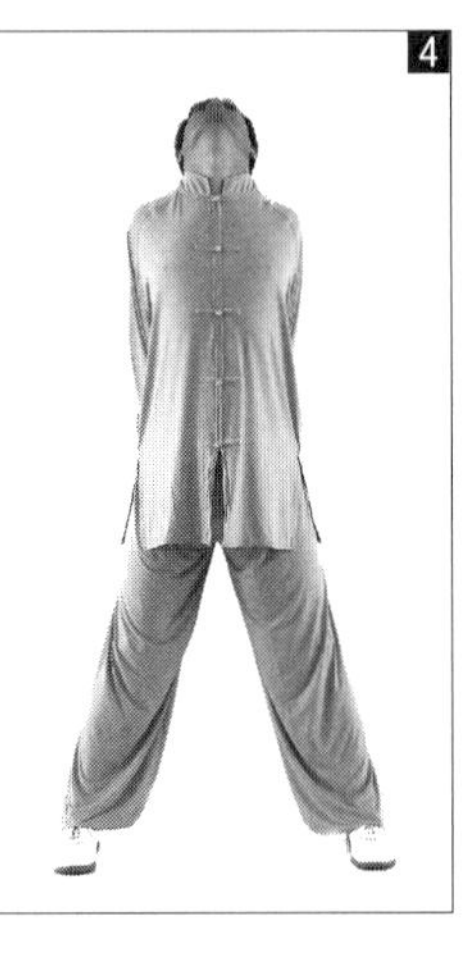

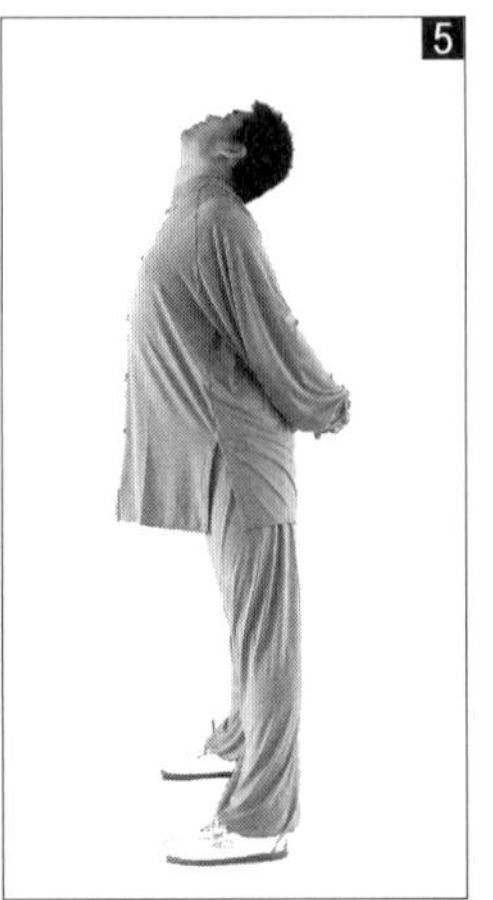

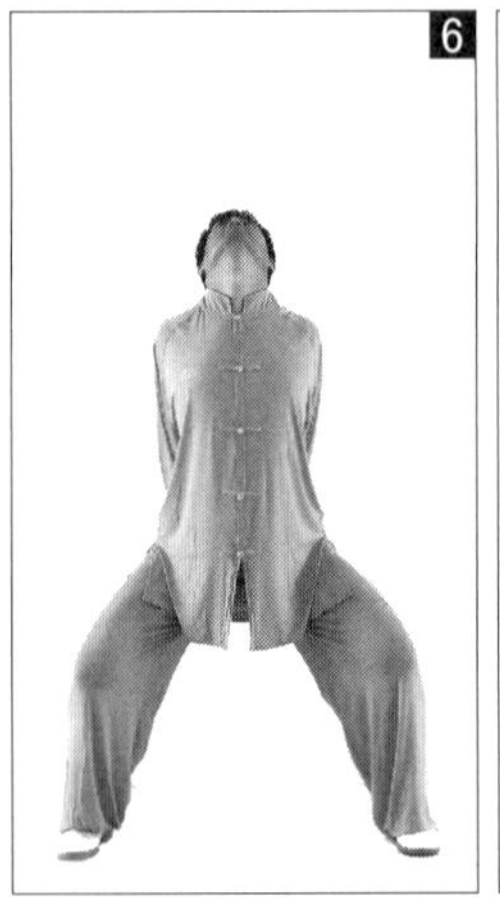

★動作のポイント

- まず腰を落としてから、脊柱と背中を伸ばす。
- 頸部はできるだけ前屈し、首を緊張状態にさせることによって、気血の流れをコントロールし、遅くすることができる。これは、次に続く動作のための準備であり、頭に血液が行きすぎて、めまいや、目の前が真っ暗になる等が起こるのを防いでいる。

3　双角成形（そうかくせいけい）（二つの角を作る）

(1)両脚をゆっくり伸ばし、身体のその他の部位の姿勢は、できるだけ元の状態を保つ。両脚を真っすぐ伸ばし、頭と身体をまるめるように、頭を膝、股の方に入れる。両腕は前へ、下へと伸ばす。このとき胴体と両脚の間、両腕と胴体の間が作る二つの角度から「双角式」という。その状態で、少し停める（10 11）。

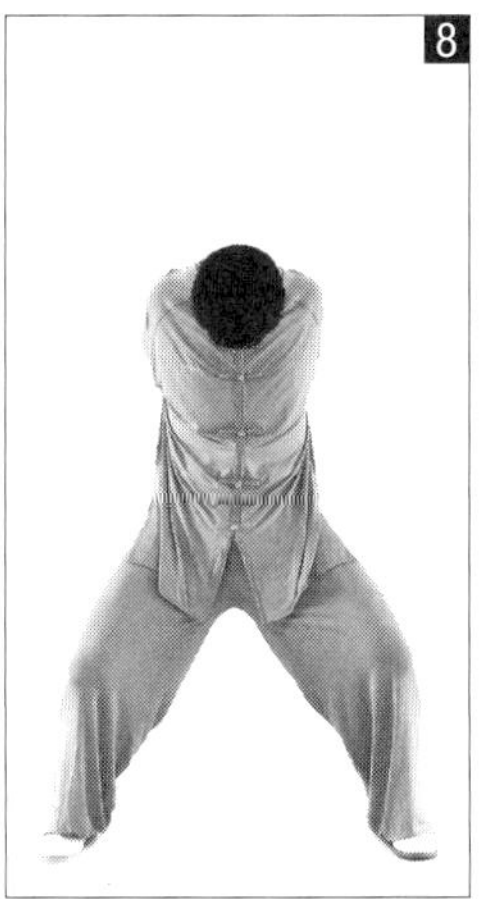
8

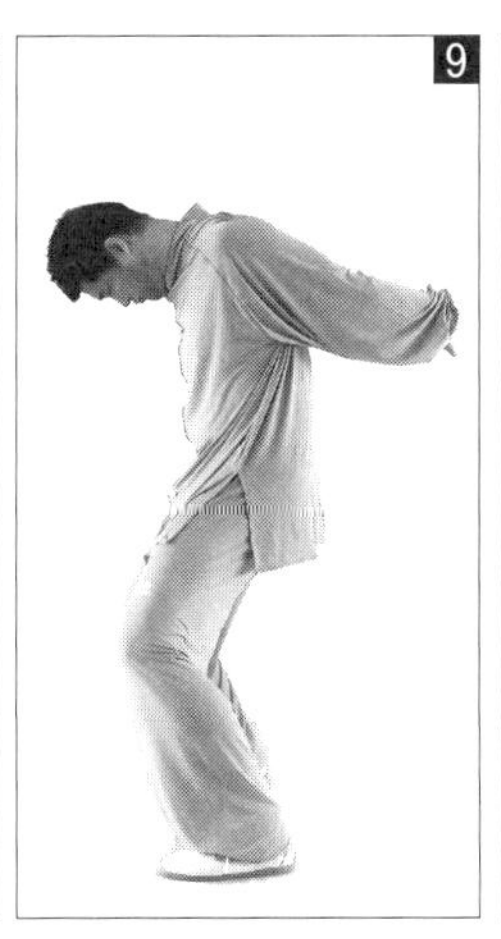
9

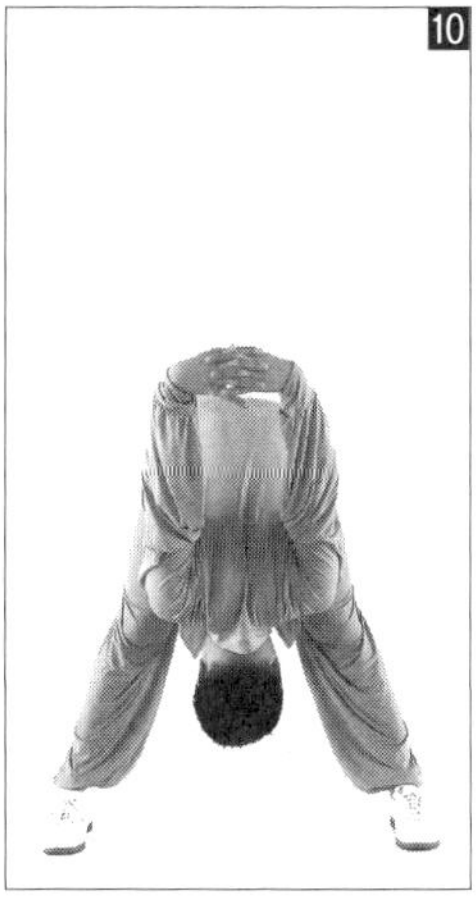

10

★動作のポイント

・頭部はできるだけ膝、股の方に引き入れ、首を「緊張」状態にさせる。これによって頭部に血液が行き過ぎて起こるめまいや、目の前が真っ暗になる等の現象が起こらないようにする。

・腕と胴体の間の角度は大きい程よい。

・身体と両脚の間の角度は小さい程よい。

4　頭身後仰（とうしんこうぎょう）（頭と体を仰向けする）

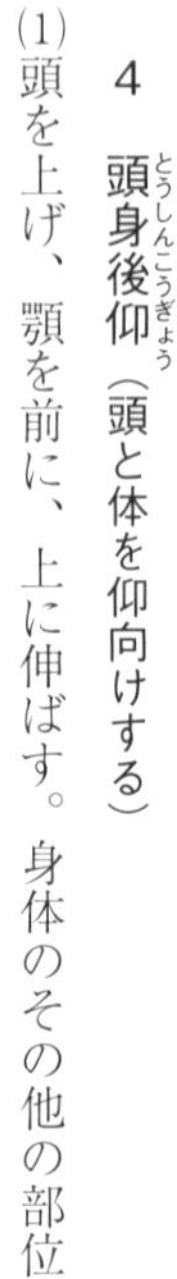

(1)頭を上げ、顎を前に、上に伸ばす。身体のその他の部位の姿勢は変えない（12 13）。

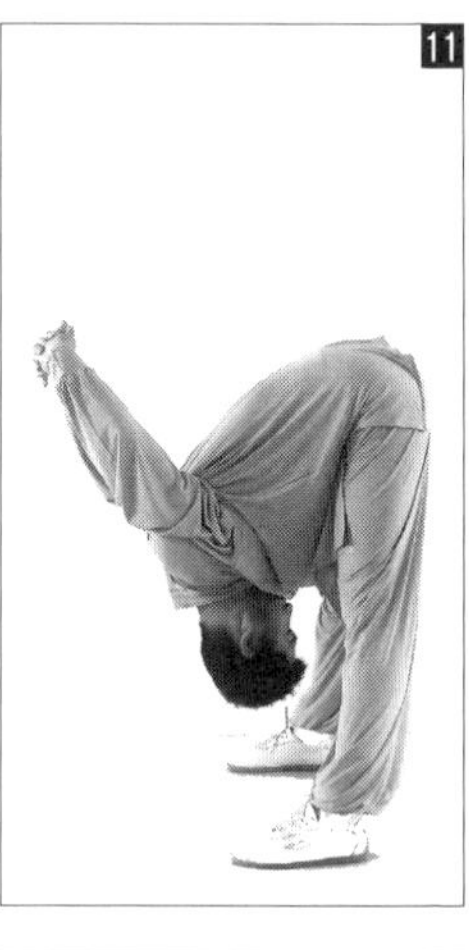

11

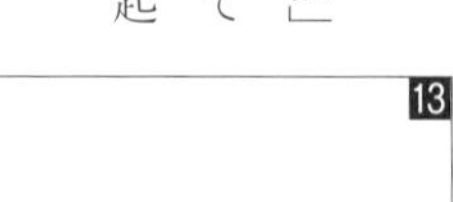

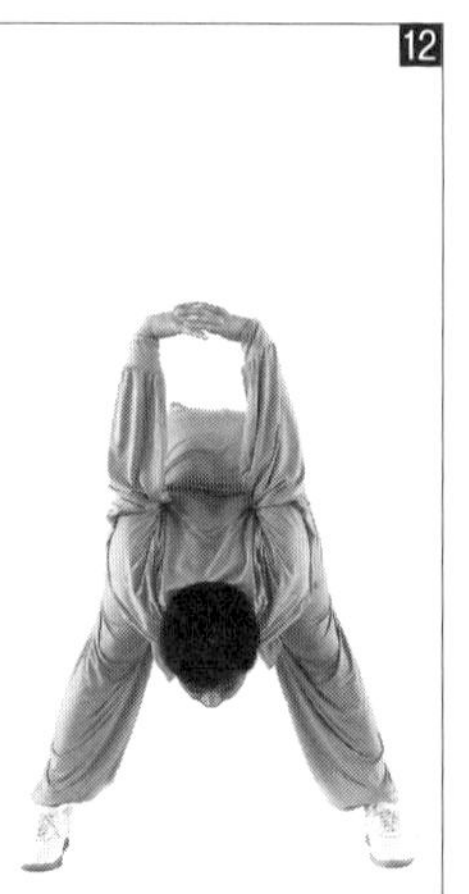

12

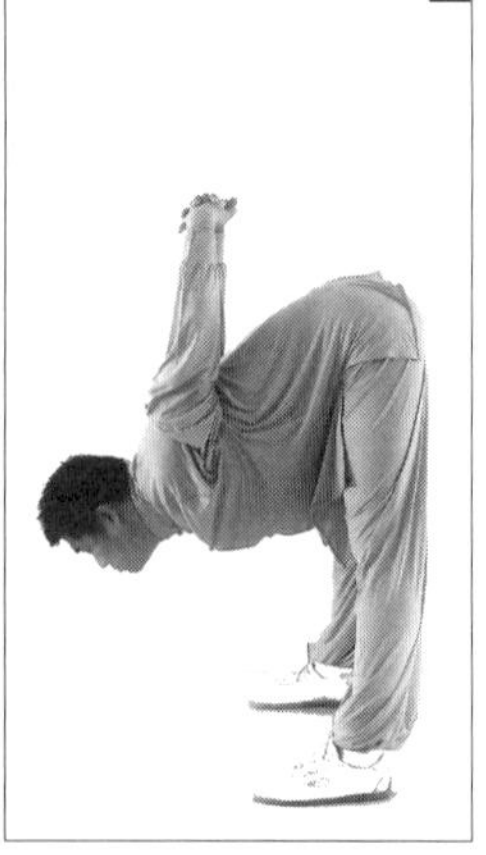

13

14

(2)顎を続けてさらに前へ、上へ伸ばすことによって胴体も前へ、上へと伸展し、身体が立ち上がる(14 15)。

(3)身体はさらに上へ、後ろへ伸展し、両腕は自然に下に引く。こうすることによって胸腹部と身体の前面を充分に伸展させる(16 17)。

(4)頭と身体を真っすぐ戻し、両手を弛めて放し、元の状態に戻る。全身を放鬆し目は前方を見る(18 19 20)。

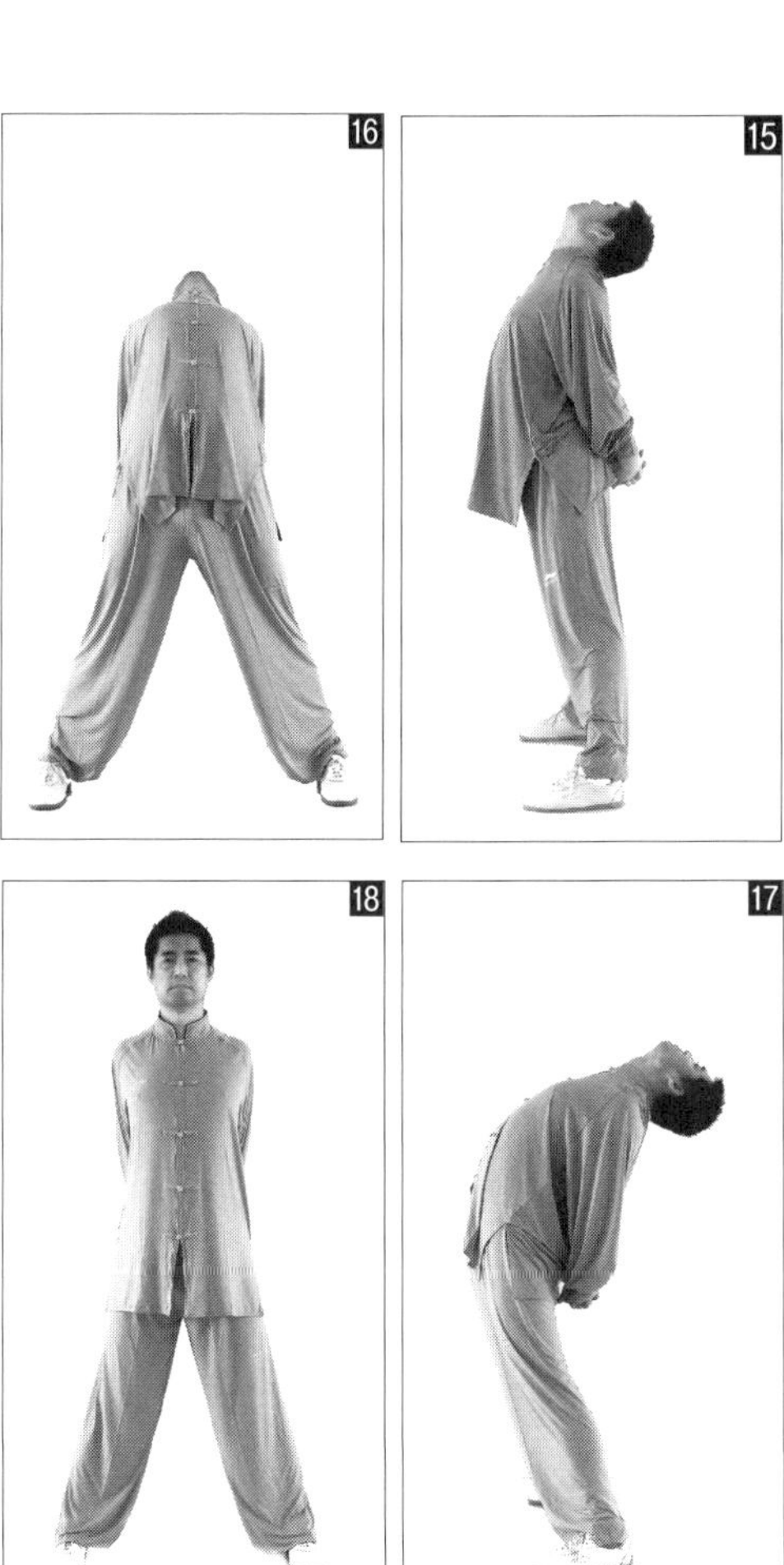

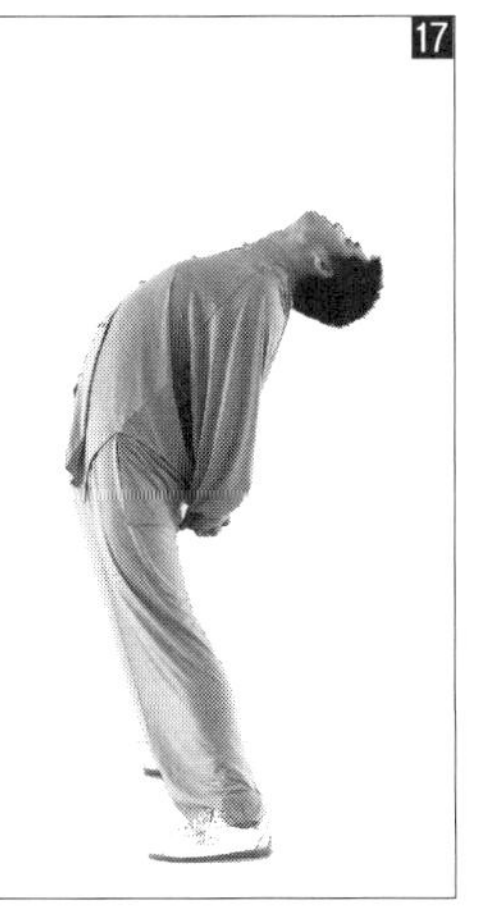

★動作のポイント

・一連の動きは、すべて顎が全身の動きを誘導する。

・身体を起こす前に、まず頭を上げて首を「緊張」させる。この動作により、頭部の気血の流れをコントロールし、頭を上げ直立したときに頭部の血流が速く下降しすぎ、急な血液や酸素の不足によるめまいや目の前が真っ暗になる現象を防ぐことができる。

・身体を真っすぐに起こしてから、状態がよく、めまいや目の前が真っ暗になるようなことがなければ、さらに後ろへ伸展する。身体を起こしてから少し停まって、状態が良くなるのを待って、再び後ろへ伸展の動作を続けてもよい。

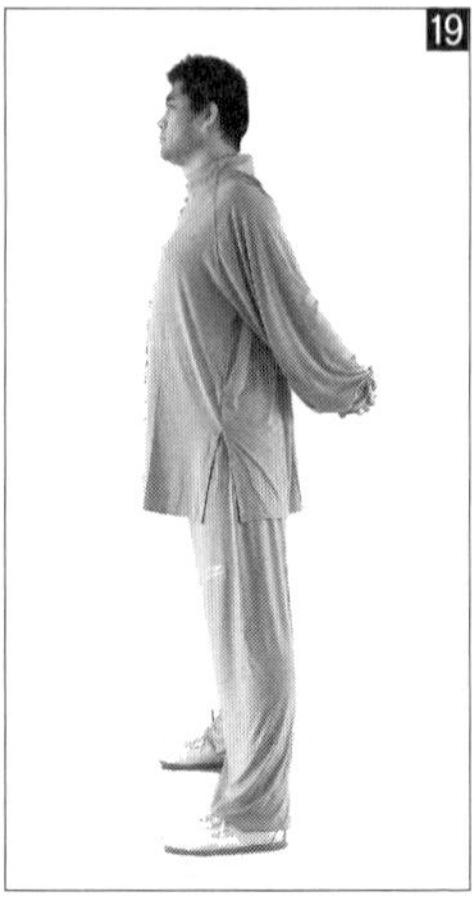

19

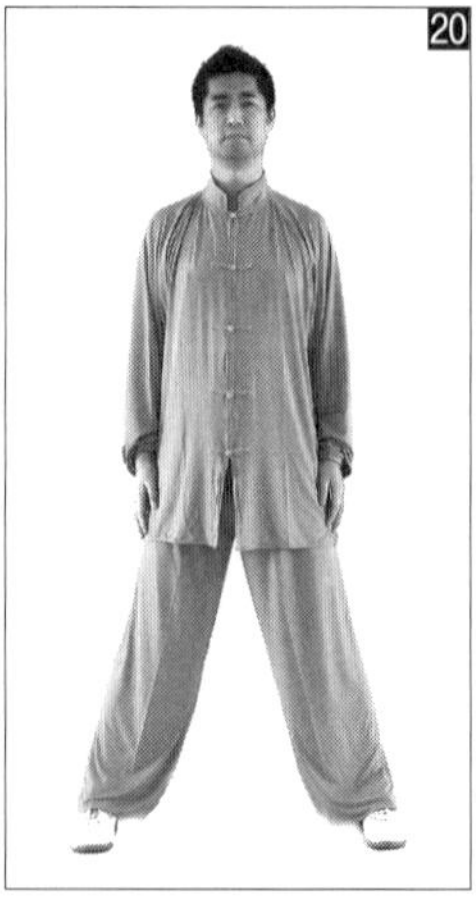

20

三　練功の要領

1　順番に基づいて、順を追って行うことによって、この動作の練習の要点を把握することができます。

全体の動作は八段階に分けて練習することができ、一つの動作を行うとき、身体の他の部位を動かしてはなりません。八段階は以下のとおりです。

①両手を身体の後ろで組み、両腕をできるだけ上に挙げる。

②頭と尾閭を後ろへ伸展させ、この二点を近づけようと意識する。

③膝を曲げ、腰を落とす。

④頭と尾閭を前に伸展させ、この二点を近づけようと意識する。

⑤両脚をゆっくり伸ばす。頭は両脚、両膝の間に向かって自然に「探（乗りだすように近づける）」する。

⑥頭をできるだけ前上方へと上げる。

⑦頭が誘導して身体を前へ、上へ、後ろへとできるだけ伸展させる。

⑧頭、身体を真っ直ぐにして、元の状態に戻す。

この八段階の動作の違いが明確であるほど、練習の効果は上がります。段階の違いが明確であると、屈伸の対比が明らかになり、それによって、導引の効果もよりはっきりするのです。

2　分解練習の方法をよく把握することは、不適切な練習や、強度が大きすぎて起こるめまい、目の前が真っ暗になる、ひどいときには気を失って倒れる等といった現象を防ぐのに役立ちます。

3　頭部をできるだけ俯けたり仰向けたりすると、気血の流れの速度や量をコントロールすることができます。これは典型的な身体を通して行う「導引」であり、体内の気血の流れをコントロールする動作です。よって細かく体感し、真面目に練習する必要があります。

4　双角式は、伸展功の中で、難度が最も高い動作の一つです。練功者は自分の身体の状態に合わせて強度を調整することが必要です。

四　保健的効果

1　脊柱を伸ばし、身体のラインを美しくする

双角式は、脊柱と身体の前面、後面、さらに全身に対して良い伸展作用があり、強靱さをもった柔軟性、協調性を高め、腰、臀部と大腿部の筋肉を引き締め、身体のラインを美しくする効果があります。

2　陰陽の経脈を調える

人体の胸腹部および前面は陰に属し、腰背部および後面は陽に属します。双角式による全身の陰陽の経脈の伸展は、気脈の流れを促進し、胸腹部、腰背部の臓腑の兪穴を刺激して、良い効果をもたらします。

3　腰背部、胸腹部、四肢の様々な疾病の予防と治療をする

特に背中の痛み、背中のこわばり、脊椎の痛み、背中の緊張からくるだるさ、肩の痛み、上肢挙上困難、下肢の痛み、下肢のしびれ、腰痛、腰のだるさ、腰の冷え、腰が重い感覚、足腰の弱り等に対して良好な予防治療効果があります。

五　保健のために使うツボ

1　華佗夾脊

華佗夾脊（かだきょうせき）は督脈と足の太陽膀胱経の横を通っており、五臓六腑とも関連する部位です。そのツボは、頸椎、胸椎、腰椎、仙椎の棘突起（きょくとっき）から横に〇・三〜一寸に位置し、主に臓腑の疾病の治療に用います。

双角式の中の、両手を後ろで組んで腕を伸ばす、頭を低くして前屈して「探」する、頭を上げて身体を後ろにそらし胸を出すなどの動きが、督脈と足の太陽膀胱経を広げたり伸ばしたり、押えたりして刺激を与え、華佗夾脊を牽引、按摩などで調整し、臓腑の気血のバランスをとる効果が得られます。

2　臓腑兪穴

兪穴（ゆけつ）とは足の太陽膀胱経に属するもので、背中、腰、仙骨部にある心兪、膈兪、肝兪、胃兪、腎兪、小腸兪など臓腑の気が注ぐ部位です。脊柱の両側、膀胱経の経絡上にあるので、臓腑と密接な関係があり主に臓腑の疾病の治療に用います。

双角式の中の両手を後ろで組んで腕を伸ばす、頭を低くして前屈して「探」し、頭を上げて身体を後ろにそらし腹を出すなどの動きが、足の太陽膀胱経をほぐしたり押えたりし、膀胱経の兪穴を調整する刺激となり、臓腑の気血を整える効果をもたらします。

3　任脈

任脈は、奇経八脈の一つです。督脈、衝脈と同じ「会陰」から始まるので、これを「一源三岐」と呼びます。会陰から始まり、胸腹部の正中を通り、承漿穴で終わります。任脈は全身の陰経をつかさどり、「陰脈の海」で、手の三陰経、足の三陰経の気血に対して調整作用をもちます。双角式の中の両手を後ろで組んで腕を伸ばす、顔を上げて胸を出すや、頭を上げて身体を後ろにそらし腹を出す、頭を低くして前屈して「探」するなどの動きが、任脈を牽引し、マッサージし、任脈が陰経の気血を調整する働きを強めることになります。

4　督脈

督脈も奇経八脈の一つです。同じように「会陰」から始まり、身体の後ろの尾骶骨部の長強穴を通り、脊柱を上って風府穴に至り、脳内を上昇し百会穴に至ります。その後、額を下降し鼻先を経て人中穴を過ぎて口中の齦交穴に至ります。督脈は全身の陽経をつかさどり、「陽脈の海」で、主に手足の三陽経の気血を導き、温め補い収斂する働きを促します。

双角式の中の頭を低くして前屈して「探」する動きは、督脈を広げて流れをよくする作用があり、頭を上げて身体を後ろにそらし腹を出す動きは、背骨に沿って流れる督脈を圧する刺激となります。このような脊柱への牽引やマッサージは、督脈を調整し、督脈の陽気が増強されます。

第八式　腰胯式

生命の「轆轤」を回す

一　中医の智慧

1　老化防止は、足腰から始める

伸展功は、この「腰胯式」から第三段階の足腰の練習に入ります。

中医学や気功の理論では、人体の下肢は血や骨が主であると考えます。血は肝が蔵（おさ）めており、骨は腎がつかさどります。よって、下肢の機能は、肝、腎の機能の状態を直接反映していることになります。人の老化は、多くは肝、腎の老化から始まるので、足腰の老化現象が最も多く、最も早く現れるのです。よくいわれる「老いはまず脚に現れ、歩行が難しくなれば手に杖を添える」という言葉のとおりです。

肝は血を蔵し、筋をつかさどり、腎は骨と力をつかさどることに基づいて、下肢の練習は、主に二つの方面で行います。

①しなやかさの練習、伸筋抜骨（しんきんばっこつ）によって肝を養う。

②力強さの練習、足腰を強健にして、腎を補う。
このようにまさしく足腰の老化の現象は、一つは足腰が硬くなり動きが悪くなる、もう一つは足腰が弱くなり力が無くなることにあります。

峨眉派では、「虎歩功」という功法があります。この功法は足腰を鍛錬し、肝腎の気を滋養し補うので、肝腎の陰虚による高血圧、糖尿病、頭痛、ドライアイ、かすみ目、不眠、耳鳴り、難聴、寝汗、遺精、膝のだるさ、足腰の痛み、関節痛、勃起障害、月経不順、五色帯下などの治療に対して有効です。その原理はこの肝腎についての考え方からきています。

2　生命の「轆轤」を回す

「轆轤」は、古代の吸水設備であり、井戸水を汲む起重装置です。井戸の上に井桁を組み、そこに手回しの滑車をつけ、滑車には縄を掛け、縄の端に水桶を括りつけます。この水桶を上げたり降ろしたりして井戸水を汲むのです。

人の腰も胴体と下肢を繋いでおり、人体の重力は腰を通って足に伝わり、足腰の力もまた腰を通って全身に伝わります。よって腰は身体の「轆轤」のようなものです。

丹道医家と内丹学などの理論の観点では、腰は、「周天搬運」する気脈が通る背部の第二の「関（所）」です。この関の名前が「轆轤関」です。背部腰の脊柱の両側にあり、命門穴（第二腰椎棘突起の下部、督脈の経穴）、腎兪穴（命門から横に一・五寸、足の太陽膀胱経、左右に各一つ）、志室穴（腎兪穴から横に一・

五寸、足の太陽膀胱経、左右に各一つ）、懸枢穴（第一腰椎の棘突起下部、督脈の経穴）の六つのツボで構成される三角形の範囲をいいます。

膀胱は後天の水を管理しており、腎は先天の水をつかさどっています。この二者は表裏の関係にあり、膀胱経と腎経は「轆轤関」に集まり、先天、後天の水が交わりまた分離する場所でもあります。「轆轤関」は練功、導引、養生の重要な部位なのです。峨眉丹医訣に、次のような言葉があります。

腎兪双穴難復難　轆轤夾脊隘双関
誤教里支真気破　不死癲狂也久纏

轆轤夾脊は関のように狭いので、よく腰を回していると、特に腰胯式の方法で回せば、「生命の轆轤」を回していることになります。長く続けていると、その良さを実感できるようになり、治病、養生、保健、長寿などの効果が、知らず知らずのうちに得られるのです。

3　両手を腰に置く秘密

伸展功の中の頸項式、腰胯式、峨眉派の足腰や肝腎に対する功法である虎歩功などは、両手の親指を腰の命門から左右の志室までの間に置き、腰の動きを借りて、親指が押している部位に強い刺激を与えます。これらの功法で両手を腰に置くのは、一般に腰に手を置くのとは違い、特別な意味と効果があるからです。

命門穴と志室穴の間は、気功でいう「轆轤関」であり、この部位を指圧して刺激することによって、腰を強くし、足を健やかにし、腎を補う効果があり、さらには心腎相交、水火既済といった興味深い効果をもたらすことがわかっています。

中国の推拿、特に内功推拿では、腰の轆轤関はマッサージでは必ず用いる部位です。気を昇らせるときも降ろすときも、この部位を用い、背中腰の疾病でも、足腰の疾病でもこの轆轤関を揉んだり指圧することによって、治療効果が現れるのです。もし推拿の医師が自分の気を労宮穴に集中することができ、熱くなった手で、患者の轆轤関を「熨湯（アイロンをあてるように温める）」することができれば、命門や腎陽を温ため補う素晴らしい治療をすることができます。また、経験のある医師は、轆轤関を押えられたときの患者自身の感覚や反応を、ある種の難病の補助診断方法として用いています。

二　動作の分解練習

1　叉腰点穴（腰のツボを圧す）

(1)両足を肩幅に開き、放鬆して静かに立つ（1）。

(2)両手を腰に当て、四指はそろえて前に向け、小指は上前

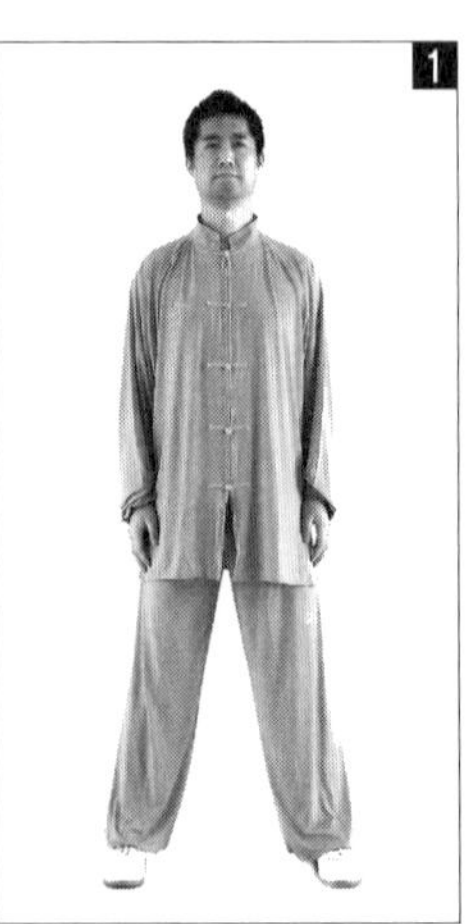

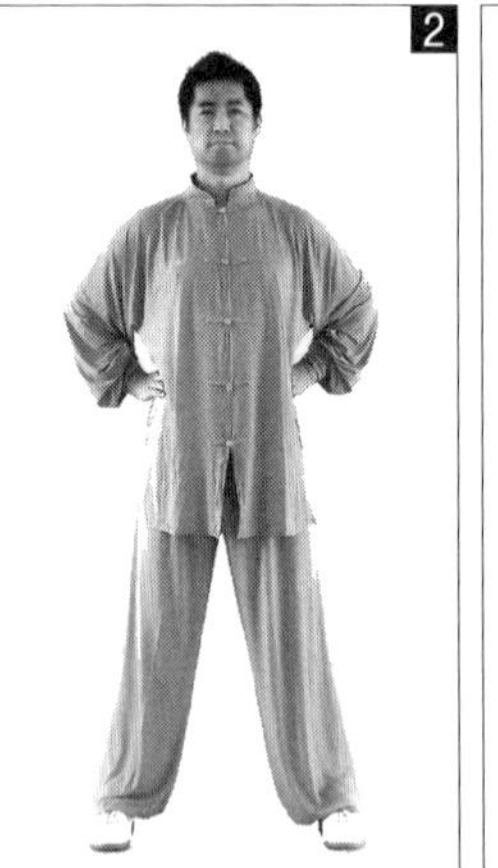

腸骨棘（前から骨盤を見た場合に一番高い位置にくる少し出っ張っている腸骨の一部）の上に平らに置き、親指は後ろに、左右の親指の指先が腰の正中で接するようにする。

(3)親指を腰に沿って水平に両側へ押しながら腰眼（轆轤関の辺り）まで移動する。このとき、人差指は章門穴に軽く当てる（2）。

★動作のポイント

・親指と人差指は平らにして、親指で腰眼を押すとき、人差指の位置は章門穴のところに当てる。

・腰眼の位置はあまりこだわらなくてよい。命門穴から両側の志室穴の間であれば、任意の一点でよく、押されたいと思う点を探せば、そこが最も良い指圧点である。

2　転動腰胯（腰胯を回す）

(1)腰を前→左→後ろ→右→前と三周回す（3）。その後ゆっくりと正面に戻す（4）。

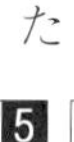

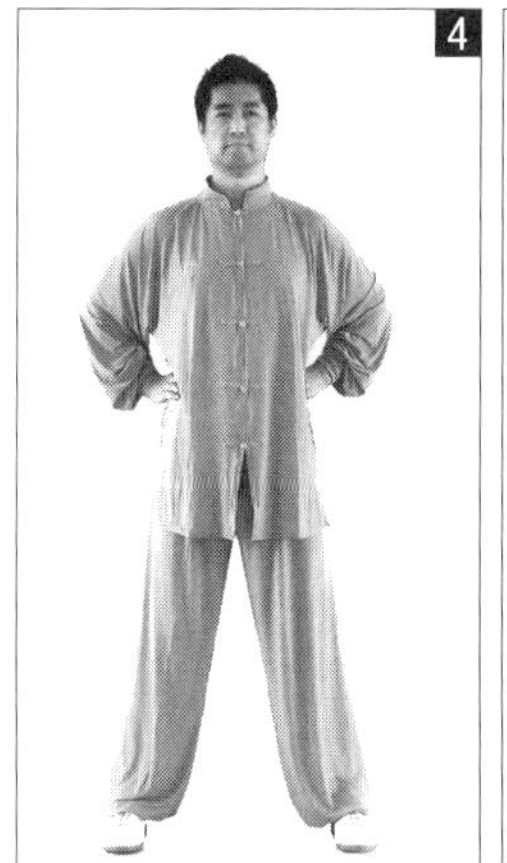

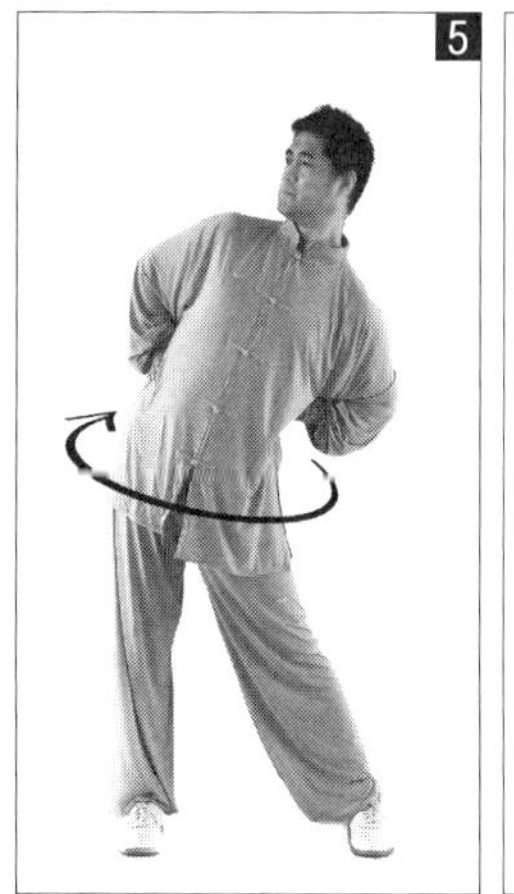

(2) 腰を前→右→後ろ→左→前と三周回す（5）。その後ゆっくりと正面に戻す（6）。

(3) 両手を弛めて開き、両腕は体側に戻す。目は前方を見る。放鬆して静かに立つ（7）。

★動作のポイント

- 回すとき、腰を回すのと親指で押す力を借りて、「腰眼」に比較的強い刺激を与える。
- 回す動きは大きいほどよく、速度はゆっくりであるほどよい。
- 回し終わって、両手を体側に戻した後、少しの間静かに立ち、腰の部分が次第に放鬆する感覚を味わう。

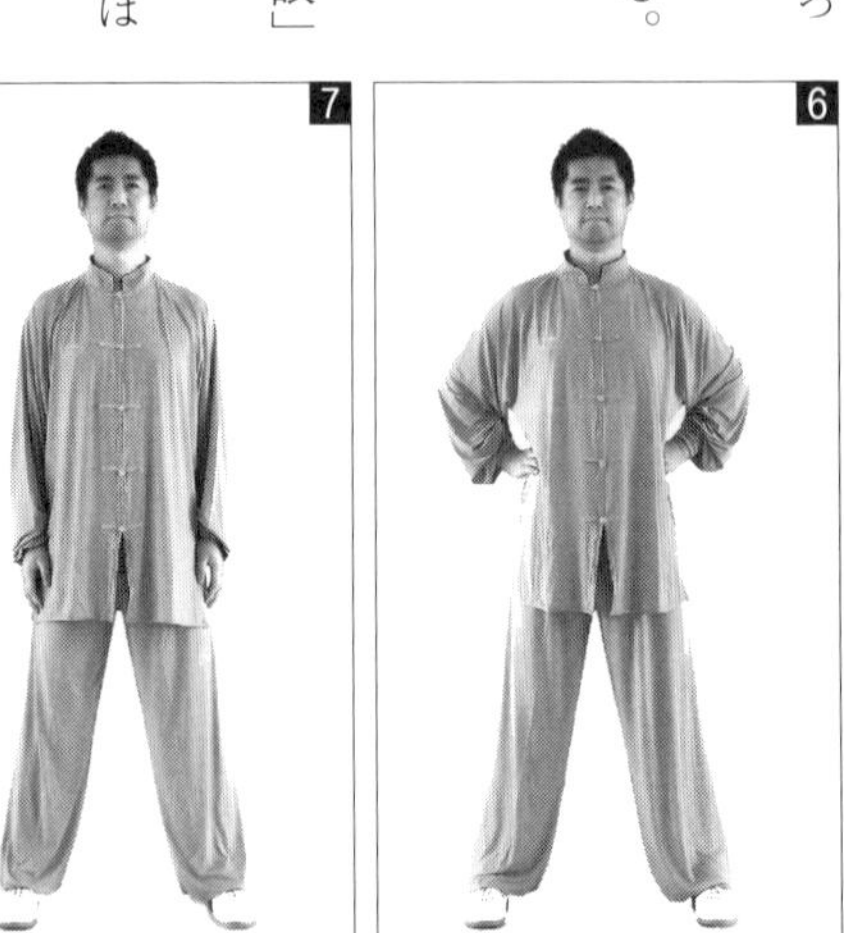

三　練功の要領

1　腰胯式は、一見簡単そうで、誰もが練習できるように思えるが、実はほとんどの人は「腰眼の指圧」に非常に微妙な効果が隠されていることを知りません。練功者は、そこを注意深く体感する必要があります。その作用やメカニズムについては、関連する記述を参照してください。

2 腰を回すとき、両足の位置は固定して動かさないようにします。

四 保健的効果

1 滋陰潜陽、補腎養肝（陽をたくわえながら陰を養い、肝を養い腎を補う）

「腰眼」を、道家では「轆轤関」、「夾脊関」といい、内景功夫の修練の重要な部位であり、腎がつかさどります。章門穴は、足の厥陰肝経に属し、脾の募穴で、足の厥陰肝経と帯脈が交わる「珮章(はい)」の門（注）に関係した大事な位置であり、同時に煉気導引の要穴でもあります。腰胯式は、親指と人差指と、腰を回す動きを通して、この腎に関わる「腰眼」と肝に関わる「章門穴」の二つのポイントに対して良い刺激を与えます。その結果、滋陰潜陽（陽を鎮め陰を養う）、養肝補腎（肝を養い腎を補う）の作用が生じるのです。陰虚陽亢(いんきょようこう)、肝腎両虚(かんじんりょうきょ)の症候、例えば頭痛、めまい、不眠、目のかすみ、耳鳴り、難聴、寝汗、遺精、腰膝のだるさと脱力感、足腰の痛み、勃起障害、月経不調、五色帯下（おりものが五色、赤・白・黄・青・黒色を帯びる）、高血圧、糖尿病など多くの種類の疾病や高齢により体力が衰えている人に対しても良い予防治療効果が得られます。

2 舒筋活絡（じょきんかつらく）、足腰を強くする

普段から腰胯式を練習していると、足腰を強くし、筋肉や関節のこわばりをゆるめ、気血の流れをスムーズにする効果が得られます。腰椎の疾病、足腰の痛みやしびれ、腰がだるくて重い、足腰の無力感、腰のこわばり、腰の冷えなどの症状にも良い効果があります。

五　保健のために使うツボ

1 命門穴

命門穴は、腰にあり、身体の後ろの正中線上、第二腰椎の棘突起の下凹陥部、第二腰椎と、第三腰椎の間に取穴します。命門穴は、「奇経八脈」の「督脈」の要穴であり、人体の「元気の根」、「十二経脈の海」でもあり、生命にとっても重要な門戸であるため、命門と呼ぶのです。命門は、「行気導引」の「降気」、「開気」で、重要な役割を担っています。

主に、気血の低下による腰痛、強直性脊椎炎、夜尿症、頻尿、下痢、遺精、白濁（淋病）、勃起障害、早漏、赤白帯下、反復流産、五労七傷、めまい、耳鳴り、癲癇、パニック障害、手足の冷えなどの症状の治療に用います。

腰胯式で、腰、胯関節をゆっくり順逆両方向に回すことによって腰椎が動き、第二第三腰椎の間の命門穴が刺激されます。すると命門穴の機能が強化され、生命活力も高まります。

2　腎兪穴

第二腰椎の棘突起の下（督脈の命門穴）から横に一・五寸に取穴します。足の太陽膀胱経に属し、中医学の五臓の腎臓の気が注ぐ背中の体表の重要なツボです。腎は、人体にとって非常に重要な器官なので、腎兪穴も大変重要です。また腎兪穴は、導引行気、推拿の点穴、鍼灸でもよく用いるツボでもあります。

主に、腎虚の諸症状、五労七傷、夜尿症、遺精、勃起障害、月経不順、帯下、水腫、耳鳴り、淋病、腰痛、腰背痛（風寒湿が侵入し気血の流れを阻害したことによる）などの治療に用います。

腰胯式の中では、両手を腰に置き、親指で左右の腎兪穴を指圧し、腰をゆっくり回すことによって、親指が腎兪穴を軽く揉むので、腰や腎を強くし、元気を育て補う効果が期待できます。

3　志室穴

志室は、足の太陽膀胱経に属します。志は、腎に蔵した神であり、室は、家、部屋という意味なので、志室とは、腎が志を蔵めた場所なのです。腰の第二腰椎の棘突起の下から左右に三寸離れた、すなわち腎兪穴からさらに横に一・五寸離れた所に取穴します。主に、遺精、勃起障害、陰嚢湿疹、夜尿症、小便不利、水腫、月経不順、腰痛などの治療に用います。

腰胯式の中では、両手を腰に置き、親指の腹で志室穴を押え、腰をゆっくり回すことによって、親指の腹が志室穴を揉むので、滋陰補腎（腎陰を補う）、清利下焦湿熱（下焦の湿熱をとる）の効果が得られます。

4　章門穴

章門穴は、足の厥陰肝経に属し、人体に重要な「八会穴」の一つの「臓会章門」であり、脾の墓穴でもあります。足の厥陰肝経と帯脈が交わる「佩章」の門であり、煉気導引の要穴でもあります。峨眉心字荘、峨眉小字荘、達磨易筋経十二式などみなこのツボを用いています。

章門穴は脇腹にあり、第一一肋骨軟骨の尖端の下の際にあります。簡単な取穴方法は、横向きに寝て、中指を耳たぶに着け、肘の先が当たった肋骨の端にあります。

主に、下焦の寒、寒疝（寒冷や飲食で起こる腹痛）、膨満感、嘔吐、煩悶、食欲不振、奔豚気（下腹部の気が胸、咽頭にまで衝き上がる）、気衝肋疼（気衝による脇腹の痛み）、心身の倦怠感、黄疸、腹部のしこり、小児の栄養失調、腰背痛などの治療に用います。

腰胯式の中では、両手を腰に当て、腰をゆっくり左右に回すことによって、腹部の章門穴も回すので、章門穴が整えられ、疏肝健脾（肝気のうっ滞による脾胃の不調を、肝気の疎通によって改善する）、理気散結（気滞を解き流れをよくする）、清利湿熱（湿、熱両邪による熱をとり、代謝を改善する）の効果が得られます。

注
- 「佩章」の門：古代の官吏の正装は帯に珮（玉製の装飾品）をつけた。その場所が腰の左右どちらかでちょうど章門の位置であったところから佩章の門という。

第九式　旋膝式

老いはまず脚に現れ、歩行が難しくなれば手に杖を添える

一　中医の智慧

1　母のなぞなぞ

子供の頃、母が、私になぞなぞを出しました。「小さいときは四本足で、大きくなったら二本足で、老いたら三本足になる動物はなあに。」その答えは、なんと「人」でした。

私たちは、子供の頃、まだ立って歩くことができる前、手足を使って這っていたので、四本足。成長して、歩けるようになって二本足。老いて足腰に力が入らなくなれば、杖の力を借りて歩く、だから三本足。

このなぞなぞは、人の一生を表しているだけでなく、また人の成長、成熟、老いはすべて脚に現れることを表しています。「老いはまず脚に現れ、歩行が難しくなれば手に杖を添える」という言葉が、そのことを物語っています。

このことから、老化を遅らせたければ、まず足腰の老化を遅らせることから始めなければならないことがわかるでしょう。よって、多くの功法は足腰「下盤（かばん）」の練習を大変重視しています。伸展功の中の多くの動作、特に揺頭擺尾式、腰胯式、旋膝（せんしつ）式、展腿（てんたい）式、仆腿（ぼくたい）式、左顧右盼式などは、みな脚の練習に重点を置いています。足腰の練習は、どれか一式に頼るのではなく、多くの動きを合わせて練習することによって、足腰全体の練習効果が得られるのです。

2　脆弱な膝関節を保護する

膝関節は人体の中で構造が複雑な大きな関節であり、また非常に脆弱な、傷つきやすい関節でもあります。人の老化はまず脚から現れますが、脚の中でも多くは膝関節に老化が見られます。よって、私たちにとって、脆弱な膝関節を保護することが、健康、養生や老化を遅らせる点からも重要な内容となるのです。

膝関節は、大腿骨の内側顆（ないそくか）、外側顆と脛骨（けいこつ）の内側顆、外側顆および膝蓋骨によって構成されています。関節腔内（かんせつこうない）には前・後十字靭帯（こうじゅうじじんたい）、内・外半月板があります。膝関節ができる運動は、屈伸と内転、外転などです。

膝関節は人体の様々な動きの中で比較的大きな負荷がかかる関節です。日常的な立ったり坐ったり、寝たり起きたり、歩いたり走ったり跳んだりなどいろいろな動きは、膝関節と切り離すことができません。よって傷める機会も多いのです。もし、普段から膝の保健的な運動を行い、気血の流れや筋脈の通りをよくし、強い膝にしておけば、病気を予防することができます。静坐を行うとき、両手を膝蓋骨や膝関節に当てれば、静坐中に内気が集中し、両手の熱が膝蓋骨や膝関節を通って関節や脚の深部にまで伝わり、膝蓋骨を保護し、膝蓋骨の病変を予防治療する効果が期待されます。特に、膝関節の腫れ、痛みなどの症状に対しては、より効果的です。

膝に対して、伝統的な丹道医家は気化（気の運動変化）の観点から、また違った考え方を有しています。秘伝『峨眉丹医語録・陰陽大論品』の中の関連部分を、ここに抄録します。

「膝骨（筆者注：膝蓋骨の意、以下同じ）は、西洋医学では一枚というが、内景、すなわちその生化の状況からいえば、二十四のパーツに分かれる。左右各十二個あり、二十四節気に法り、十二月齢に像（似）て、三才（天地人）をもって用と為す。よって、幼児は周歳（一歳）になってから立って歩きはじめる。また、幼児の脚力の未発達、三歳になってもよく歩けないのは、膝骨が小さく薄く、三角の凹凸の形ができていないことに起因する。もし男児であれば、睾丸が鶏の腎ほどの大きさしかなく、ときには一つしかなく、もう一つが表に現れていないこともある。もし桜（桜桃の種）のようであれば、間違いなく膝骨に原因がある。

これらは、気化とは大きなところにも、細かいところにも見られる、と内景でいわれることの現れであり、その詳しい生化の状態の理解は、形の色や現象の一端に求めているだけではいけない。」

3 膝と踝の周囲にはツボが多い

膝関節、足関節の周囲には多くのツボが分布しています。特に重要なツボは膝関節の周囲にある「合穴」と足関節の周囲にある「輸穴」、「原穴」であり、臓腑の機能に重要な影響を与えているのです。よって膝関節や足関節を普段からよく動かし、これらのツボを刺激しておくと、経脈気血の流れを促進し臓腑の生理機能を増強させることができます。

膝関節の周囲には、保健のためによく用いる犢鼻（とくび）穴、血海（けっかい）穴、陰陵泉穴、陽陵泉穴、膝陽関穴、委中穴、足三里穴などがあります。

足関節の周囲にも、よく保健のために用いる解谿（かいけい）穴、衝陽穴、昆侖（こんろん）穴、太谿（たいけい）穴、照海穴、丘墟（きゅうきょ）穴などがあります。

二　動作の分解練習

1　内外転膝（ないがいてんしつ）（膝を内転外転する）

(1)両足を肩幅に開き、放鬆して静かに立つ（1）。
(2)膝を曲げ、腰を落とし、両手は両膝を押すように置く（2）。
(3)両膝関節を前から内→後ろ→外→前と三周回す（3）。

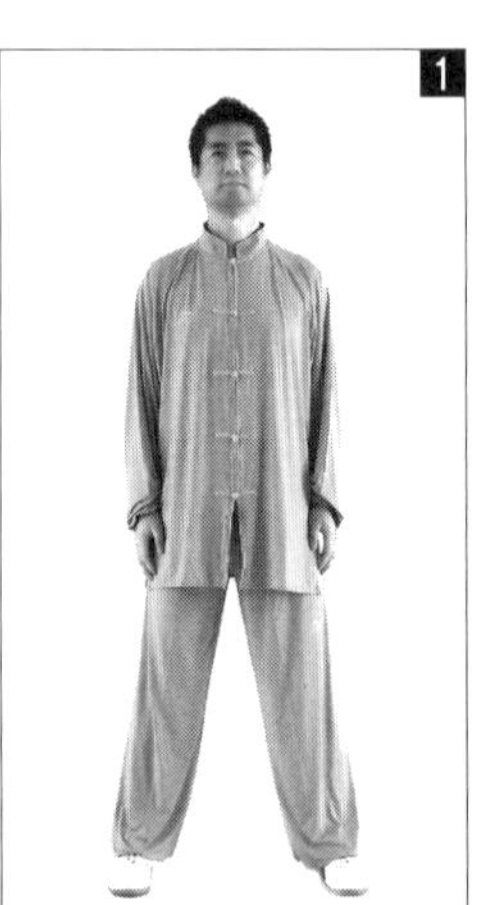

（4）両膝関節を前から外→後ろ→内→前と三周回す（4）。

★動作のポイント

- 膝を曲げて腰を落とす程度は、自分の身体の状況に合わせて調整する。腰を、完全に落としても、半分くらい落としても、どちらでもよい。
- 両膝を回す動きの大きさは、少しずつ大きくしてよい。

2　左右転膝（膝を左転右転する）

（1）左足を戻し、両足を揃える。膝を曲げ、半分腰を落とす。両手は両膝を押すように置く（5）。

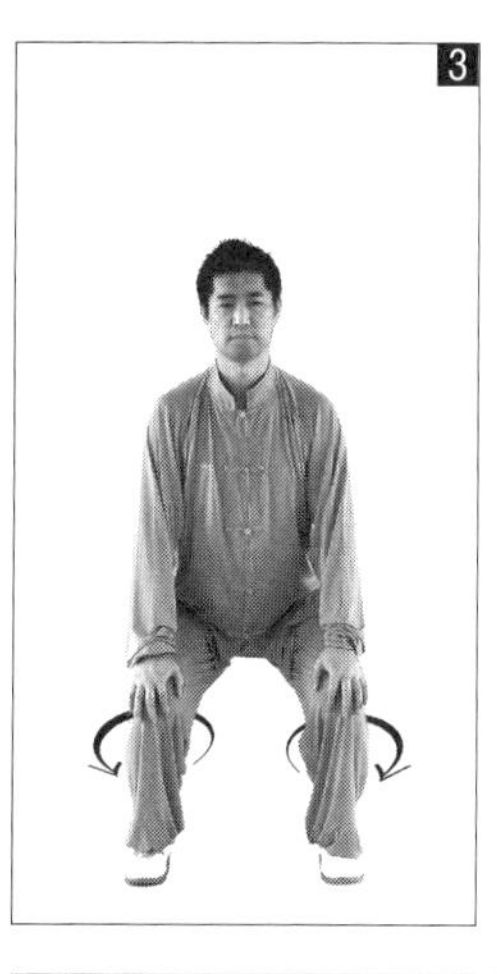
3

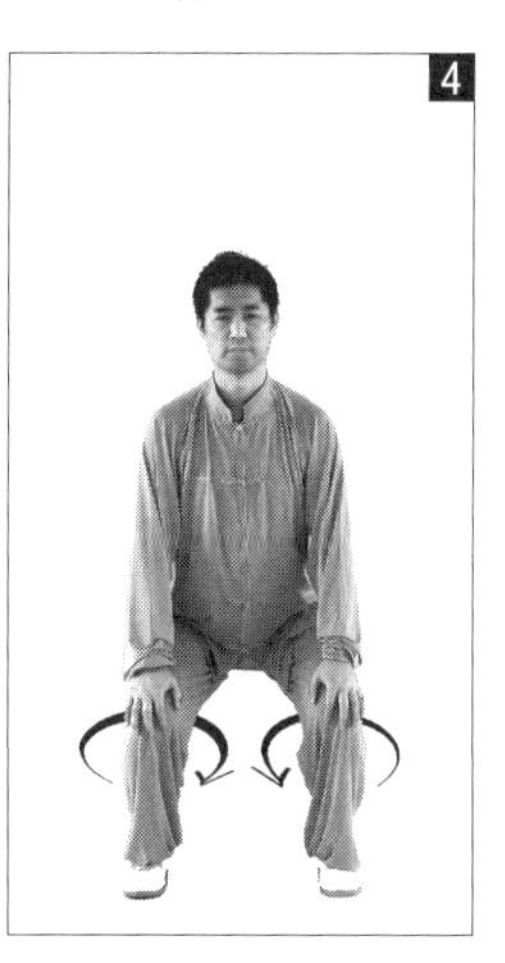
4

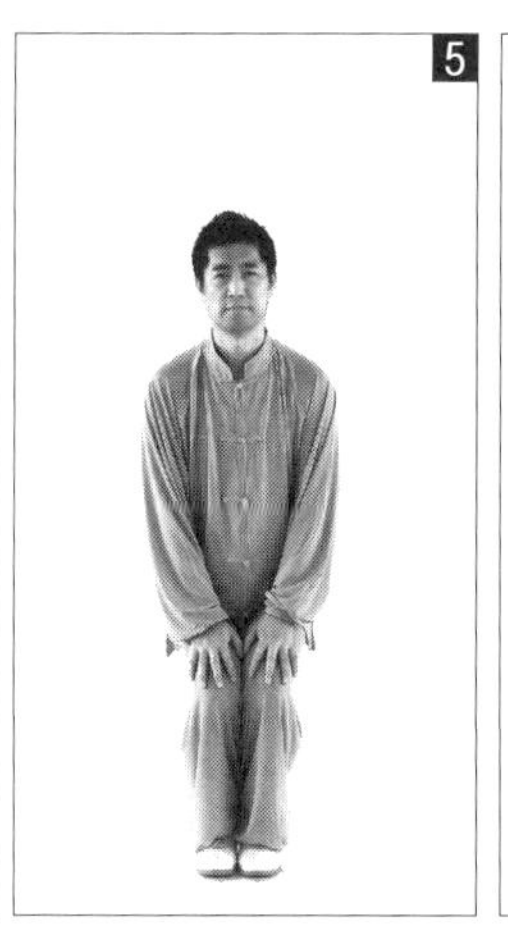
5

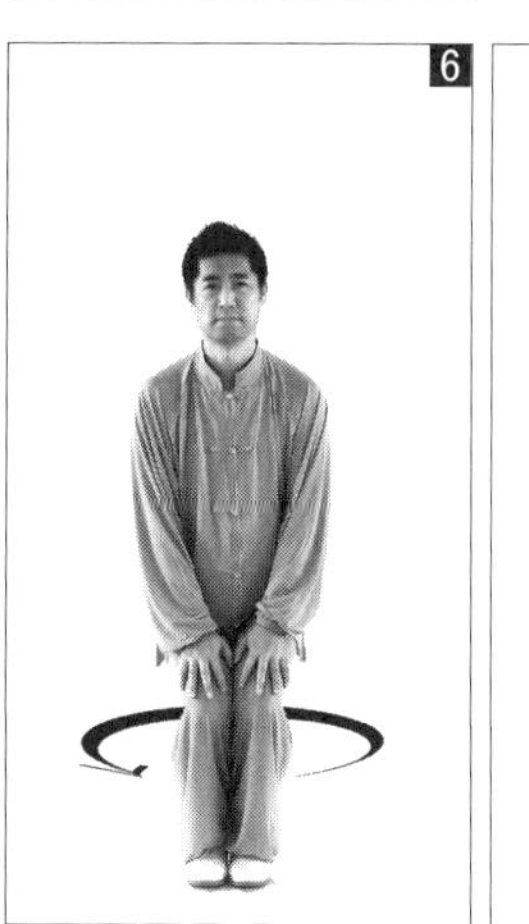
6

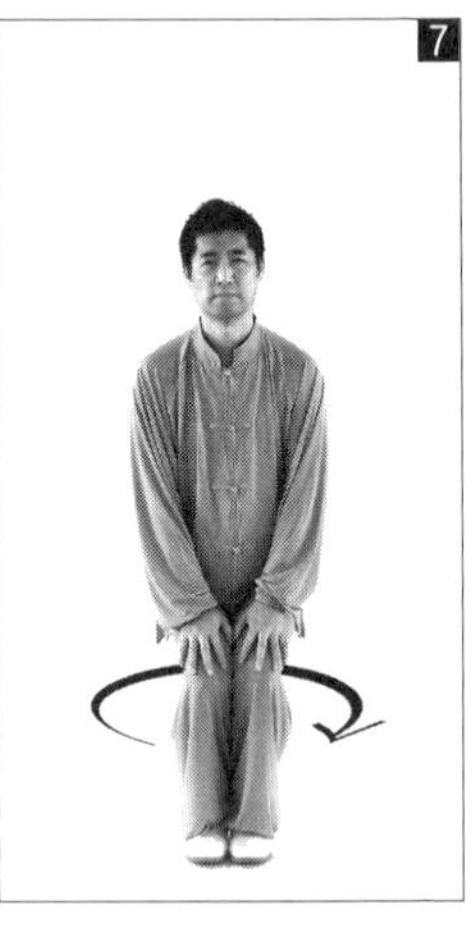
7

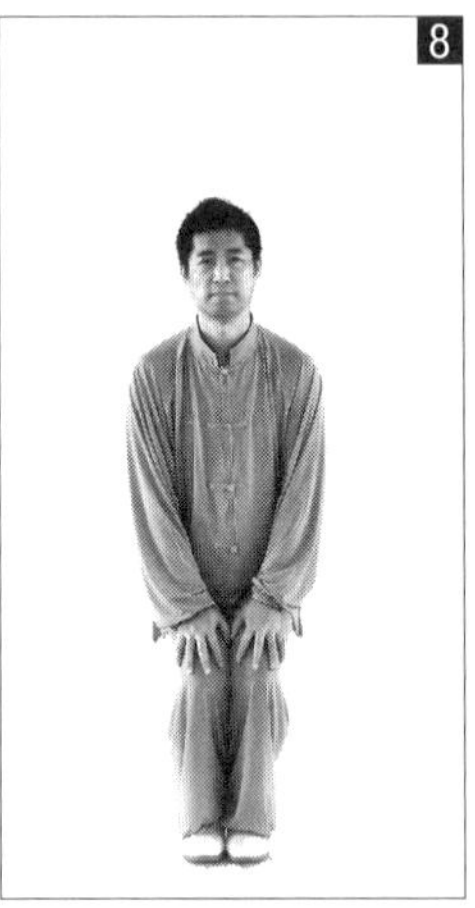
8

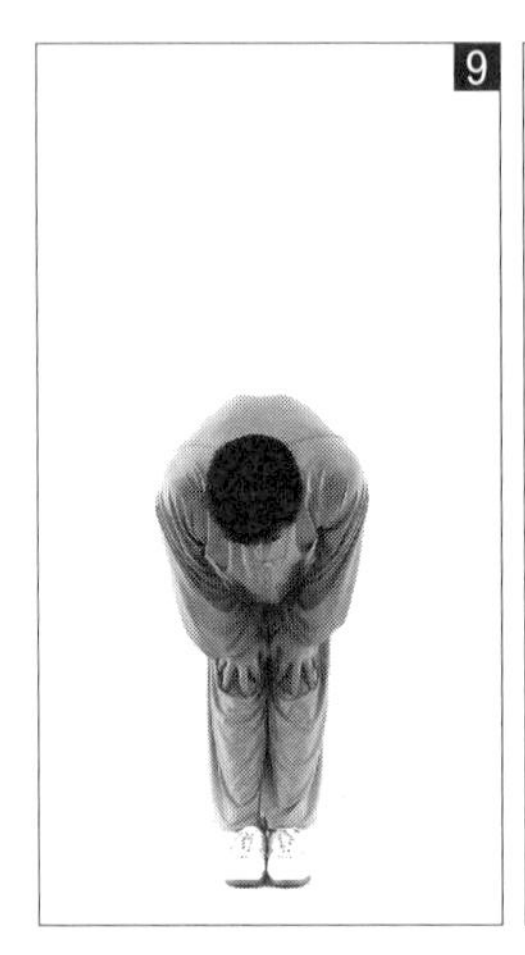
9

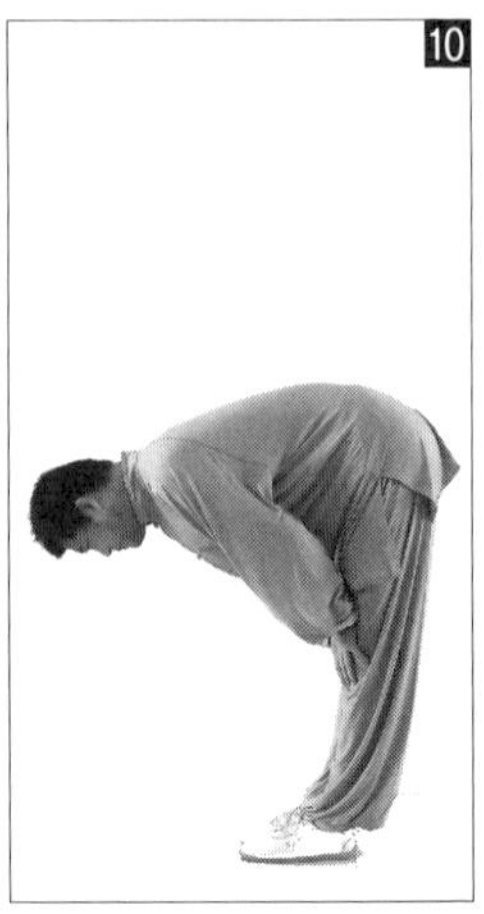
10

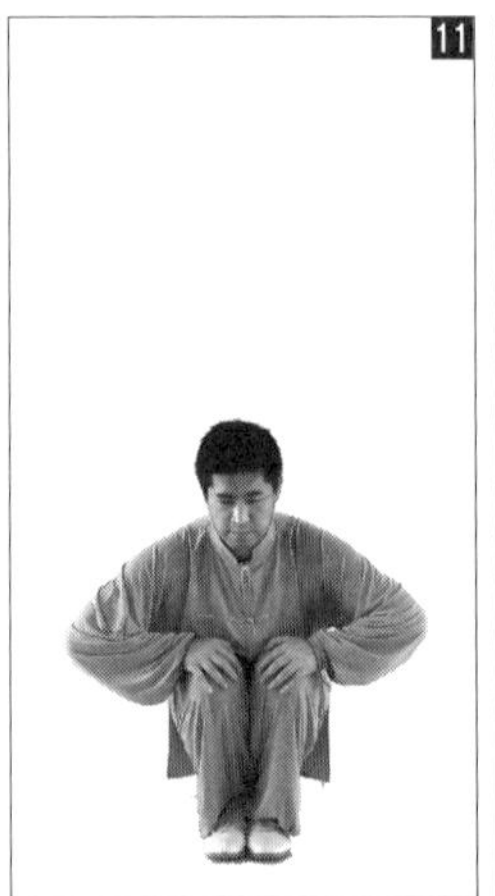
11

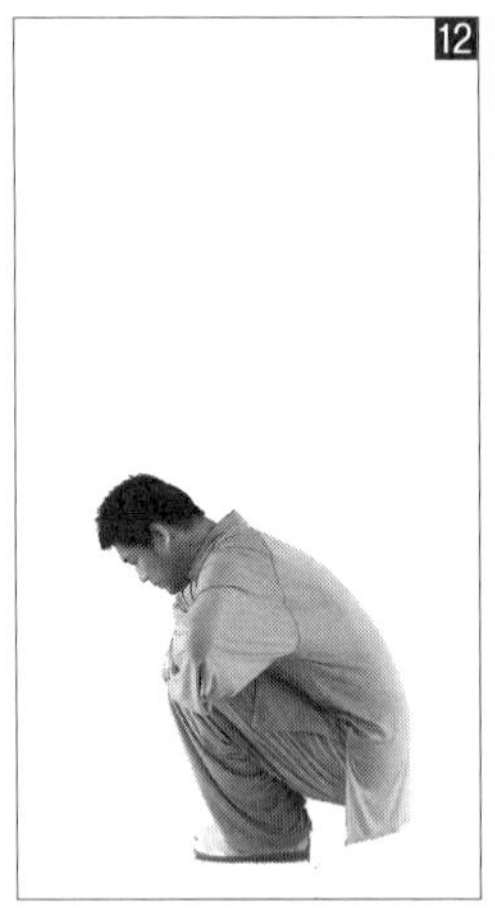
12

(2)両膝関節は前から左↓後ろ↓右↓前と三周回す（6）。

(3)両膝関節は前から右↓後ろ↓左↓前と三周回す（7）。

3　屈伸両膝（くっしんりょうしつ）（両膝を屈伸する）

(1)両手は膝頭を押し、両膝を真っすぐに伸ばし、少し停める（8 9 10）。

(2)膝を曲げてしゃがみ、少し停める（11 12）。

(3)このように膝の屈伸を三回繰り返す。

(4)完全にしゃがみ込んだ後、両腕で両脚を抱き、少し停める（13 14）。

(5)両腕を弛めて開き、ゆっくり膝を伸ばして立ち上がる。両腕を体側に戻し静かに立つ（15）。

★動作のポイント

・膝を曲げ両脚を抱えるとき、身体を縮めるようにして、呼吸を調える。

・直立に戻るとき、全身をリラックスさせ、背骨を一節

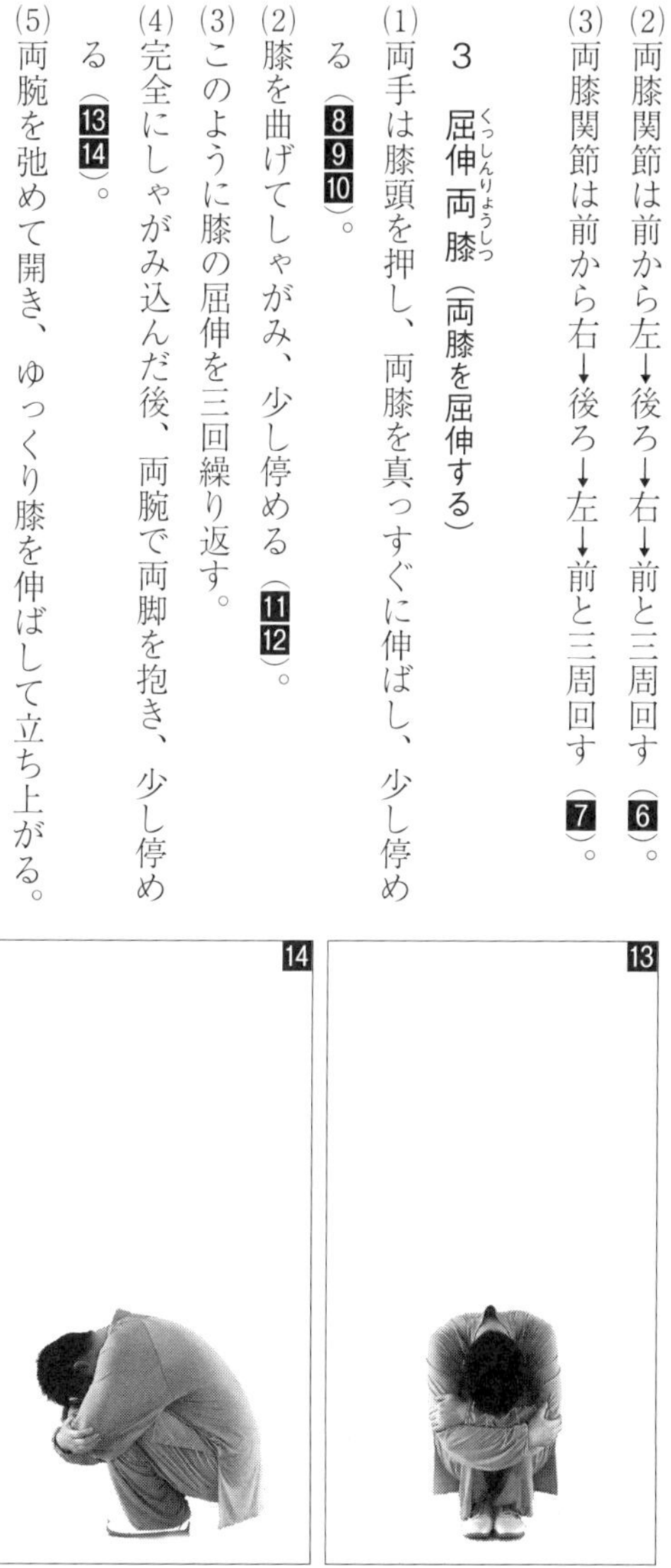

13

14

15

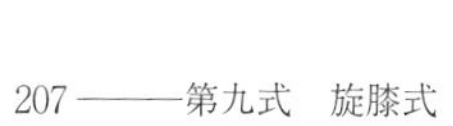

ずつ伸ばしながら、ゆっくりと立ち上がる。

三　練功の要領

1　両膝を回す動作の過程で、両足の位置は固定させ動かさないようにします。そうすることによって、膝関節を大きく回すことができます。

2　両手で両膝を押すことで身体の重力をできるだけ両腕から両脚に伝え、さらに地面に伝えます。それによって、腰を落とすときの膝関節の負荷を減らすことができ、膝関節を保護することができます。特に膝に問題がある人にとっては、この方法はより重要です。この点は、両膝を回すときだけでなく、両膝を屈伸させるときにも用いる非常に優れた方法です。

3　膝関節は、大きく回すべきですが、膝関節の負荷が大き過ぎてもいけません。かえって膝関節を傷めてしまうことのないように、充分注意してください。

4　旋膝式は、膝関節の練習であるだけでなく、同時に股関節、足関節にとっても効果的なよい鍛錬方法です。

5　伸展功の套路(とうろ)を始めから練習すると、この式まできたとき、ほとんどの人がやや疲れを感じるか、あるいは息づかいが荒くなるのが見られます。膝をかかえて身を縮めるとき、呼吸を調え、少し休息をするとよいでしょう。

四　保健的効果

1　下肢関節の敏捷性を高める

旋膝式は、股関節、膝関節、足関節の動きをよくして、強さのあるしなやかさを高める効果があります。

2　股関節、膝関節、足関節および下肢の病痛の予防と治療をする

旋膝式は、股関節、膝関節、足関節および多種の足腰の疾病を予防治療することができます。例えば、膝関節痛、膝関節の機能障害、足腰の痛み、踝の腫れや痛み、胃腸の張りや痛みなどです。

3　膝関節、足関節周囲のツボを刺激する

旋膝式の練習の中で、膝関節を正反の方向に回し、屈伸運動を行うことによって、足関節もその動きにつれて、ゆっくりと回り屈伸します。そのことによって、膝関節や足関節の周囲のツボを刺激することができ、経脈を通し、臓腑を強壮にする効果が得られます。

五　保健のために使うツボ

1　膝眼穴

膝眼穴は経外奇穴に属し、膝を九〇度に曲げ、膝関節の膝蓋骨の下の靱帯の両側の凹陥部に取穴します。内側の凹陥部を内膝眼、外側の凹陥部を外膝眼といいます。主に、膝痛、脚痛、脚気、膝関節のだるさと痛み、鶴膝風（かくしつふう）（結核性膝関節炎後の膝の腫れ）、膝蓋骨軟化症および周辺軟組織炎の治療に用います。

旋膝式の中では、両手を膝に押すように置き、人差し指と薬指をそれぞれ内膝眼、外膝眼に置き、正反の方向に回します。その動きによって膝眼穴を動かすだけでなく、人差し指と薬指がさらに膝眼穴を揉むので、気血の流れをよくし、関節の通りをよくします。

2　犢鼻穴

犢鼻（とくび）穴は、足の陽明胃経のツボです。犢は子牛、鼻は、牛を繋ぐ部位という意味です。膝を九〇度に曲げて、膝関節の膝蓋骨と膝蓋靭帯の外側の凹陥部に取穴します。主に、膝痛、下肢の麻痺、屈伸不利（強直）、脚気の治療に用います。

旋膝式の中では、両手を膝に押すように置き、中指で膝蓋靱帯を押さえ、薬指で外膝眼（犢鼻穴）を押さえ、膝関節を正反両方向に回します。指が犢鼻穴をくり返し揉むので、膝関節は気血の流れがよくなり、疏風散寒（風邪、寒邪を分散させる）、理気消腫（気の流れをよくして、腫れを取り除く）利関節止痛（関節の動きをよくして痛みを止める）の効果がもたらされます。

3　血海穴

血海穴は、足の太陰脾経のツボです。海は、一カ所に集まる所という意味で、すなわち大海は水が帰る場所であることと同じです。よって、血を正しい流れに戻し脾に帰すので、男女を問わず血の諸病に治療効果があります。大腿部内側、膝蓋骨の内側角上方、約四指分上に取穴します。主に、月経不順、閉経、月経痛、不正子宮出血機能性子宮出血、帯下、産後の分泌物が長引く、貧血、睾丸炎、排尿困難、気逆、腹の腫れ、風疹、蕁麻疹、湿疹、皮膚の痒み、神経性皮膚炎、膝痛、腹痛、倦怠感、下痢などの治療に使われます。

旋膝式の中で、両手の人差し指と薬指でそれぞれ内外の膝眼を押さえ、親指は自然に開いて押した大腿の内側を押さえますが、この部位が血海穴なのです。膝関節を正反両方向に回したり屈伸したりするので、親指が血海穴をマッサージし、くり返し続けて揉むことになり、脾経の経気を旺盛にしたり、気血を整えたり、血を正しい流れに戻し脾に帰すことや陽気を発生させるなどの効果があります。

第十式　展腿式

筋を伸ばすと寿命も長くなる

一　中医の智慧

1　筋を伸ばすと寿命も長くなる

「筋」の意味には、狭い意味と広い意味があります。狭い意味では「筋」は腱や靱帯(じんたい)を指し、広い意味では「筋」は骨格関節以外の全ての組織、例えば、筋肉、腱、靱帯、静脈などを指します。「筋」には関節を繋ぎ、形体の連絡をはかり、運動機能をつかさどる機能があります。

中医学の理論では、筋は血液によって潤され栄養を得ます。それがあってやっと柔軟性や敏捷性がある正常な動きができるのです。肝は主に血を蔵(おさ)めるので、筋もまた肝がつかさどることになります。もし筋が血液によって潤されたり、栄養を得たりすることができなくなると筋肉の痙れん、疼痛、こわばり、震えなど一連の症状が出やすくなります。

では、筋が血液の栄養を失う原因にはどのようなものがあるでしょうか。

①長期の鬱状態、抑圧、怒り、悲しみなどのよくない感情は肝気を鬱積し、気滞血瘀の状態になり筋を養えなくなります。
②長期の徹夜、不眠は、血を肝に戻して充分な休息と栄養を与えることができないので、血虚になり筋を養えない現象を作り出します。
③人の老化は、臓腑も共に老化するので、肝の蔵血不足の症候により筋が養えなくなります。高齢者の多くに見られる症状の、頭が揺れる、手が震える、などの震えの症状は、肝の蔵血不足が原因です。
④身体が、外界の風、寒、湿などの侵入を受けることによっても筋痙れん、筋委縮の症状を引き起こします。

健康という観点からいえば、私たちは日頃から伸筋抜骨の練習を行い、気血の流れをよくし、筋肉を柔軟によく動くようにしておくことによって、健康や長寿がもたらされるのです。よって、「筋長一寸、寿長十年」という諺があります。

2　養生長寿、そもそも「湧泉」とは

湧泉(ゆうせん)穴は、足底の第二と第三の足指の間の足紋の先端から踵までを結んだ線を前三分の一、後ろに三分の二に分けた交点、足指を足心の方へ曲げたとき現れる凹陥部に取穴します。足の少陰腎経の起点となる第一番のツボです。医学経典『黄帝内経』の中では、「腎は湧泉に出づ、湧泉は足心なり」

とあります。腎経の気は水の源泉のようで、足底が源となり、湧き出して四肢も含めて体中を廻って潤します。湧泉穴は、鍼灸、推拿の治療だけではなく、気功、武術、養生、保健など多くの領域でその重要な作用があるのです。

臨床の経験に基づけば、湧泉穴は主に、頭頸痛、めまい、かすみ目、咽頭痛、舌の乾き、失語症、股関節の後廉痛（後縁の痛み）、足心（足の裏の真ん中）の熱、無気力感（すぐに横臥したくなる）、失神、小児のひきつけ、小便不利、便秘、不眠、脚のむくみ、高血圧などの治療に用います。

展腿式の中では、前の脚を曲げて腰を落とし「弓歩」にして、後ろの脚は真っ直ぐ伸ばし、足の爪先側で身体を支えた「箭歩」にします。展腿（脚を開く）、開胯（股を開く）の練習により、「箭歩」にした足の足底の湧泉穴が刺激、鍛錬され、睡眠を改善し、脳の機能を高め、疲労回復し、腎を養い、腰を強くし、健康な身体を作る効果が期待されます。

3　足指を動かそう

中医学の理論では、上肢と下肢を比較し、上肢は陽に属し、心、肺と密接に関係し、心は神をおさめ、肺は気をつかさどるので、手は足より格段によく動き、それに比べて、下肢は陰に属し、肝、腎と密接に関係し、肝は血をおさめ、腎は骨、力をつかさどるので、足は手ほど動かないが、力はその何倍も大きい、と考えます。

一般的に、足指や足底はあまり動かないので、運動や鍛錬することが少ないのです。ただひたすら「苦力（一番下での重労働）」を出しているだけなのです。だからこそ、私たちは、もっと何倍も足底をケアしなければなりません。例えば、足裏療法、足湯、湧泉のマッサージなどは、簡単に行える養生、保健に有効な方法です。

伸展功の中の展腿式は、脚部の前面を伸展すると同時に、足指、足底も充分に鍛錬し、足指先端の「井穴」、特に足の母指の隠白穴、大敦穴、趺陽穴などを刺激し、足部の末梢の循環を改善します。

このような練習方法と効果は、易筋経の中の「臥虎撲食式」、「峨眉十二荘」の虎尾腿やヨガの太陽礼拝のポーズなどがあり、方法は違っても同じ効果をもち、興味深いものです。

二　動作の分解練習

1　扶膝展腿（膝に手を置き腿を伸展する）

(1)左足を左側に一歩大きく踏み出し、身体を左に向ける。左足の膝を曲げて脚を弓のようにし、左大腿を水平にする。右足は爪先を床に着け、右脚を伸展する。

両手十指を組んで、大腿部の上に置いて押し、頭、身体を後ろに反らす。胸、腹、右脚が伸展しているのを体感し、動きを少し停める（1 2）。

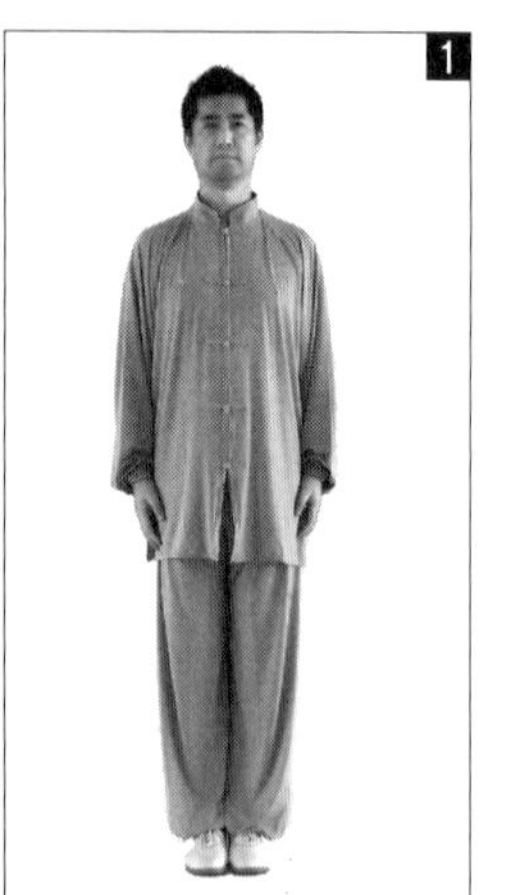
1

(2)身体を右に向け、右足の膝を曲げて脚を弓のようにし、左脚を伸展する。両手十指を組んで、大腿部の上に置いて押し、頭、身体を後ろに反らす。胸、腹、左脚が伸展しているのを体感し、動きを少し停める（3）。

★動作のポイント

- 身体を真横の左、右に向けて練習する。
- 前の足の膝を曲げるとき、もし大腿部を水平にする姿勢をとれなくても、自分の身体の状況に合

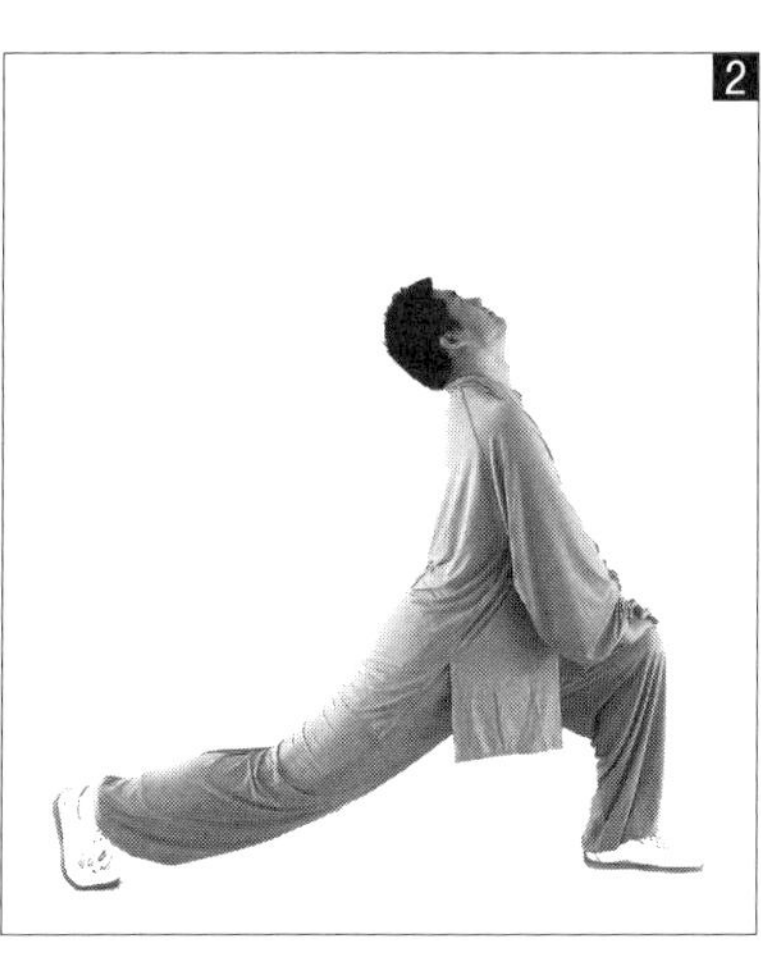

2

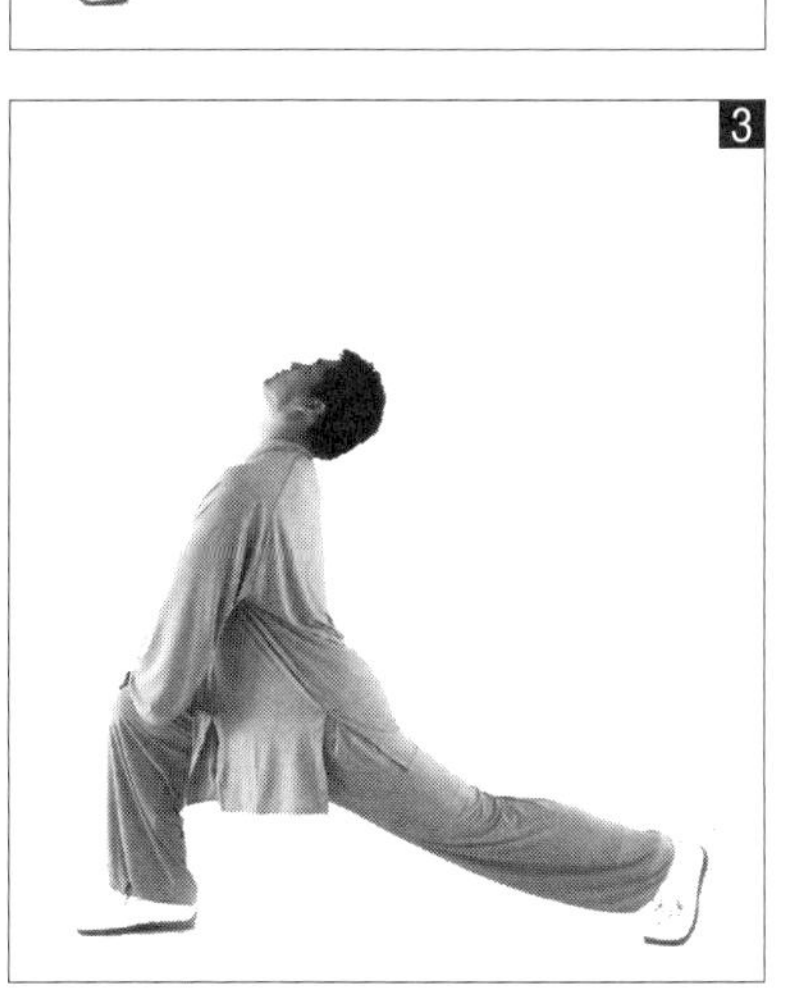

3

わせて行えばよい。両手を大腿部に当てて押すことによって、膝関節の負荷と運動強度を少なくすることができる。

・膝を曲げた足の踵は床から離してはいけない。伸ばした足はつま先を床に着けるようにする。

2　托掌展腿（たくしょうてんたい）（手を上に突上げて腿を伸展する）

(1)体を左に向け、左脚を曲げ、右脚を伸ばす。両手十指は交叉して左大腿部の上に置いて押す。

(2)両手を頭の上方に押し上げ、両腕を真っすぐ伸ばす。両手が誘導して頭と身体を上へ、後ろへと伸

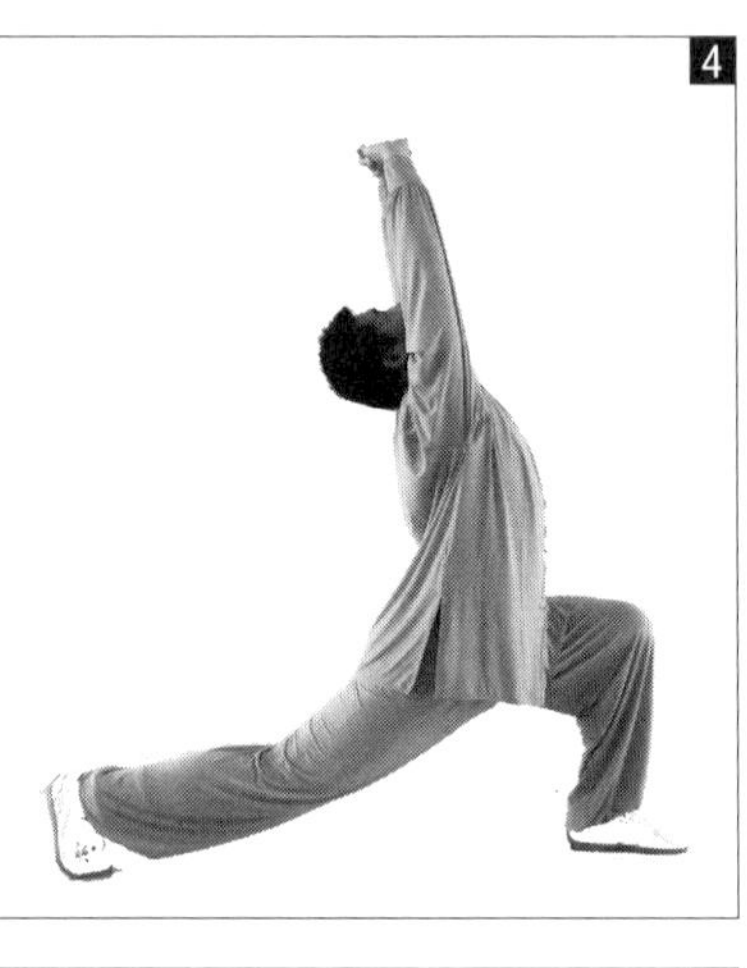

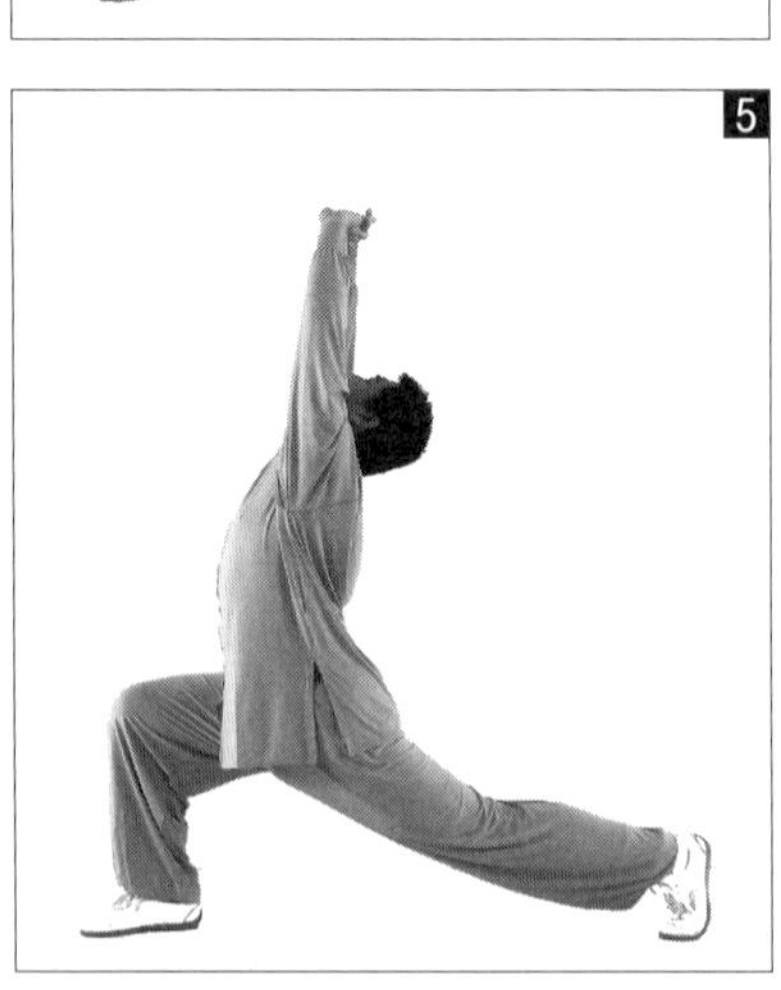

展し、動きが最大になったところで少し停める（4）。

(3)体を右に向け、右脚を曲げ、左脚を伸ばす。両手十指を交叉して右大腿部を押す。

(4)両手を頭の上方に上げ、両腕を真っすぐ伸ばす。両手が誘導して頭と身体を上へ、後ろへと伸展し、動きが最大になったところで少し停める（5）。

★動作のポイント

- 腕を伸ばし、手を押し上げる動作は、伸展の幅と強度をさらに大きくする。その動作の要領は1の扶膝展腿を参考にされたい。

3　抬臂展腿（たいひてんたい）（腕を後ろで押し上げて腿を伸展する）

(1)体を左に向けて、左脚を曲げ、右脚を伸ばす。両手十指は交叉して左大腿部を押す。

(2)両手を頭の上方に押し上げ、両腕を真っすぐ伸ばす。両手が誘導して頭と身体を上へ、後へと伸展し、動きが最大になったところで少し停める（6）。

(3)両手以外の身体のその他の部位は動かさずそのままの姿勢を保ち、両手を弛めて開き、身体の両側に伸展し（7）、

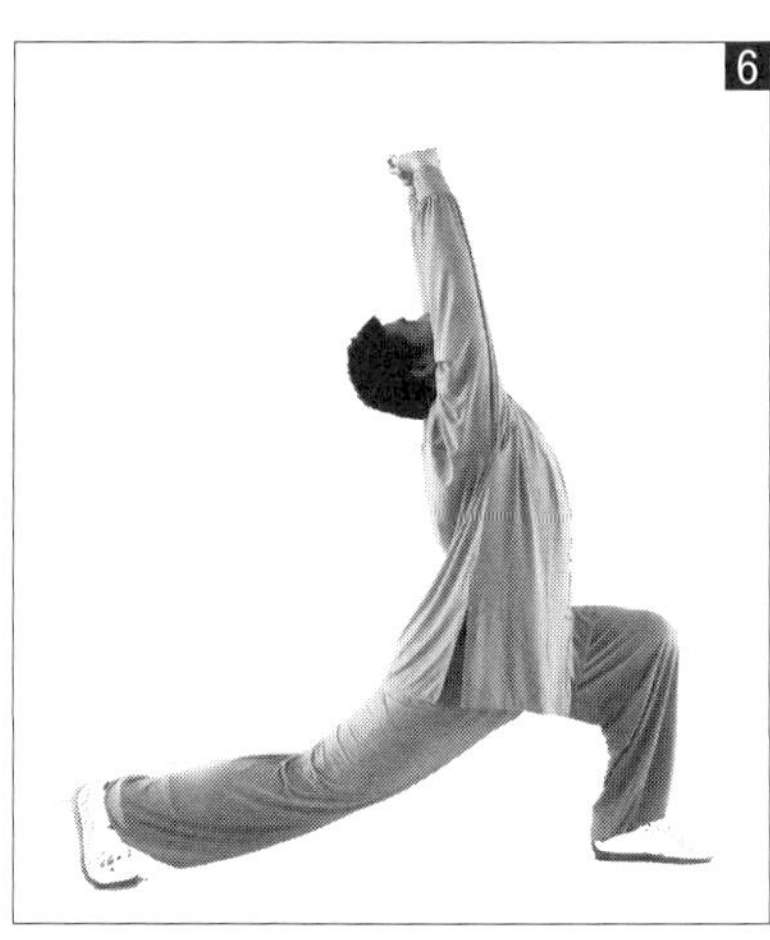
6

身体の後ろで十指を交叉させて握り、両腕を真っすぐ伸ばし、できるだけ上へ挙げる。このように
さらに伸展を大きくしていき、少し停める（8）。
(4)体を右に向けて、右脚を曲げ、左脚を伸ばす。両手の十指を交叉させ右大腿部を押す。
(5)両手を頭の上方に押し上げ、両腕を真っすぐ伸ばす。両手が誘導して頭と身体を上へ、後ろへと伸
展し、動きが最大になったところで少し停める（9）。
(6)両手以外の身体のその他の部位は動かさずそのままの姿勢を保ち、両手を弛めて開き、身体の両側
に伸展し（10）、身体の後ろで十指を交叉させて握り、両腕を真っすぐ伸ばし、できるだけ上へ挙げる。

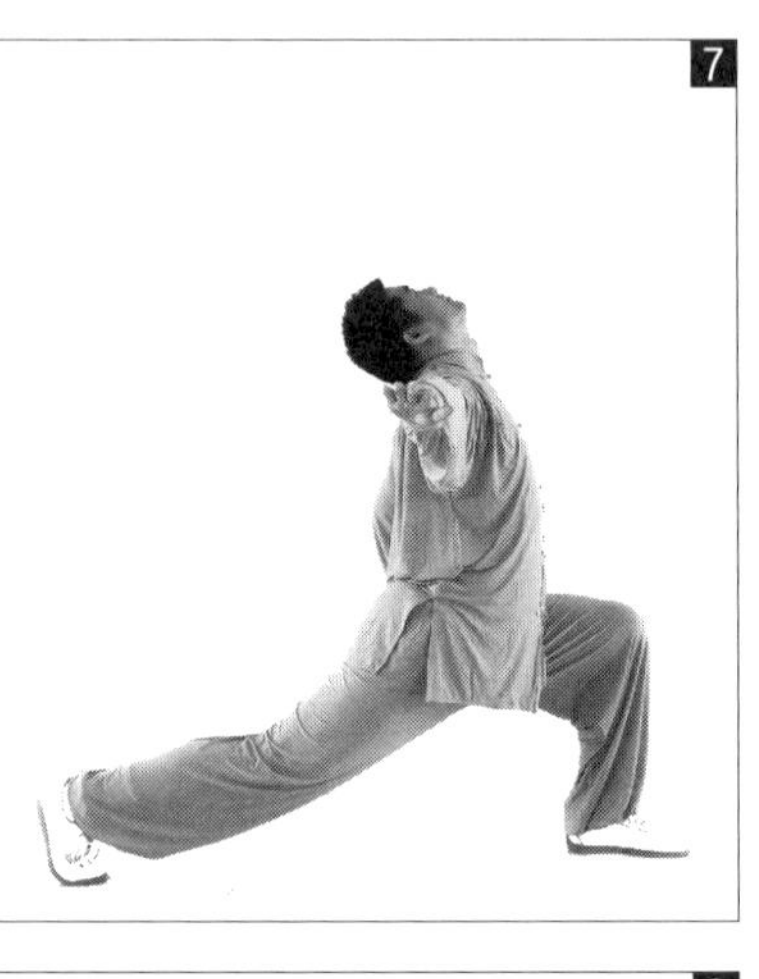
7

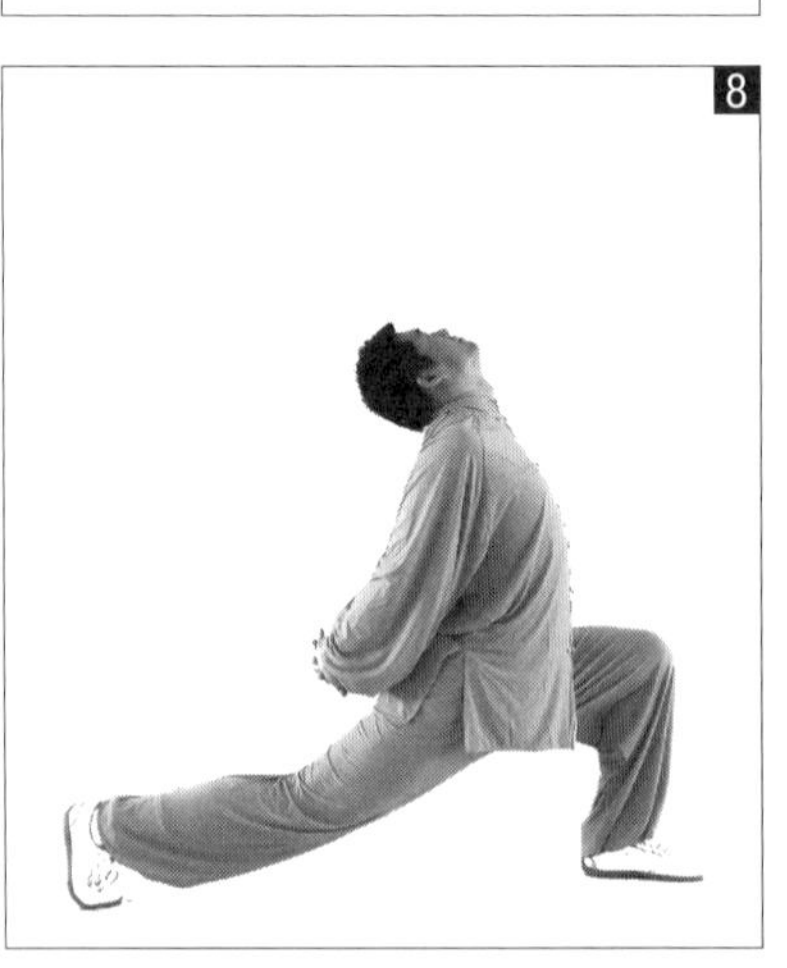
8

このようにさらに伸展を大きくしていき、少し停める（11）。

(7)手を弛めて開き、身体を正面に向けて、左足を戻し、両足を揃え、放鬆して静かに立つ（12）。

★動作のポイント

・頭の上で組んだ両手を放して開き、背中でまた組むというこの一連の動きは、腕を伸ばす、肩を広げる、胸を開くという連続の動きであり、中指の指先が誘導して腕を伸ばす過程でもある。

・身体の後ろで両手十指を組み、真っすぐに伸ばした腕を上に挙げるとき、頭と身体を後ろに反る

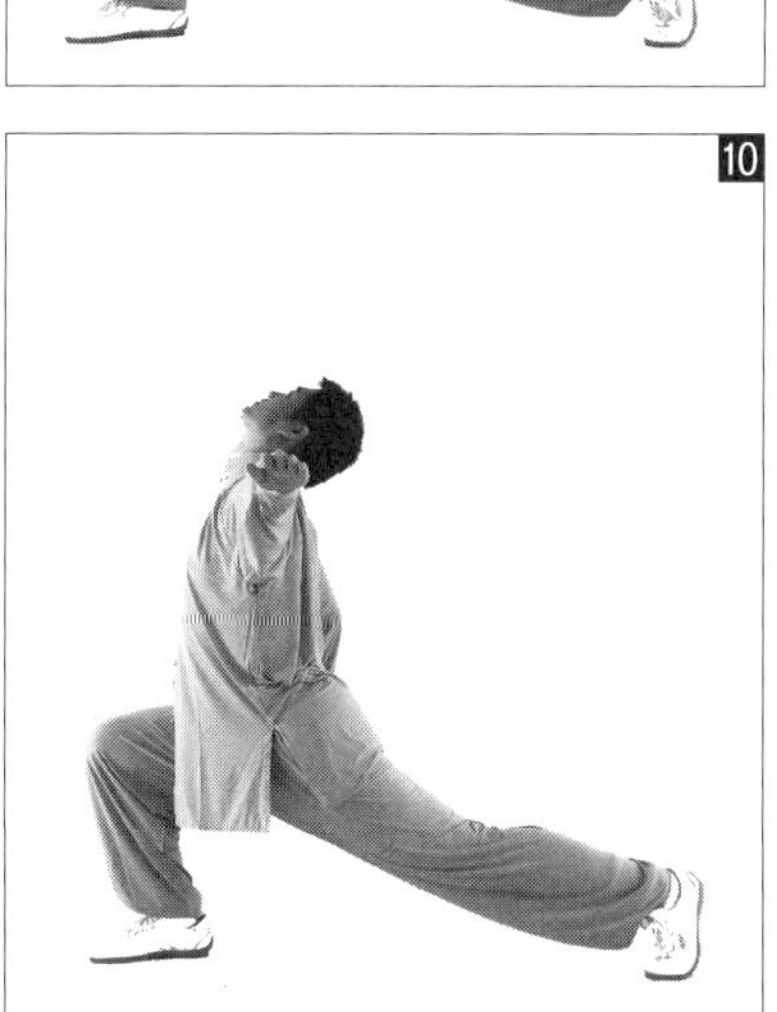

ようにすると、胸、腹、脚をより大きく伸展させることができる。

三　練功の要領

1　展腿式の重点は、後ろの脚の前面や胸、腹など身体の前面を伸展することにあります。それらの部位の伸展を十分に体感します。

2　展腿式の三つに分けた動作は、動きの幅や強度を徐々に増していく練習法です。もし練習に困難な部分があれば、自分で動作の幅や強度を調整し、無理をしてはいけません。

四　保健的効果

1　臀部と脚線を美しくする

展腿式は腰と腹にたまった脂肪を減らし、臀部と脚のラ

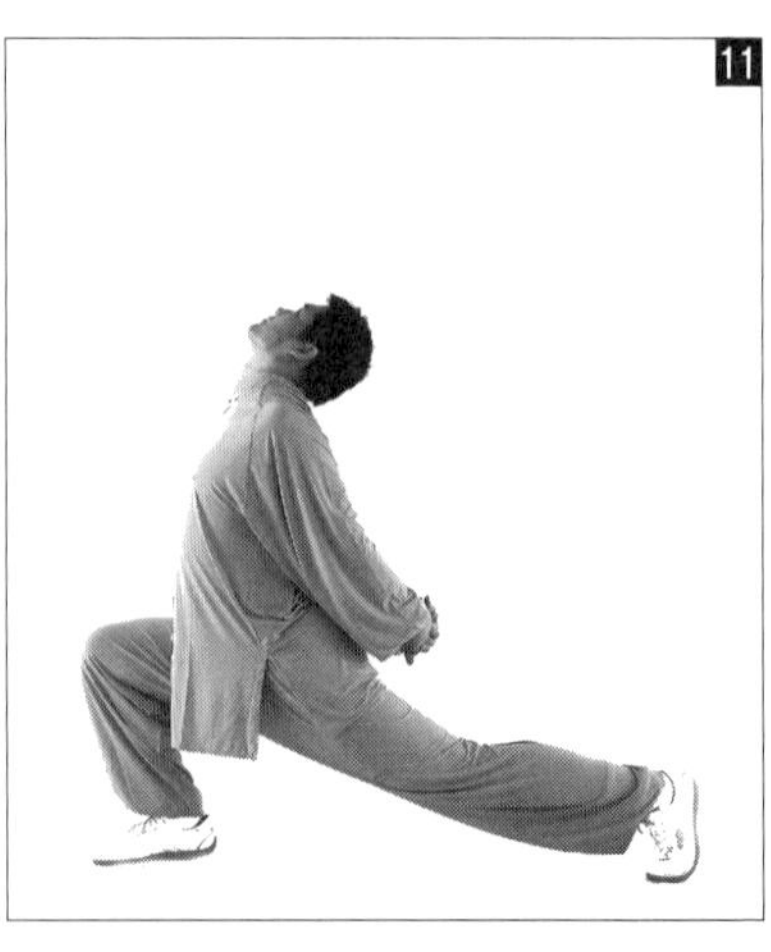
11

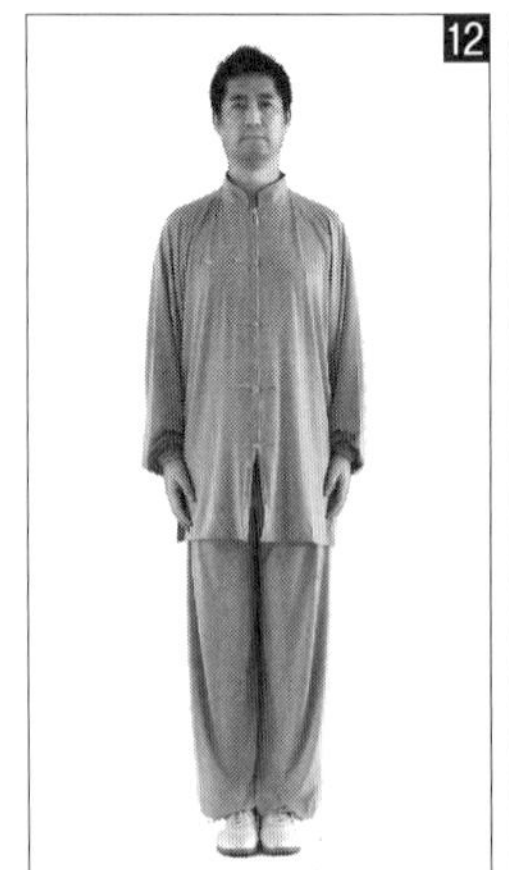
12

インを美しくします。

2　足腰の強さ、しなやかさを高める

展腿式は脚部の強さ、しなやかさを高め、腰、膝、踝、足指等の関節の動きを良くします。

3　足腰の疾病の予防と治療をする

例えば、背骨の痛み、腰痛、腰のこわばり、腰の冷え、腰が重い、下肢がかじかむ、下肢の痛み、下肢のしびれ、肩が痛い、上肢挙上困難等に対して治療効果があります。

五　保健のために使うツボ

1　大敦穴

大敦(だいとん)穴は、足の厥陰肝経に属し、五行では木に属します。敦は古代の食器という意味があります。よって大敦は、そのツボの中に気血が充満し、春の樹木が伸びるように気血が流れるという特徴があります。足の母指（第二指側）の爪の付け根から二ミリの所に取穴します。主に、ヘルニア、縮陰(しゅくいん)（陰茎や陰嚢が収縮する）、膣痛、月経不順、血崩（膣からの大量出血）、血尿、小便不通、遺尿、淋疾、精神錯乱、癲癇、下腹部痛などの治療に用います。

展腿式の中では、片足を弓歩にし、もう一方の脚を爪先側で身体を支える箭歩にし、床に着けた足の親指は、身体の上下の動きの振動によってくり返し押されて刺激を受けるので、大敦穴はリズミカルに圧迫性の刺激をうけます。この刺激は、大敦穴を開き経絡の流れをよくし、安心鎮静効果をもたらします。

2　隠白穴

隠白穴は足の太陰脾経の井穴です。隠は隠蔵の意であり、白は肺の色で、気のことです。足の親指の内側、爪の付け根より〇・一寸に取穴します。主に、腹部の膨脹、腹中の寒気、鳩尾の不快感、嘔吐、食欲不振、血便、血尿、月経過多、不正子宮出血、精神錯乱、多夢、ひきつけなどの治療に用います。

展腿式の中では、隠白穴も大敦穴と同じように、リズミカルな圧迫性の刺激を受けるので、益気統血（気を益して血の流れを正す）、開竅醒神（意識をはっきりさせる）、扶脾温陽（脾気を助け、陽気で温める）の効果が期待されます。

3　趺陽穴

趺陽穴（一般に衝陽穴といわれます）は、足の陽明胃経に属し、足の甲で動脈が波打つ所に取穴します。昔から今日まで多くの説明がありますが、趺陽穴は多く脈診の方法として用いられることには変わりありません。

展腿式の弓歩では、後ろの足の爪先側が身体を支えており、身体が上下に動いているとき、踝が伸展性の牽引を受けるので、趺陽穴もリズミカルな牽引性の刺激を受けます。そのことによって、経絡の流れをよくするので、胃腸を整え、和胃健脾（胃気を整え脾を健全にする）、舒筋利節（じょきんりせつ）（筋肉、腱を伸びやかにして関節の動きをよくする）の効果が期待されます。

第十一式　仆腿式

股を開き、腿を伸ばし、踝をひろげる

一　中医の智慧

1　脚の内側を伸展する

前述したように、身体のしなやかさ、特に両脚のしなやかさは、肝の血が筋を養う機能が正常であるかどうかの具体的なめやすになります。筋が血によって養われれば柔軟になり、それがなければ痙(ひきつ)ってしまいます。一般的によく、「腰が怠(だる)く、背中が痛く脚がひきつる」という言葉が使われますが、そのほとんどが血の不足で、筋が栄養されないことによって現れた症状です。よって、導引の練習では、しなやかさを培うことが重要で、足腰の疾病や老化を防止する有効な方法なのです。

日常生活や運動をしているときでも、脚の内側を充分に伸展させる機会は少ないのです。伸展功の仆腿(ぼくたい)式によって、脚の内側を充分に伸ばしましょう。仆腿式は、武術の「仆歩(ぼくほ)」の姿勢を借りて脚部の内側の伸展を行うのです。

仆歩は、武術の五つの基本歩法（弓歩、馬歩、虚歩、仆歩、歇歩）の一つです。脚を左右に開き、足幅を足のサイズの四～五倍にとり、片足は膝を曲げて腰を落とし、膝と爪先は外に向けます。もう片方の足は伸ばして倒し床に近づけ、両足の足底は床に着けます。左脚を伸ばしたのが左仆歩、右脚を伸ばしたのが右仆歩です。

2 「開胯（股関節を開く）」の練習

股関節は、胴体と下肢を繋ぐ重要な関節であり、私たちの下肢を樹木に喩えるなら、股関節は根に、脚部は幹に、足や足指は葉に相当します。伝統武術や気功では、股関節は身体全体の中で重点的に鍛錬する二つの部位の内の一つです。「開胯」は最も基本的な重要な練習です。胯（股）を開くことによって、股関節は自由に動き、身体の力を両脚、両足へうまく伝えることができます。同じように、両足、両脚の力は、股関節を通ってうまく腰、さらには全身へと伝えることができるのです。

股関節を開く練習方法は多く、伸展功の中の、腰胯式、展腿式、仆腿式はみな同じ作用をもちます。峨眉十二荘の中の「腿分八法（たいぶんはっぽう）」も、身体の二点の引き合いによる伸展、自分で「牽引」するという方法を用い、股関節を開き、脚部足部の経脈を疎通させることを目的としています。

3 盤坐（脚を組む）の不思議な効果

盤坐（ばんざ）は、仏家、道家の静坐修行の基本であるばかりでなく、気功でもよく見られる練習姿勢でもあります。よく「百練は一站に如かず、百站は一坐に如かず」といい、ここから坐の重要性が理解できます。

盤坐は心を収め、精神を安寧にし、その結果智慧が高まり、煩悩や憂鬱が取り除かれ、精神の安寧と喜びが得られるのです。

盤坐は、気血やエネルギーの消耗を減らし、下肢の血液が戻るのを促進し、疲労を取り除き、旺盛な精力を快復させます。特に、下肢の水腫（むくみ）や疲労状態の改善に大変効果的です。

盤坐は、下肢のしなやかな強さを高め、特に膝関節や足関節の動きをよくする効果があります。

盤坐の具体的な方法は自然盤、散盤、単盤、双盤など様々ですが、どの方法を用いるかが重要なのではなく、安定して長く坐れるかどうかが大事であり、「坐、久しくして必ずや禅あり」という言葉も同じことをいっているのです。

多くの人にとって、盤坐の姿勢の要求は少し難しく、下肢の膝関節、足関節の柔軟性に欠ける人には特に難しいです。伸展功、特に仆腿式、展腿式、腰胯式を多く練習すると、盤坐の姿勢の習得にも役立ちます。

二　動作の分解練習

1　横襠歩展腿（腰を落として脚を横に伸展する）

(1)両足を揃え、放鬆して静かに立つ。両腕は身体の両側に自然に垂らす（1）。

(2)左足を左横に大きく開き、爪先は前に向ける。左膝を少し曲げて腰を落とし、右脚は真っすぐ伸ばして、両手で両脚を押して左横襠歩になり、その勢いを借りて右脚内側を伸展し、動作を少し停める（2）。

(3)右膝を曲げて少し腰を落とし、左脚は真っすぐ伸ばして、両手で両脚を押して右横襠歩になり、その勢いを借りて左腿内側を伸展し、動作を少し停める（3）。

★動作のポイント

・膝を曲げて腰を落とす動きは、自分の身体の情況に合わせて行う。

2　仆歩展腿（腰をさらに落として脚を倒して伸展する）

(1)左膝を曲げて完全に腰を落とし、右脚は真っすぐ伸ばして、両足の位置は変えず、右仆歩となる。両手で両脚を押して、右脚内側を伸展し、動作を少し停める。

(2)右膝を曲げて完全に腰を落とし、左脚は真っすぐ伸ばし

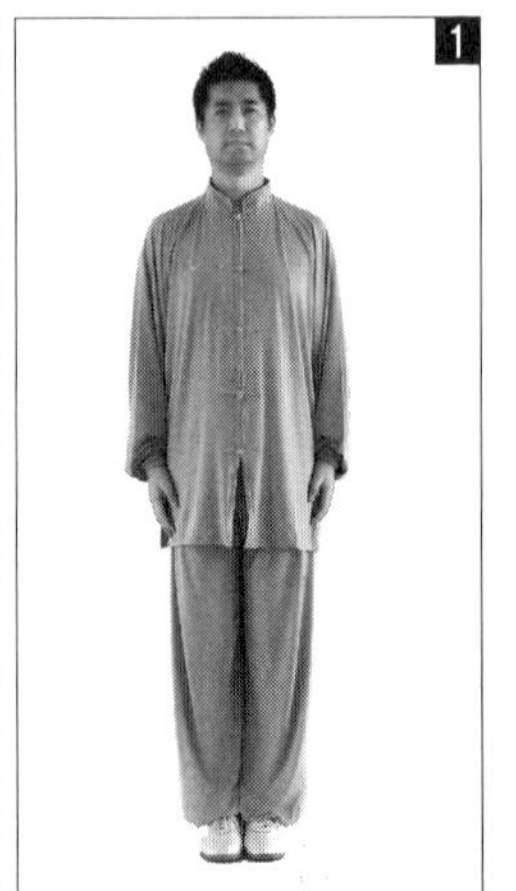

1

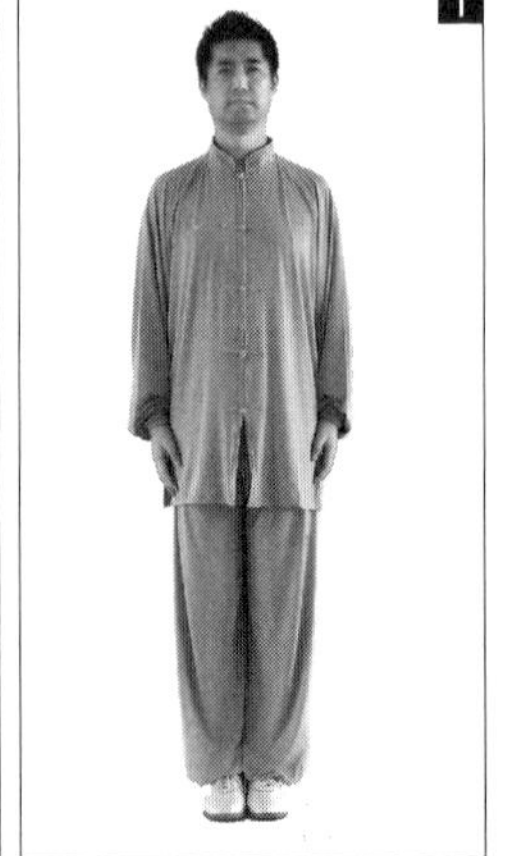

2

て、両足の位置を変えず、左仆歩となる。両手で両脚を押して、左脚内側を伸展し、動作を少し停める。

★動作のポイント

• 仆歩で脚を伸ばすとき、両足の位置を変えてはいけない。膝を曲げ、腰を落とした方の足の踵を上げてはいけない。膝を伸ばし、脚を広げた方の足の外側を床から離してはいけない。

3　捉足仆歩展腿（そくそくぼくほてんたい）（足をつかんで脚を倒して伸展する）

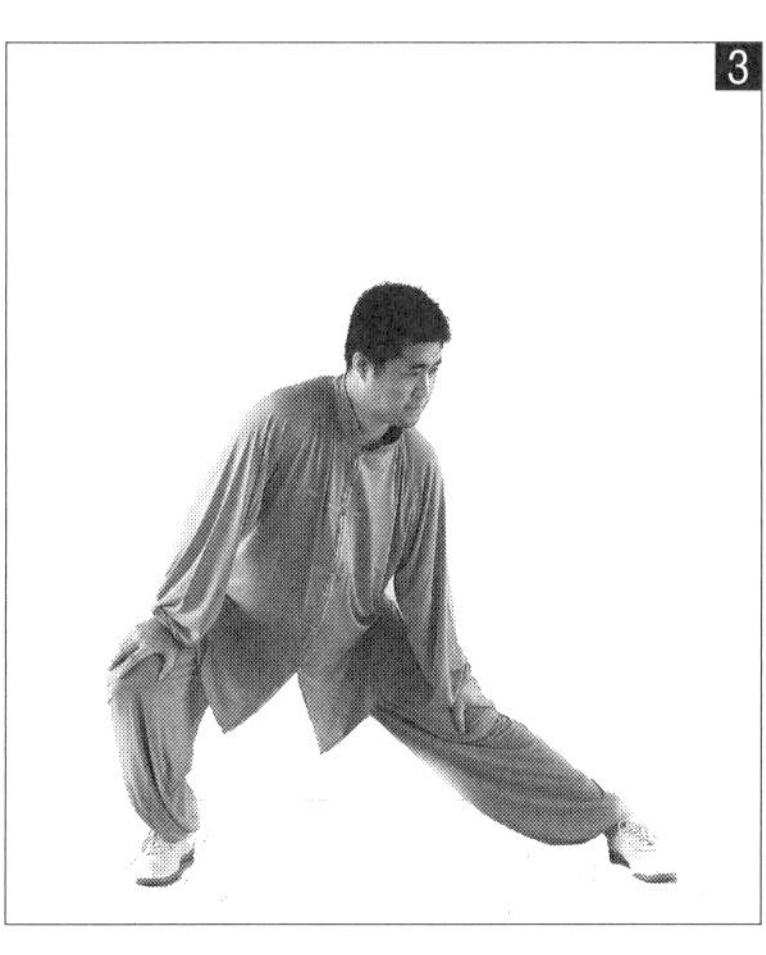

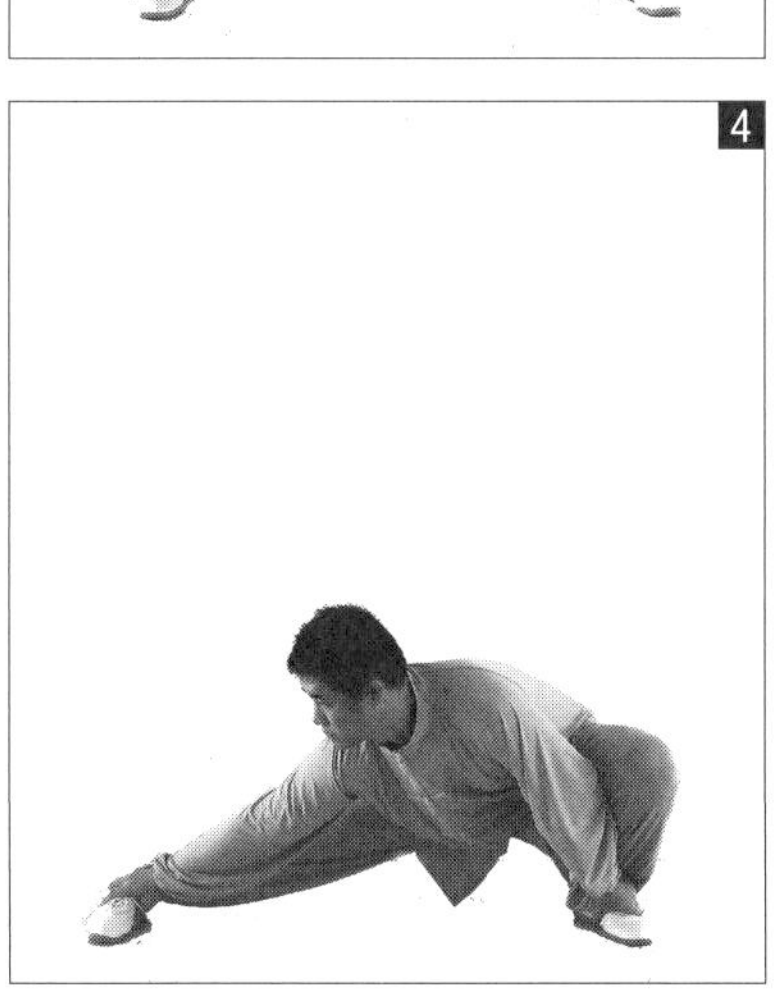

(1)左膝を曲げ完全に腰を落とし、右脚は真っすぐ伸ばして、両足の位置を変えず、右仆歩となる。左右の手でそれぞれ左右の足をつかみ、右脚内側を伸展し、動作を少し停める（4）。

(2)右膝を曲げ完全に腰を落とし、左脚は真っすぐ伸ばして、両足の位置を変えず、左仆歩となる。左右の手でそれぞれ左右の足をつかみ、左脚内側を伸展し、動作を少し停める（5）。

(3)両手を弛めて開き、左足を戻し、身体を真っすぐ元に戻す（6）。

★動作のポイント

・両足底は終始しっかり床に着けて行う。

三　練功の要領

1　仆腿式の重点は、脚の内側や踝の関節などを伸ばすこ

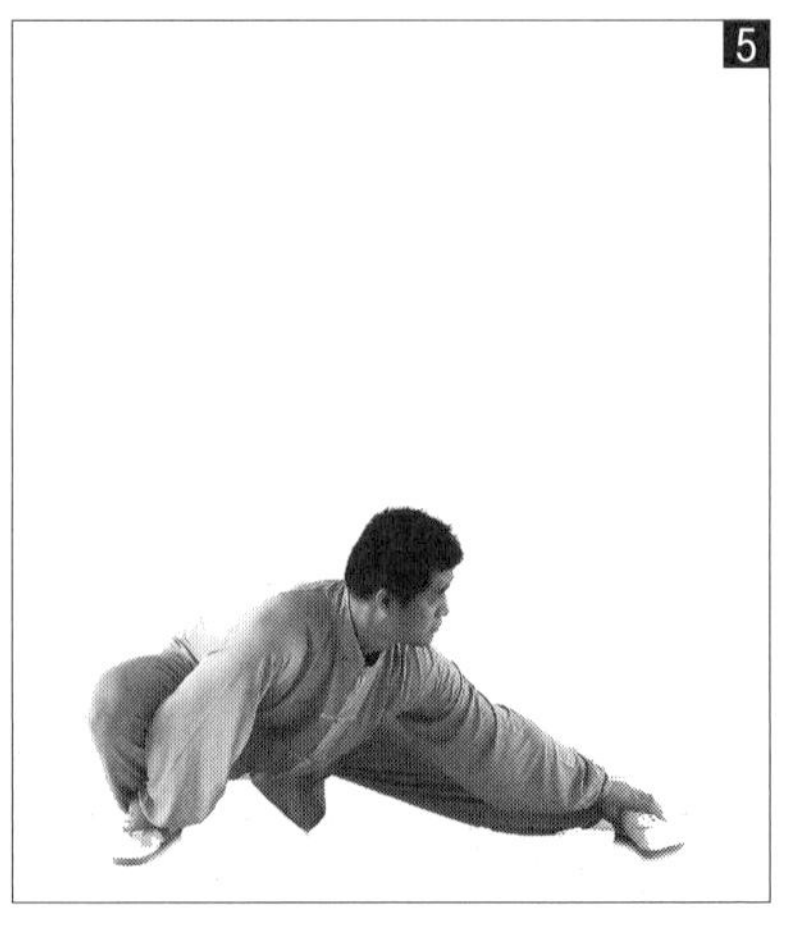

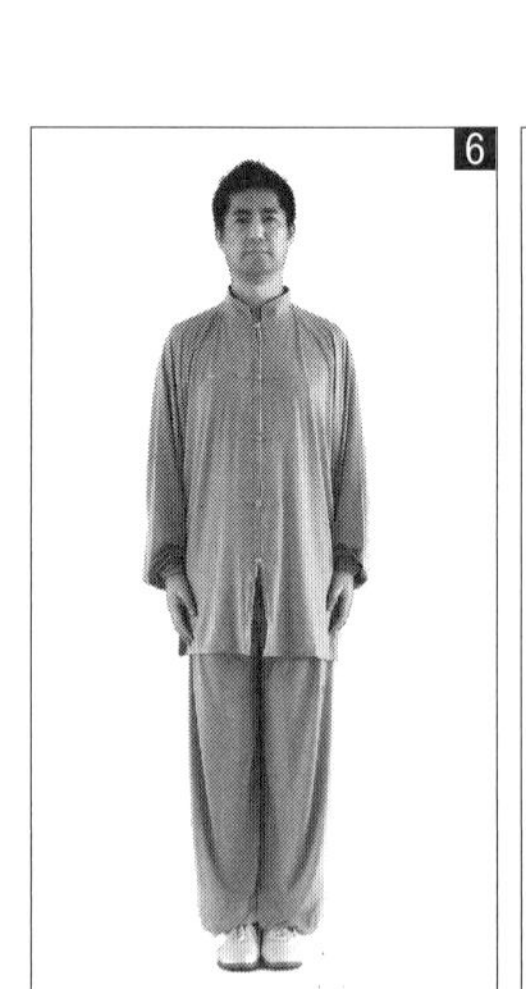

とにあります。

2　仆腿式の三つに分けた動作は、動きの幅や強度を徐々に増していく練習法で、もし練習に困難な部分があれば、自分で動作の幅や強度を調整して行えばよく、無理をしてはいけません。

3　仆腿式で伸展をする過程で、両足底は終始しっかり床に付け、脚の内側の伸展を十分体感しましょう。

四　保健的効果

1　両脚内側のしなやかな強さを高める

両脚の内側を伸展することによって、両脚の強いしなやかさを高めます。

2　股関節、足関節の可動域を広げ、動きをよくする

仆腿式は、股関節と足関節の可動域を広げ、股関節を広げ、足関節の捻挫を防ぐことができます。

3　下肢関節の疾病の予防と治療をする

両脚の筋肉のひきつり、しびれ、痛み、股関節・膝関節・足関節の疾病などの治癒に有効です。

4　打坐禅修の基礎となる

仆腿式は、両脚を伸展させ、股関節、足関節をしなやかにする効果があり、様々な盤坐の姿勢の習得に役立ちます。

五　保健のために使うツボ

1　環跳穴

環跳穴は、足の少陽胆経の経穴です。環は、円形、回る、の意味で、股関節の大腿骨の形に関係し、跳は、下肢の運動の状態で、股関節の機能とも関連しています。このような意味を合わせると、その名前は位置を示しており、大腿骨大転子の最高点と仙骨管裂孔を結ぶ線の外側三分の一のところに取穴します。主に、足腰の痛み、下肢の麻痺、膝関節痛、股関節およびその周囲の軟組織の痛み、半身不随の治療に用います。

仆腿式の中では、横襠歩の姿勢を徐々に低くしていくので、臀部の軟組織も徐々に伸ばされて開かれて、環跳穴も伸ばされ開かれる刺激を受けるので、経絡を通し、気血の流れを整え、筋を弛めてひきつりを解消する効果があります。

2　陰蹻脈

陰蹻脈は奇経八脈の一つであり、足の少陰経の別脈です。踝の内側の照海穴（足の少陰腎経のツボ）から始まり、下腿部の内側を上昇し大腿部内側の付け根から中に入り、上昇して腹、胸、喉を通って顔面に行き、内眼角（目頭）の睛明穴（足の太陽膀胱経）で止まります。

陰蹻脈の主な機能は目の開閉をつかさどることと、身体の運動をつかさどることです。すなわち、目の視覚能力は、内眼角で陰蹻脈と陽蹻脈の気が出会うことによっているのです。陰蹻脈の気が強すぎても弱すぎても、両脈の気はともに目を潤し養う機能に対して影響を与え、また正常な睡眠にも影響を与えます。それ以外にも、陰蹻脈は踵に起こり、下肢の内側を上昇するので、下肢の運動能力とも密接不可分な関係をもっています。

仆腿式の中では、姿勢が高い位置から低い位置へと変化しながら両脚を左右交互に横に曲げます。この身体の伸展によって直接牽引されるところは、下肢の内側の陰蹻脈です。よって、この陰蹻脈が、下肢の伸展で整えられ、経絡を疏通し、気血を調和させる効果をもたらします。

3 陽蹻脈

陽蹻脈は奇経八脈の一つであり、足の太陽経の別脈です。踝の外側の申脈穴（足の太陽膀胱経）から始まり、下腿部の外側を上昇し大腿部外側から軀幹の側面へと昇り、さらに肩、そして頬に至ります。睛明穴を越えて上昇し、風池穴（足の少陽胆経）まで至るのです。

陽蹻脈の機能は陰蹻脈と同じで、主に陰陽の二蹻脈の気が上昇し、睛明穴で会い、目を潤し養って、目の機能と関係しています。陰陽両脈の気のバランスが崩れて、陽が過度に盛んになると目が冴えて眠れなくなり、逆に陰が盛んになりすぎると目が開かず目覚めにくくなります。陽蹻脈も踵から起こり、下肢の外側を上昇し、陰蹻脈と同じで、下肢の運動能力とも密接不可分な関係をもっています。

仆腿式で、姿勢が高い位置から低い位置へと変化しながら左右の膝を曲げ、腰を落とすので、下肢の外側に相応の牽引の刺激が与えられます。特に両手を足の甲に着け、上体を前に倒し下肢の外側の伸展の強度を高めることによって、陽蹻脈にも牽引性の刺激が与えられ、経絡を疎通し、気血を調和させる効果をもたらします。

4　内外四池穴

内外四池穴は、経外奇穴で、またの名を陰陽四池穴といい、内池穴と外池穴に分かれます。内池穴は、内踝の直下、前後の二つの凹陥部に取穴し、外池穴は、外踝の直下、前後の二つの凹陥部に取穴します。主に、足心の熱、足とふくらはぎの赤い脹れ、乾湿脚気（かっけ）（乾脚気は腫れない脚気、湿脚気は腫れて痛む脚気）、足の冷え、足とふくらはぎの不随、筋肉のひきつり、足のしびれ、脚部足部の様々な麻痺などの症状の治療に用います。

仆腿式は、片側の脚の膝を曲げ、腰を落とし、反対側は伸展します。これは両脚の内側を伸展するだけでなく、同時に両足踝と内外四池穴にもよい刺激を与え鍛錬することになります。この部位は、普段はおろそかにされていて、特に鍛えるということのない部位です。

第十二式　左顧右盼式

毎日、脊柱をあるべき位置に戻す

一　中医の智慧

1　前へ鑚ち、後ろを見る

左顧右盼（さこうはん）式は、峨眉伸展功の最後の一式です。この式の動作は、一見、複雑には見えないのですが、実際に練習すると体感しづらく、そのポイントをつかむのも容易ではありません。ここで、皆さんのために、まとめて一言で説明すれば「前へ鑚（うが）ち、後ろを見る」ということなのです。

「前へ鑚（うが）つ」とは、身体を前屈するときや左右に回して動くとき、頭頂が誘導して、脊柱全体を前へ伸展させるという意味です。ドリルビットで前に穴を開けるように動き、椎骨の一つ一つが回転の中で伸ばされているのです。

「後ろを見る」とは、胴体を左右に振って極限まで来て、首の回し方も最大限になったとき、首をひねって後ろを見るような姿勢になることです。この動きから左顧右盼という名前が付けられました。

このような脊柱を回しながら伸ばす方法は二十四節気導引術、峨眉十二荘、易筋経など伝統的な導引術や太極拳、八卦掌（はっけしょう）、形意拳（けいいけん）などの内家拳（ないかけん）の中で使われています。

もう少し深いレベルの修行という観点からいうと、「前へ鑽ち、後ろを見る」という言葉は、実践において、着実にかつ勇猛果敢に前進すると同時に、後ろを見る、常に振り返って反省し過去の総括をすることによって、適切に方向と方法を調整するということです。さらに深いレベルで見るならば、内視、内観、返聴（身体の内を意識し、聴く）という方法も、すべて「後ろを見る」という練習方法なのです。

2　毎日、脊柱をあるべき位置に戻す

人類は直立歩行を始めて以来、両手は解放され、視野も広がり、智慧も増し、大きな進歩と変化を遂げたのですが、同時に直立したことによって脊柱に巨大な圧力をかけることになったのです。

特に一日中坐って仕事をしたり、いつも同じ姿勢で仕事をしている現代人たちは、脊柱に長時間の圧力をかけています。さらに長時間の立ち姿勢や坐り姿勢が正しくないことにより、脊柱関節の疾患を引き起こし、ひどくなると本来の生理的湾曲にも変化も引き起こしてしまいます。よって、脊柱の疾病、例えば、頸椎病、腰椎病などがよく見られ、治りにくく、長く人々を悩ませるのです。

もし、毎日自分の脊柱の圧力を緩和し正しい位置に戻せば、脊柱に関連した疾病の発生を防ぐことができるのです。左顧右盼式の練習は、脊柱全体、特に腰椎に対してよい効果をもたらします。

二　動作の分解練習

1　俯身貼腿（ふしんちょうたい）（身体を前屈して腿につける）

(1)両足を肩幅より少し広めに開き、放鬆して静かに立つ（1）。

(2)身体の後ろで、左手が右手首を握り、右手は自然に握って拳にする（2）。

(3)身体を伸展しつつ直角になるまで前屈し（3 4）、さらに額と胸、腹をできるだけ左脚に近づける。両膝は真っすぐ伸ばし、左脚後ろ側が伸展するのを体感し、少し停める（5 6）。

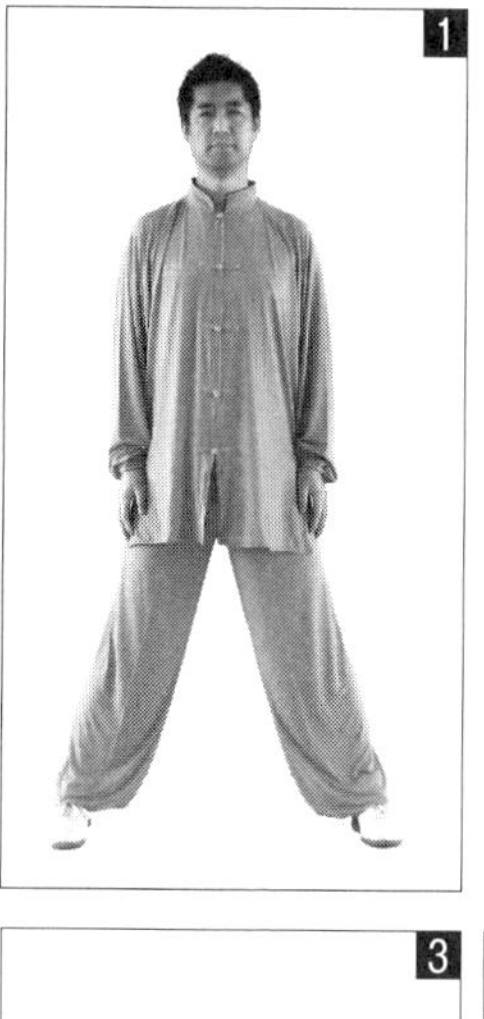

1

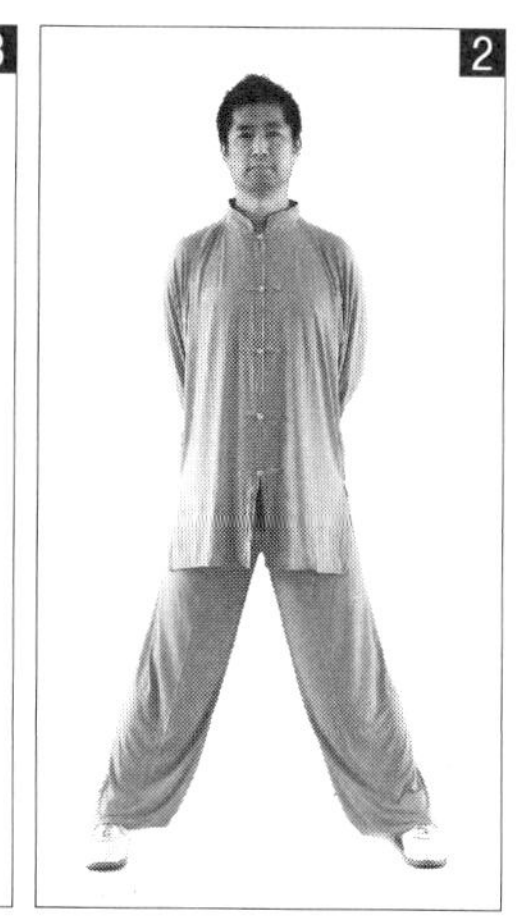

2

3

(4)身体を直角になるまで戻し（7）、続けて右へ振り、額と胸、腹をできるだけ右脚に近づける。両膝は真っすぐ伸ばし、右脚後ろ側が伸展するのを体感し、少し停める（8 9）。

(5)左右三回繰り返した後、頭、首を前に伸ばし、身体を真ん中に戻す。上体と両脚でできる角度は、ほぼ直角にする。

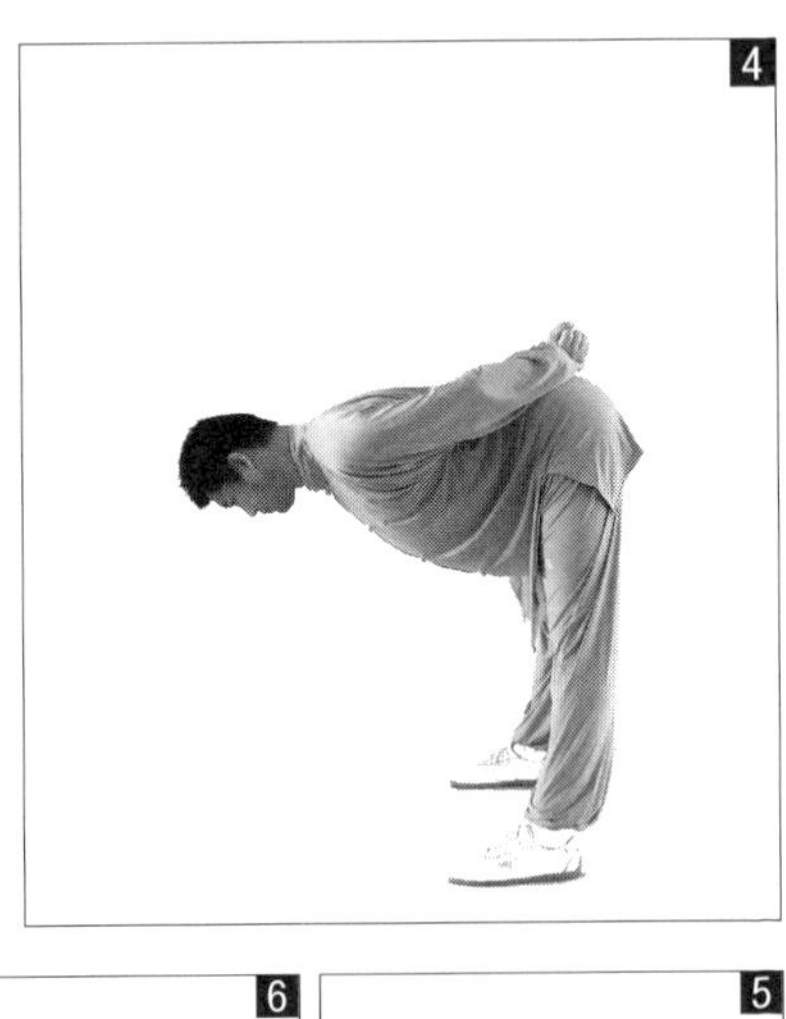
4

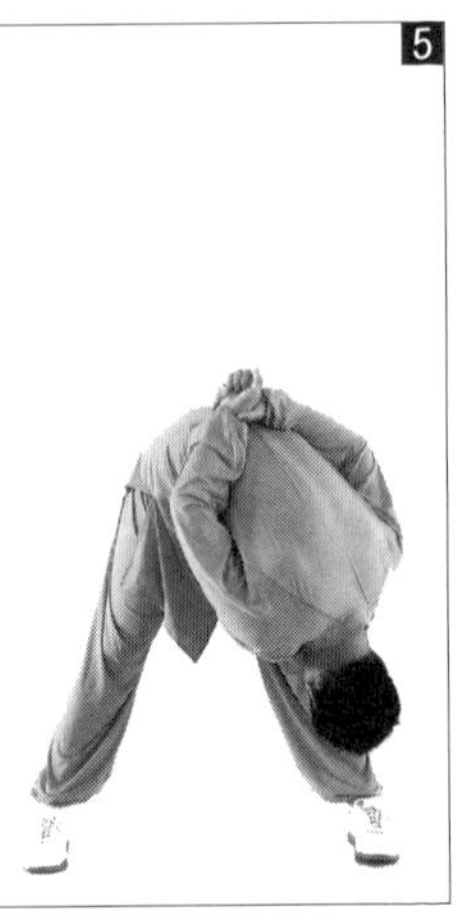
5

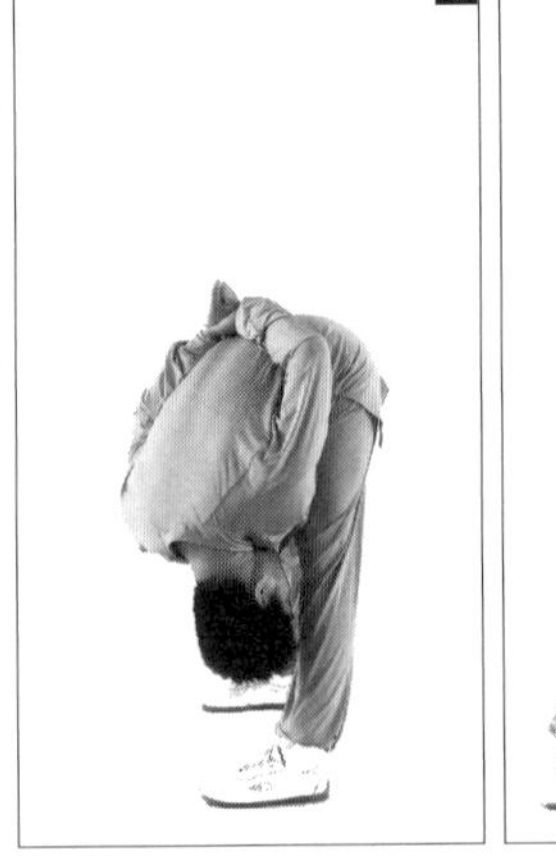
6

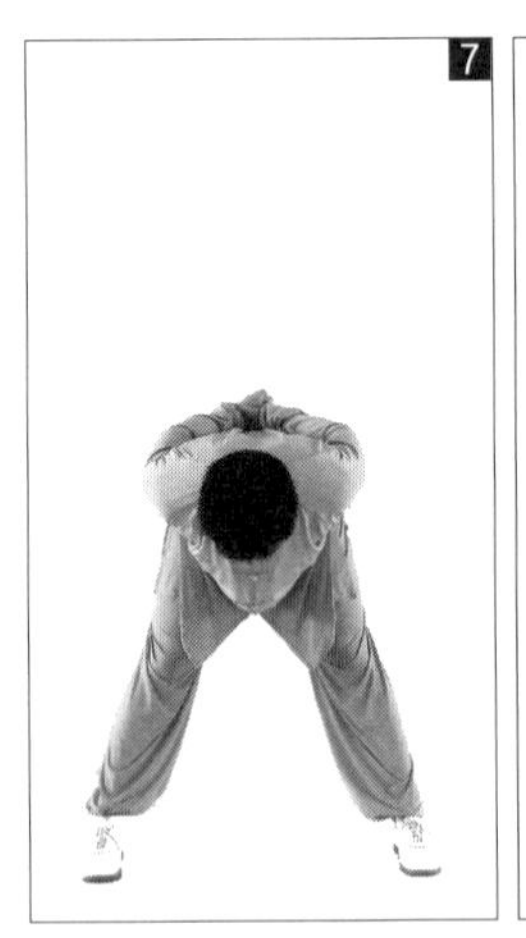
7

★動作のポイント

・両脚を真っすぐ伸ばした状態を保ち、脚の後ろ側が伸展するのを体感する。

2　左顧右盼（さこうはん）（左右を顧みる）

(1)頭、首が誘導して脊柱と胴体を前へ、左へ伸展する。同時に身体を左へ、後ろへ振る。両膝は真っすぐ伸ばし、両足は動かさない。動きが最大に達したら少し停め、目は左後ろを見る（10 11 12）。

(2)頭、首が誘導して脊柱と胴体を、前へ（13）、右へ伸展する。同時に身体を右へ、後ろへ振る。両膝は真っ直ぐ伸ばし、

8

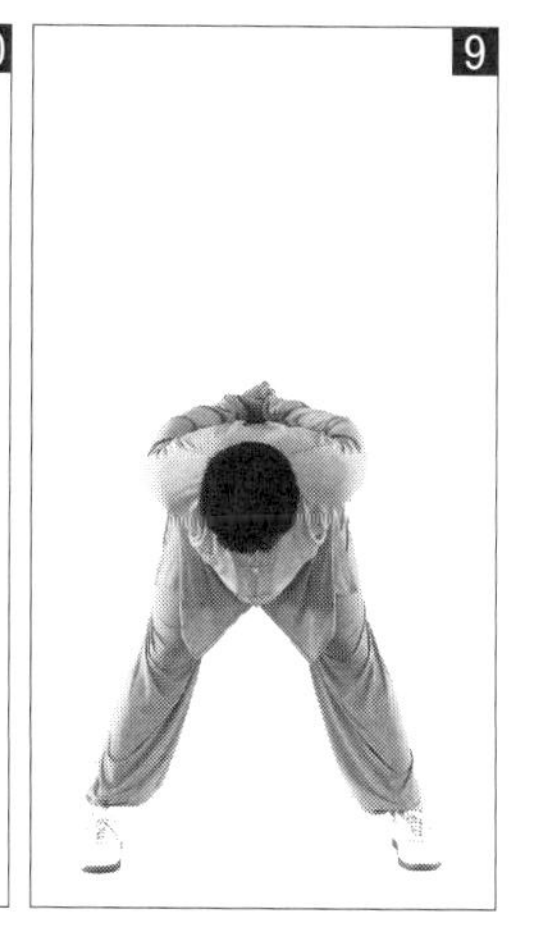
9

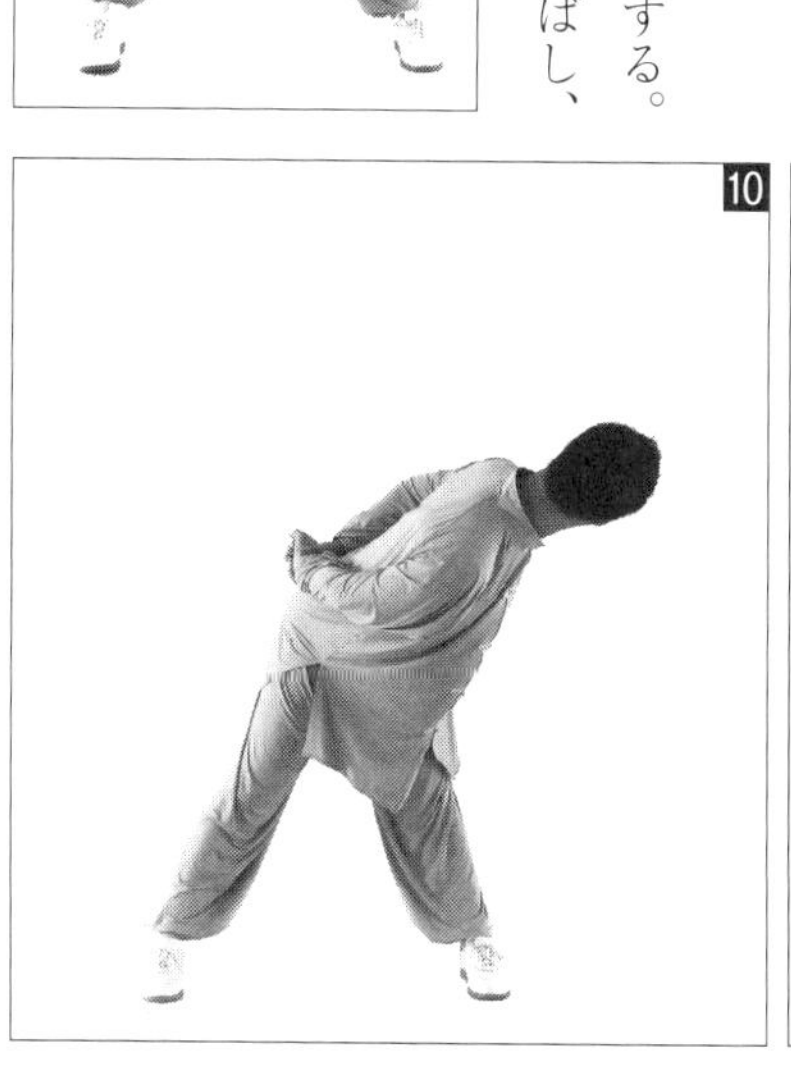
10

両足は動かさない。最大に達したら少し停め、目は右後ろを見る（14）。

(3)左右三回繰り返した後、頭、首を前に伸ばし、身体を真ん中に戻す。上体と両脚は、ほぼ直角にする（15）。

(4)膝を曲げて弛め、両手を体側に戻し、身体はゆっくりと起こして真っ直ぐにし、目は前方を見る（16）。

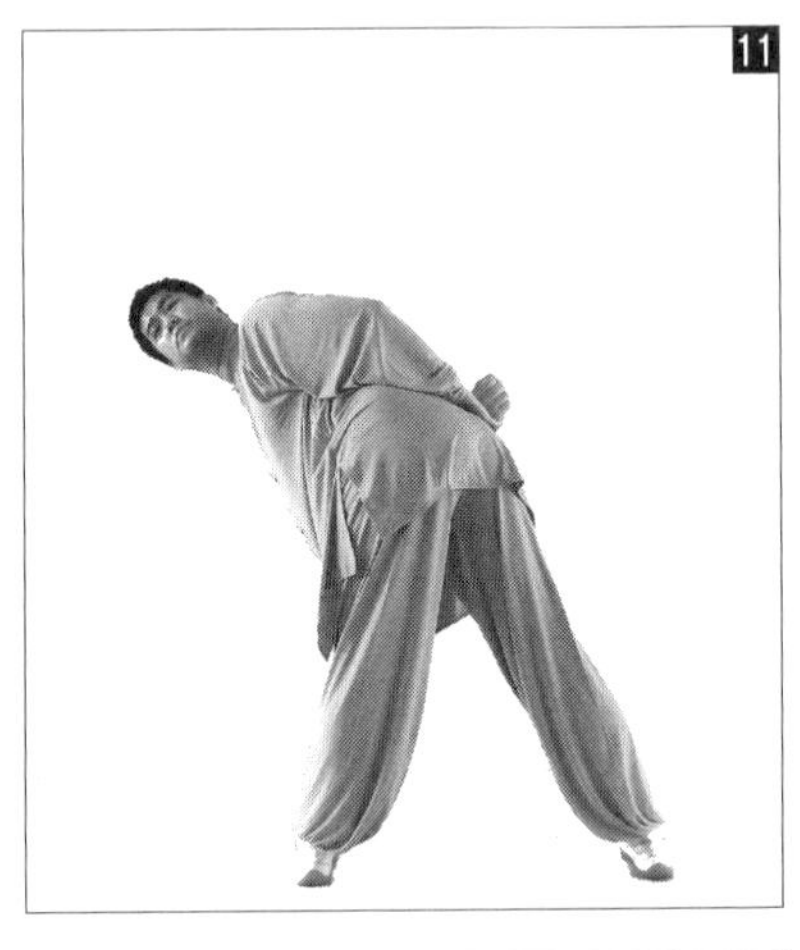

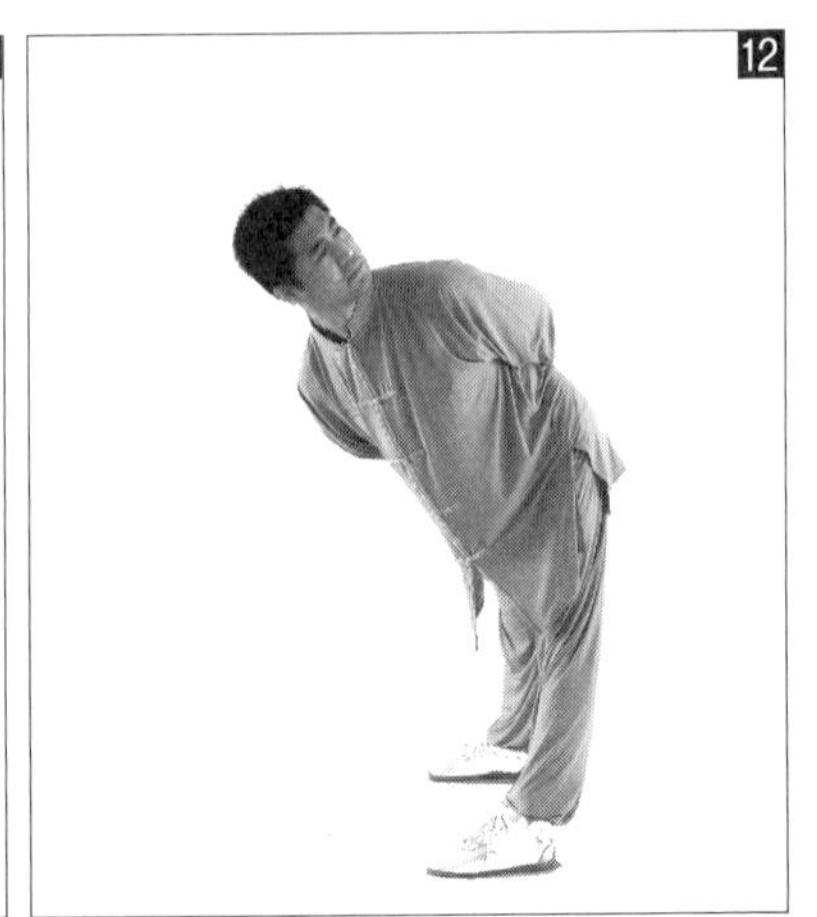

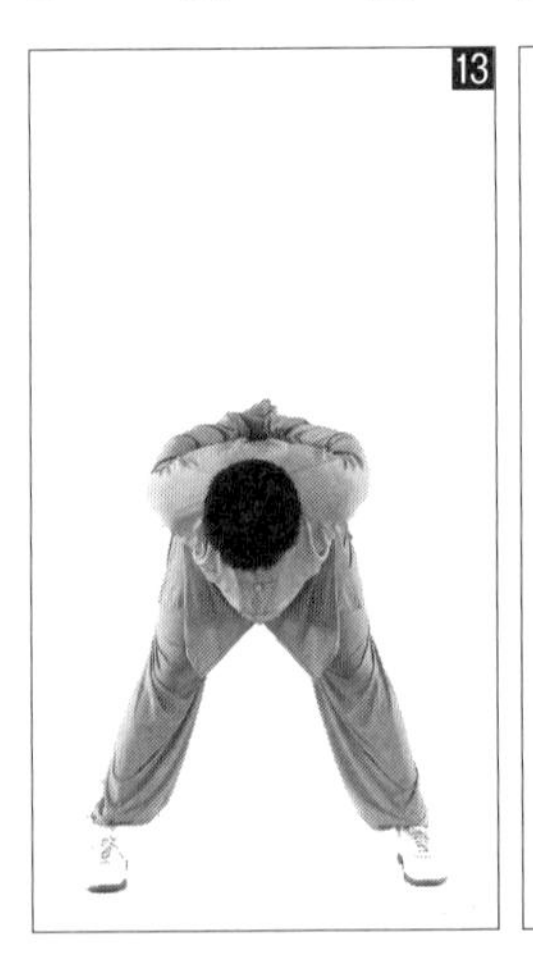

★動作のポイント

・動作の過程で、両脚は真っすぐ伸ばした状態を保ち、両足を動かしてはいけない。

・身体を左右に振る動きの幅は、自身の状況に合わせて決める。

三　練功の要領

1　前屈して身体を脚につけるときのポイントは、顔、胸、

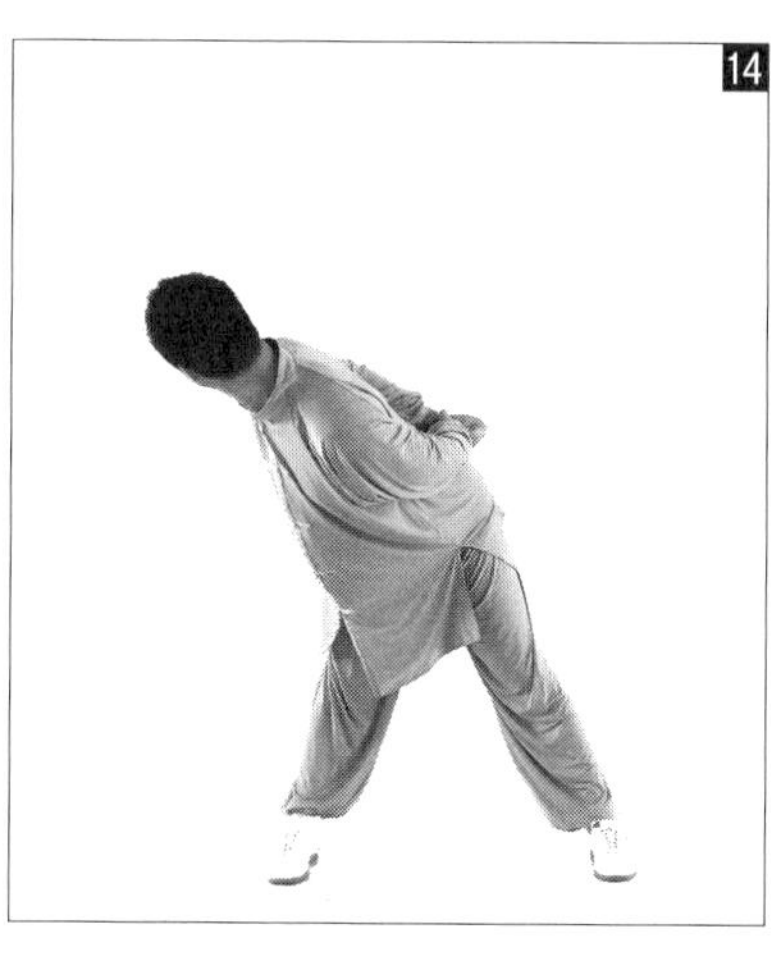
14

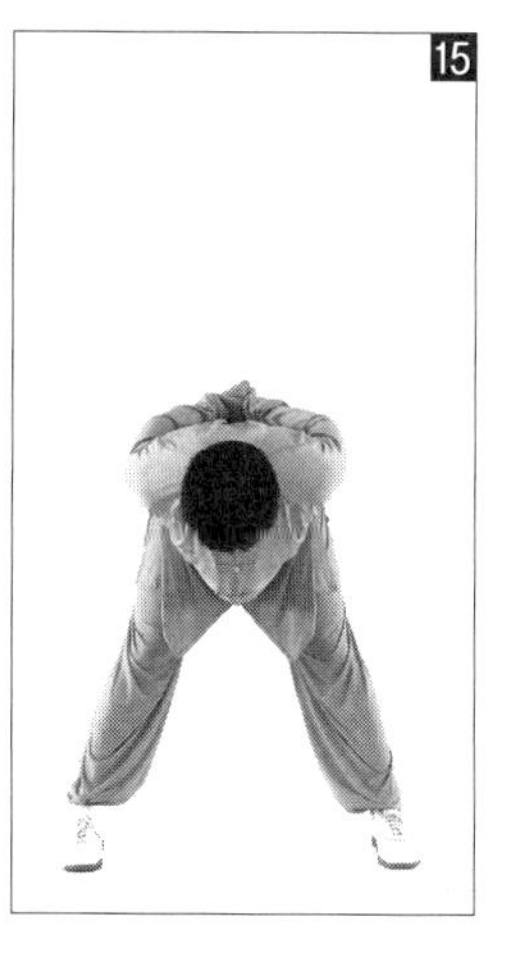
15

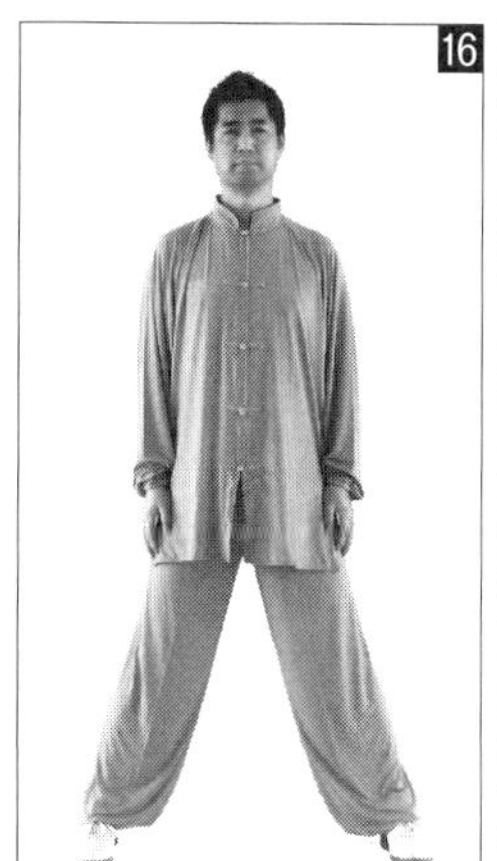
16

腹全体をできるだけ脚に近づける、またはできれば脚に着けてしまうことであり、頭部と額だけを脚に近づけるのではありません。このとき、脚は真っすぐに伸びている状態を保ちます。これが最終の目標です。練習の強度、動作の幅は、それぞれ自分の身体の情況に合わせて決めればよく、傷めてはいけません。動作を少し停めて、身体、特に脚の後ろ側の伸展を体感します。この動作の練習は、次の「左顧右盼」の準備にもなっているのです。

2　左顧右盼の練習のときは、頭頂と尾閭、尾閭と両足に二つの逆方向の矛盾力を使い、相反する方向に力がかかるので、その間が引き伸ばされます。この伸展を体感しなければなりません。胴体、脊柱、両脚全ての伸展、特に腰の伸展は、回しながら引き伸ばす練習であり、ただ単に左右に身体を振るだけの練習ではありません。

四　保健的効果

1　全身の筋骨や経絡を整える

この動作は、全身の各部分、中でも脊柱、両脚の筋肉や骨格、経絡すべてに良い伸展の効果があり、伸展功全体の最後の調整を行う練習でもあります。

2　自分で脊柱関節の不具合を矯正する

この練習は、脊柱、頸椎、腰椎等の関節の不具合を自分で矯正する助けになり、その機能を改善し、高めます。

3　脂肪を減らし、スッキリした身体にする

この練習は、腰や腹の脂肪を減らす効果があり、大腿と臀部の筋肉をひきしめます。

4　足腰の疾病の予防と治療をする

この練習は、足腰の多種の疾病に対して良い効果があります。例えば、下肢の筋肉のひきつり、下肢の痛み、下肢のしびれ、腰痛、腰のだるさ、腰の冷え、腰が重い、脊柱部の疼痛、全身の倦怠感などです。

五　保健のために使うツボ

1　委中穴

委中穴は、脚の裏側の膝窩横紋(しっかおうもん)の中央、拍動のある場所で、そこに二本の細い筋があり、この筋の下に取穴します。委中穴は、足の太陽膀胱経に属し、足の太陽脈が入り、合土穴(ごうど)（脈気が入る陽経のツボ）となり、導引や鍼灸でよく用いられます。主に、すべての足腰の痛みや怠さ、風湿麻痺（リウマチなど）、

膝の屈伸不能、眉毛の脱毛、丹毒（真皮の化膿性炎症）、疔瘡（面疔）、多汗、寝汗などの症状の治療に用います。

左顧右盼式の中では、膝関節は曲げずに伸ばした状態を保ち、身体を前屈させ、左右交互に上体を脚の方に近づけます。すると両脚の裏側の膝窩部（膝の裏）は必然的に牽引の刺激を受けます。すると委中穴も自然に刺激を受けるので、経脈を流し、経筋（経脈の気が筋肉や骨を潤し養うシステム、経脈の外周の附属した部分）を通す効果があります。

2 承山穴

承山穴は、足の太陽膀胱経の要穴です。承は、受け継ぐ、受け支える、山は、大変重いという意味です。ふくらはぎの正中、腓腹筋が収縮したとき内外筋腹の分かれ目にできる人の形の紋の頂点に取穴します。

主に、ふくらはぎの痙れん、下肢の疲労、膝関節疲労、腰背痛、腰脚痛、便秘、脱肛、痔などの症状の治療に用います。

左顧右盼式は、両下肢の後ろの筋肉群を充分に伸ばすので、特にふくらはぎの筋肉群が牽引され、その中で承山穴も刺激を受け、この牽引によって調整が行われ、運化水湿（水液が腎、膀胱に行き、尿として排泄されること）を強め、固化脾土（脾気を強くする）の効果がもたらされます。

秘訣篇　導引の要点

武侠小説の中で、よく武術の秘伝書の描写があります。世にまたと無いような実力・功夫には必ず何か特別な秘訣があるのです。この点は、伝統文化の中では、武術であれ、導引であれ、仏道禅修などであれ、心身の修練を目的とした功夫は皆同じです。しかし本当の秘訣は、よく小説の中に出てくるような大げさで、死闘をくり返して奪い合うものではなく、経験のある先生から直接伝承を授けられるものなのです。いわゆる、「真伝は一言、仮（偽）伝は万巻書」ということです。

ここでは導引の秘訣を紹介します。これらの秘訣は、峨眉伸展功だけでなく、その他のすべての導引類の功法や太極、形意、八卦など内家功夫に用いることができます。

一　導引の四字要訣

1　大――気血を全身に届ける

「大」とは伸展功を練習するとき、すべての動作の幅はできるだけ最大にすることです。正確にいうと、動作の幅を最大限に近づけるということです。当然一人一人の極限は違い、同じ人であっても毎日の練習の極限は違ってきます、ですから自分の動作の幅の極限を把握すればそれでよく、決して力ずくで行ってはいけません。言葉を換えていうなら、安全を保証し、筋肉を傷めないという前提で、動作を最大にすればよいのです。

「大」は、伸展功の第一歩です。できるだけ伸展し、まずは放鬆のことは考えません。身体の各部分が伸展して開かれて、気血はよく流れるようになり、全身の各部位まで、さらには細かい末端にまで届けることができるのです。峨眉派に古くから伝わっている口訣に「円空法生」というのがあります。この言葉の意味はまさに「大」から始めるということで、大にすることができ、円にすることができれば、空にすることができ、空になれば通すことができ、通すことができれば泰（健康）になるのです。伸展功の具体的な練習方法やその進め方は、《伸展の順序》の中で詳しく説明します。

2　慢――緩慢の中で心身合一に到達する

「慢」とは、伸展功を練習するとき、すべての動作をゆっくり行うことです。ゆっくりと、速度を均一にして一つ一つの動作を完成させていきます。このような練習方法は、精神集中、凝神入静に有効なだけではなく、体内の気血の流れを導引するのにも有効なのです。

伝統中医と養生理論では、形、気、神、三者の協調統一が生命や健康の基礎であり、この三者の不調が疾病や老化、死亡の根本原因であると考えます。そして、この三者は、よく協調統一ができないのです。心（神）は動きやすく、「心猿意馬（しんえんいば）」といわれるように、瞬時に十万八千里（遠く）を駆け巡ることができるのです。

形体（身体）は楽を好み労を厭うので、筋骨が縮み、形体が衰えるのです。

多くの人は、気に対する理解がたいへん少なく、その存在を信じず、迷信や単なる理論にすぎないと思っている人も多いのです。ですから、気を積極的に理解し、コントロールし、運用しようとは思わないのです。なので、徐々に気血が滞り経脈が通じなくなってしまうのです。さらに、この三者はそれぞれが我が道を行き、なかなか協調統一状態にならないので、疾病、苦しみ、悩みの根源となってしまいます。

伸展功の「慢」の練習は、「形」に対する練習効果の他にも、最も遅い「気」の到達を待ち、最も速い「心」をゆっくり動かすようにさせます。すると徐々に形、気、神三者が協調して統一した状態になり、身体は健康になり、心も愉快になり、老化を遅らせる目的を達成することができるようになるのです。このような方法は、気脈内景の観点からいうと、時間と空間を通して、形、気、神をコントロールする方法の一つなのです。

3　停――「気」の到達を待つ

「停」とは、ここでの主要な意味は「候（待つ）」ということです。伸展功を練習するとき、動作の幅が最大限になったとき、少し停めて、三～五秒そのままの姿勢を保持しなくてはなりません。一つの動きが完成したばかり、もしくはまだ形がきちっととれていないうちに次の動作を始めてはいけません。この点は大変重要なのですが、よくおろそかにされます。

私たちは、真気が体内を流れる速度は遅いことを知っています。もし動作が速すぎれば、気血は充分に到達することができません。ですから動作はゆっくり、なおかつ動作が最大になったところで停めて、気の到達を待たなくてはいけません。中医学の鍼灸治療でいう「留針候気」や、武術でいう「形断神連」と同じ意味なのです。ある意味、静坐、站椿功も実は「候気（気を待つ）」の方法なのです。「慢」と「停」の方法は、気を流し変化させ、気血を合流させ融合させるために充分な時間を提供しているのです。そして「大」の方法が、充分な空間を提供しているのです。このような練習を長く続けていけば、気血は自然に調和し、経脈はよく流れ、そこでやっと徐々に伸展と放鬆の本当の意味、大、慢、停の口訣の妙味を理解するのです。

気脈内景と導引の観点からいえば、いわゆる「行雲流水」、「連綿不断」とはただ単に見た目の動作が流れるようであるということではなく、内景気脈の流れの連続性と流通性をいっているのです。私たちがいう大、慢、停の口訣の方法は、正しく気脈が「行雲流水」、「連綿不断」の状態に達するために行うのです。そうでなければ屈伸や鬆緊を通して気血を導引することは難しく、「形断気不断」（動きは止まっても気は動いている）や「形断神連」（動きは止まっても神はつながっている）の本当の意味の理解も難しいでしょう。もし文字だけから意味を推測判断すると、その理解は、最初は少しの差であったとしても、やがて全く違ったものとなってしまうでしょう。

4　観——自己を発見し、自己を認識する

「観」とは、「返観内視」、観察、体感するという意味です。伸展功の練習の中では、動作が自分の身体のどの部分に対して行っているのか、どのような影響や反応があるのか、また呼吸、息づかいに対して、どのような影響を与えるのか、また精神や感情に対しての影響はどうかなどを、静かに観察し体感しなくてはなりません。

観は、調心、煉心の方法ですから、すべての修練方法の核心、重点なのです。仏家ではこれを、ヴィパッサナー、観想、内観、内明などと呼びます。道家や医家では、存想、存思、内視、返観などと呼びます。中国古代の思想書『管子』では内業と称します。

伸展功の練習にとっては、動作や伸展法が熟達してきたら、ゆっくり「観」の方法を加え始めます。もちろんこの観はまだ初歩の練習方法に過ぎません。詳しい方法と順序は、「観の段階」の中で詳しく説明します。

二　伸展の順序

伸展は、伸展功のテーマであり、ポイントでもあります。練功者のレベルがどんどん高まってくると、伸展にも違った方法や目的、意義が出てきます。読者の練習のために、「伸展」のいくつかの初歩段階の練習順序を紹介します。

第一段階：形体伸展法

第一段階は、練功者が、伸展功の練習方法をやっと把握できた段階なので、練習の重点を、関節、筋肉、靱帯などの部位に置き、身体全体を伸展させます。この段階では最大の伸展を行えばよいということを覚えておいてください。気功、導引、太極拳などでいう、放鬆、柔らかく、円く、円滑に連綿となどということは、しばらくは考慮に入れずに行ってください。初心者にとって、この段階の練習は多少きついのですが、練功の効果が最もわかりやすい段階でもあるのです。

第二段階：二点伸展法

第一段階の「形体伸展法」の練習が習熟した後、第二段階の「二点伸展法」の練習を始めることができます。

二点伸展法は、直線伸展法、内勁伸展法、矛盾力伸展法ともいい、すべての姿勢、動作の中で、身体の最も遠い先端にある二点を探し、この二点を相反する方向へと伸展させるのです。

二点の伸展により、一直線ができるので、「直線伸展法」とも呼びます。この直線は、実は気功、導引、太極拳などでいう「勁」、「内勁」のことなので、「内勁伸展法」とも呼びます。最も遠い端にある二点を、相反する方向に力を使う、二つの矛盾した力を使いますから「矛盾力伸展法」とも呼びます。

例を挙げると、立っているとき、頭頂が最も遠い点になり、足底がもう一方の点になります。この二点を引き合って伸展し、反対方向へと力を使うと、功法の中でよくいう「百会上頂」、「虚霊頂勁」の具体的な方法になります。

また、両腕を両側に伸展させたとき、両手の中指の先が最も遠い端の二点になります。この二点を引き合う方法は、これも功法の中でよくいう「沈肩送臂」や峨眉十二荘の中の「通臂勁」の練習方法なのです。

練功者は、ここからさらに進んで、伸展と放鬆の関係、矛盾と統一の関係などを理解していきます。

特に注意すべき点は、この段階の練習では、意識は身体の最も遠い端の二点に置くだけだということです。そしてこの二点を反対方向に「力を入れて」伸展させ、身体の他の部分はできるだけ「放鬆」し、力を入れません。私たちは、「最小の力で、最大の伸展をする」と強調し続けてきました。最大の伸展は、「伸展の中の放鬆、放鬆の中の伸展」であるというのも同じ理論です。長く練功を行っていくと、内勁、内気、さらには内景気脈もわかるようになりますが、皆この二点伸展法から出てきたものなのです。注意深く体感してください。

第三段階：二点移動法（二点位移法）

第二段階の「二点伸展法」を習熟したら、第三段階の「二点移動法」の練習を始めます。

二点移動法は、内気伸展法、内景伸展法ともいい、第二段階の二点伸展法の基礎の下、元々の姿勢や動作を変えないという前提で、練功中に違う姿勢、違う動作の中で違う二点や、この二点の移動する軌跡や変化を細かく体感するのです。移動の軌跡や内勁の変化の軌跡は、さらに深くいえば、内気の流れのルートなのです。

もしこの段階の練習も熟達してくると、体内の内気の流れや内景気脈の変化を洞察することができるようになり、ひいては人体の経絡システムや微細な変化まで感知することができるようになります。ですから「内気伸展法」、「内景伸展法」と呼ぶのです。この段階にまできて、やっと本当の意味での内景導引、内功、気功になります。

二点移動法の練習が熟達した後、まださらに高レベルの伸展があります。例えば、六面伸展法、曲線伸展法、円伸展法などです。これはすでに初心者の能力の範囲を遥かに超えていますから、ここでは省略し、将来専門に研究するときまで保留しておきます。

三　観の段階

観は、練功者が身（身体）、心、行（行為）、境（環境）を観察するということです。導引と観の練習中は、終始清静な心を保ち続け、静かに身体の動作を観察します。また、動作が身体のどの部分にどのような変化をもたらすか、呼吸や心、ひいては周囲の環境にどのような変化をもたらすかを観察しなくてはなりません。しかし、ここで注意しなくてはならないのは、観察したすべてのことに、良し悪しや是非などの区別を行ったり喜んだり嫌ったりしてはならないということです。これらの変化に面と向かい、ただ静かに観察するだけでよいのです。自分は、ただの観察者、観賞者となるのです。この方法を久しく行っていくと、それはとても絶妙なものとなります。

観の具体的な方法、レベルはいろいろありますが、以下に三段階の練習方法を紹介します。

第一段階：「観形」。練功中に、一つ一つの動作が身体のどの部位を伸展させているのか、どの部位にどのような反応や感覚があるのかを静かに観察します。練功者のレベルが高まっていくと、動作はより大きくなっていくのに、動作を完成させるために動かす部位や力がどんどん減少していきます。これを体感してみてください。

第二段階：「観気」。練功中に、一つ一つの動作の中で呼吸や気血の微細な変化や流れを、静かに観察します。

第三段階：「観神」。練習中に、一つ一つの動作の中で、思い、感情、心理の微妙な変化を静かに観察します。

観の練習を入れた練功を通して、私たちは、動作と身体の全ての部位との関係を徐々に理解し、功法のそれぞれの部分に内包された本当の意味を、身をもって悟っていきます。そして動作、呼吸、心と気の間にどのような関係があるのか、それは相互に依存し、相互に影響し合う密接不可分な関係であることを次第に認識していくのです。心身はますます静かになり、「内気」は、そのような状態においては、少しずつ大きくなり始めます。本当に「気」を観察できる段階に入れば、そうであることを知り、なぜそうであるかが理解できる「証悟」のレベルに到達するのです。

私たちは、このような観の練習の中で、徐々に自分を認識し、理解し、さらには一定の範囲内で自己の調整やコントロールを行ってゆきます。また、不断に自己を理解することを通して、他人を理解し、環境を理解し、世界を、さらには宇宙全体を理解していくのです。

四　功後導引

完成された功法の練習には、練功前の準備が必要であり、また収功にも順序があります。一般には、これを功後導引といいます。これを行うことによって練習の効果を最大に引き出すことができます。各功後導引には決まった方法と特別な意味があります。よく用いられるいくつかを紹介します。

1　哈気放鬆功

毎回伸展功の練習を終了した後は、「峨眉哈（hā）気放鬆功」あるいは、それを簡単にした「一分間呼吸法」を合わせて行うべきです。具体的な方法は、次の章の「吐納篇――一分間呼吸法」を見てください。

2　叩歯

方法：口を閉じ、上下の前歯を軽く三六回噛み鳴らし、その後奥歯も三六回噛み鳴らします。
ポイント：叩歯は、ゆっくり軽く行い、急いだり大きな音を立ててはいけません。
効果：歯を強くし唾液を生む。意識や脳を覚醒させる、脾胃の機能を高め、腎を補い骨を強くする。
＊伝統的な考え方：「歯は骨の余り」で、腎が骨をつかさどると考えます。歯が強いと、腎気は衰えないので、叩歯は、昔から伝統的な養生であり、修練においても重要な内容です。

3　攪海

方法：口を軽く閉じ、舌先を歯茎の外側に当て回し動かす。順番は、上門歯→左上臼歯→左下臼歯→右下臼歯→右上臼歯→上門歯、三回くり返し、逆方向にも三回くり返して回す。舌先を歯茎の内側に当て回し動かす。順番は、上門歯→左上臼歯→左下臼歯→右下臼歯→右上臼歯→上門歯、三回くり返し、逆方向にも三回くり返して回す。

ポイント：上下の唇、頬、舌の側面や歯茎を充分にマッサージする。

効果：唾液を生む、滋陰、養心、補腎。

＊攪海、また赤龍攪海ともいいます。舌は赤くくるくるよく動くので、昔の人は「赤龍」と呼びました。舌を、唇と歯の間や、口腔内で攪拌するように動かし続けるので、口の中に津液（唾液）が大量に分泌され、津液が口いっぱいで「海」のようになり、「攪海」、「赤龍攪海」というのです。

4　漱咽（そういん）

方法：攪海で湧いた津液で口を三六回漱ぎ（ブクブクする）、その後口内の津液を三回に分けてゆっくり飲み込み、意識を丹田に送ります。

ポイント：漱ぐときは、津液を口腔内で勢いよくかき回し、口の中のどの部位も津液で洗うようにし、飲み込むときはごくんごくんと音をたてます。

効果：五臓を滋養する、全身に栄養を送る、脾胃の機能を高める、食欲増進、滋陰潜陽、養心補腎。

＊漱咽は、またの名を咽液といい、鼓漱呑津（こそうどんしん）することです。伝統理論では、「唾は腎の液」、腎の真陽が化したものだと考えます。特に、禅修、静坐、導引の中で生じた津液は、「玉液」といわれます。津液を方法どおりに呑み込むとき、意識を丹田にもっていくことは重要な修練の内容の一つです。またいわゆる「煉津成精」、「玉液還丹」の方法であり、煉精化気、煉気化神、煉神還虚の基礎なの

です。ですから唾液は好き勝手に吐き出してはいけない、これは修練の「禁止事項」の一つです。

5　浴面（よくめん）

方法：まず両手を擦って温かくし、洗うように顔、両耳、首などを軽く擦ります。

ポイント：顔を擦るとき、意念や動作を一致させます。

効果：清心除煩、意識や脳を覚醒させる、美容保健、疲労緩和、風邪防止。

＊顔には神経や血管が充分に多く分布しているので、中医学では、全身の中で気血が最も旺盛な部位であると考えます。『黄帝内経・邪気臓腑病形』に「諸陽の会、皆面に在り」「十二経脈、三百六十五絡、其の血気、皆面に上りて空竅（くうきょう）に走る。其の精陽の気、上りて目に走りて睛を為す。其の別気耳に走りて聴を為す。其の宗気、上りて鼻より出て臭と為る。其の濁気、胃より出て、唇舌に走りて味を為す。其の気の津液、皆上りて面を熏（くん）じ……」とあり、顔面の観察を通して、体内の臓腑、気血の流れる状態を理解できます。同じ理論で、よく顔のマッサージをすれば、体内臓腑の気血の流れを改善することができるだけでなく、顔の気血の循環を改善し、顔の皮膚の新陳代謝を促進し、皮膚に栄養を与え、皮膚の弾力を保ち、皺を減少させ、痘瘡を消し、美容保健の効果をもたらすのです。

6　拍打（はくだ）

方法：両手で全身を軽く拍打する。その順序は、次のとおりです。顔面→頭部→首→背中→腰部→臀部→両大腿部外側→両下腿部外側→両足部外側→両足部内側→両下腿部内側→両大腿部内側→腹部→胸部→右手で左上腕内側を拍打→左前腕内側→左手のひら→左手の甲→左前腕外側→左上腕外側→左肩→左手で右上腕内側を拍打→右前腕内側→右手のひら→右手の甲→右前腕外側→右上腕外側→右肩→両手で胸部を拍打→腹部。

ポイント：力は軽く、密度は高く、一手一手続けて、途切れないようにたたきます。両手はできるだけ放鬆し、手首を使って、適度な力を用います。上述の順番どおり、リズミカルに行い、適当にたたくのではありません。

効果：全身の血液の循環を促進する、全身の気脈の流れを調整する、手足陰陽の経絡を疎通する、気滞血瘀を解消する、身体の機能を高める。

＊拍打は、実はマッサージの重要な手法の一つであり、簡単でありながら効果が大きいものです。適切に正しい方法で拍打すると、気血の流れを整え、経気のエネルギー状態を高め、経絡を通し、意識をはっきりさせます。ここで紹介する拍打法は、手足の陰陽経脈の流れの順序に沿っており、足三陽→足三陰→手の三陰→手の三陽の経絡へと、経絡の流れる方向に拍打していきます。ですから、全身の気脈の流れを調整することができ、気滞血瘀を解消し、身体機能を強めることができるのです。

五　注意事項

1　練習を終えて、すぐに冷たい飲み物を摂ったり、激しい運動をしてはいけません。最も良いのは、散歩をしたり、音楽を聞いたり、お茶を飲んだりすることで、身体や呼吸、意識を自己調整し回復させやすくし、練功の効果を高めます。そして練功が身体や精神に与える軽やかで愉快な感覚を最大限に享受するのです。

2　伸展功は少なくとも毎日一回は行います。学び始めた時期は毎日三回練功してもかまいません。具体的な時間制限はありません。もし時間がなければ、時間の合間を利用して行い、一日のうちに、功法を一回はやり終えるようにするのでもかまいません。

3　練功中は、身体に様々な反応、例えば、熱い、寒い、怠い、しびれる、脹れる、筋肉がぴくぴく動く、といったことが起こります。このような反応は正常な現象で、身体、経脈、気の動きは、練功中に自然に反応するのです。識別し過ぎたり、意図的に求めたり、嫌ったり、恐れたりせず、自然に任せ、かまわないでいると、このような反応は自然に徐々に消えていきます。

4　練功はできるだけ穏やかな心を保って行わなければなりません。感情の高まっているとき、例えば歓喜、激怒、悲しみ、憂慮、驚き、恐れがあるときは、しばらく練功を止め、心が平静になるのを待ってまた練功します。しかし、練功を長く重ねていくと、自己コントロールの能力が高まり、練功は逆に感情を調整し、心のバランスをとる助けとなるのです。

吐納篇　吐納の道、行気の法

一　呼吸と吐納

1　生命はただ呼吸の中にある

ある日、ブッダが弟子たちに質問します。「私たちの命の時間はどれくらいですか」

一人の弟子が我先に答えます。「数日の間です」

ブッダは首を振りながらいいます。「君はまだこの意味が分からないのだね」

そして、ブッダはまたこう訊きました。「人の命の長さはどれだけですか」

別の弟子が、答えます。「ご飯を食べている間です」

ブッダは、「君もまだ分かっていないね」といいました。

ブッダがまた同じような質問をした後、一人の弟子が手を挙げて答えます。

「命は呼吸している間です」

ブッダは、その答えを聞いた後、笑っていいました。

「そうだよ。人の命は呼吸している間で、出た息が戻ってこなければ、あの世じゃないかな！」

2　呼吸と生命の切っても切れない関係

人の命は呼吸から始まるので、呼吸が停止すれば命も終わります。呼吸と生命は切っても切れない関係にあり、呼吸は命の象徴であり原動力なのです。

多くの人は、呼吸は、ただ酸素を吸って二酸化炭素を吐き出すだけだと思っています。意外にも、吸ったり吐いたりしていることが、生命の質と継続を支えていることを理解していません。人体の解剖学、生理学のミクロのレベルでいえば、信じ難いほど複雑なことを行っているのです。呼吸は、その全過程において、鼻、喉、気管、気管支、肺、無数の肺胞、毛細血管など、人体の多くの組織、器官が共同で関わっています。さらにそれらが協調し統一して働くことによって、滞りなく行われている生理過程なのです。

経験豊かな医師は、病人の呼吸の状態を観察して、疾病の診断や治療に役立てます。経験豊かな禅師、道士、気功師も、静坐を行っている修練者の呼吸の状態を観察して、能力の程度や境地の高低を理解することができるのです。

峨眉丹医学派の伝承では以下のように認識します。

- 呼吸が粗く短く、速さが一定でない者は、実力は浅く入静できておらず、必ず雑念で一杯です。
- 呼気が速く急なときは、陽気が多すぎるので、「退火法」を用いて抑えます。
- 呼気が涼しく柔らかく散ってしまうようなときは、普段から陽気が虚なので、「進火法」で補って調えます。
- 呼吸が連綿として途切れず、しているかいないかのわからない状態、細く長く、柔らかく、ゆっくり、均一で、呼気が少し温かい、いわゆる「陽和の気」の状態であれば合格です。
- 吸気が少なく呼気が多いとき、真気は丹田に沈むことができず、呼吸が肝腎に及ばないのです。
- 吸気が多く呼気が少ないとき、帰元入静の境地に近づいているということです。

3　呼吸は気の流れを推し進め、気は血の流れを推し進める

伝統医学や養生学の理論では、「気は血の帥(すい)」です。気は全身の血液の流れの動力で、気が流れれば血も流れ、気が滞れば血は鬱結すると考えます。気が流れる動力は呼吸からきており、吸ったり吐いたりすることが体内の気や血の流れを推し進めているので、もし呼吸が停止すれば、気の流れも止まり中断してしまうのです。よって、中国人は呼吸が中断して命が終わった人のことを、「気が断たれた」、「気が無くなった」というのです。簡単にいえば、呼吸は気の流れを推し進め、気は血の流れを推し進めるということなのです。

私たちは、呼吸と気の流れに密接な関係があるということを知らないだけでなく、毎回吸気、呼気を行う度に体内の真気の流れがどれくらい進むか、毎日の真気の流れが全てでどれくらいの長さになるかを細かく計算することができる、ということも知らなかったと思います。古代の経典の記載や、先達、先生方の伝授によると、人の一回の吸気、一回の呼気によって、「脈（真気）」はそれぞれ三寸流れ、一呼吸では六寸（約一九・八cm）流れます。毎日約二万七〇〇〇息（一呼吸を息という）行うので、真気は毎日約一六万二〇〇〇寸、約五三四六m流れるのです。計算式は以下のとおりです。

一息の流れが六寸×毎日約二万七〇〇〇息（一呼一吸が一息）＝一六万二〇〇〇寸
（一寸≒三・三cm）×一六万二〇〇〇寸≒五三万四六〇〇cm＝五三四六m

4　吐納は行気である

吐は呼気、納は吸気、吐納は呼吸という意味です。しかしより正しくいえば、吐納は意識をもった主体的な呼吸の練習であり、呼吸は自然な無意識のものです。

前述したように、呼吸は体内の真気が流れる動力であるので、昔の人は早くから専門的な呼吸の訓練を始めており、呼吸の調整や制御によって身体、心、真気をコントロールし健康を、幸福、喜びを獲得しようとしていました。

一五〇〇余年も昔、東晋の著名な医学者、道学者である『抱朴子（ほうぼくし）』の著者葛洪（かっこう）は「明吐納之道者、則曰行気、足以延寿矣。（吐納の道をあきらかにする者は、すなわち曰く気を行（ぎょう）し、以て寿（じゅ）を延（の）ばすに足る）」

といいました。これは、呼吸練習の方法を本当に理解し、把握している人は、体内の真気を巡らせる方法を知り、それを用いることによって充分に養生保健、延命長寿ができるのだということです。

昔の人は、「一呼一吸を息という」といい、呼吸を調える方法を調息と呼びました。調は、調整、調和という意味、息は呼吸です。よって、調息は、主体的に、自覚的に呼吸を調整、コントロールすることで、呼吸の回数、リズム、深さなどを変えて、徐々に練功の要求や目的を達成していくのです。清の著名な医学者汪昂（おうこう）は、著書『勿薬元詮』の中で「調息一法、貫徹三教、大之可以入道、小用可以養生（調息の一法は三教を貫徹し、大これ以て道に入るべし、小これ以て生を養うべし）」といっています。ここからも、呼吸と生命の密接不可分の関係がわかります。生命を研究するには、必ず気や呼吸の理解が必要なのです。伝統功法の中の吐納、煉気、調気、服気、食気などは、すべて調息に含まれます。また、調息の方法は、禅修静坐、内功修行の「調身、調息、調心」の三大要素の一つなのです。

二　吐納行気の功夫

1　豊富多彩な「気」功

呼吸吐納を、専門的に一種の養生方法や修練方法をしたものを、昔の人は「煉気術」と呼びましたが、実は現代の「気功」の最初の意味なのです。専門的にこのような修練を行う人を、「煉気士」と呼びました。長い歴史の中で、人々は実践と総括を続け、次第に豊富で多彩な、広く深い内容をもつ

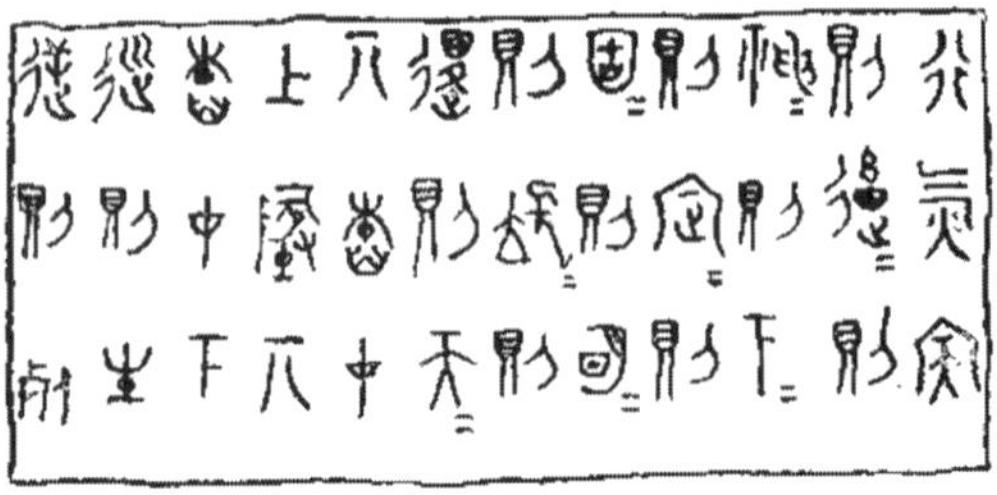

吐納行気法を作り出しました。

名前だけから見ても、古代には多くの吐納行気の練習方法があったことがわかります。例えば

六字気訣法、曇鸞服気法、墨子行気法、幻真服内元気訣、李奉時服気法、張果服気法、延陵君煉気法、太清調気法、京黒行炁法、蛤蟆行気法、亀鱉行気法、雁行気法、龍行気法、存神煉気法、調息法、胎息法

……などがあります。

2 『行気玉佩銘』——最も古い「行気」の文物

行気玉佩銘は、また行気玉銘、行気銘とも呼ばれています。考証によると、戦国時代初期の紀元前三八〇年の頃の玉石製で、今から二四〇〇年も昔の物になります。中国に現存する最古の「行気」の貴重な文物です。形状は一二面の柱状体で、中空になっており、一つの面に篆字が三文字刻まれており、全部で三六の篆字があり、九個の重複文字があるので全部で四五文字になります。内容は、吐納行気の方法とその要領、またメカニズムや効果です。近代の郭沫若、聞一多、陳邦懐など多くの著名人がこの銘文を考証研究したところ、その理解は完全には一致してはいませんが、すべて吐納行気の最古の文物だという認識では一致していました。

『行気玉佩銘』銘文

郭沫若氏の考証は以下のとおりです。

「行気、深則蓄、蓄則伸、伸則下、下則定、定則固、固則萌、萌則長、長則退、退則天。天几春在上、地几春在下。順則生、逆則死」

この文字の解釈は、現時点では意見がまちまちで、まだ定説はありません。吐納行気の練功者は細やかに体感し、真剣に熟考する必要があります。そうすることによって、やっと得られるものがあると思います。

3　吐納行気の治病功法——六字気訣

六字気訣は、また六字訣、六字気、祛病延年六字法、六字延寿訣などとも呼ばれます。呼吸吐納に字訣の黙読を合わせる方法です。練功を通して病気を治したり、保健的養生を行う方法なのです。南北朝時代の梁代の陶弘景の著書『養性延命録』の中に六字訣についてこのような記載があります。

「納気有一、吐気有六。納気一者、謂吸也。吐気六者、謂吹、呼、唏、呵、嘘、呬、皆出気也。……委曲治病。吹以去熱、呼以去風、唏以去煩、呵以下気、嘘以散寒、呬以解極。（概略・吸う気は一つだが、吐く気には六つある。吹、呼、唏、呵、嘘、呬はどれも吐く気である。吹で熱を取り去り、呼で風邪を取り去り、唏で苛立ちを取り去り、呵で気を下し、嘘で寒邪を散らし、呬で強ばりを解く）」

また、「心臓病者、体有冷熱、吹呼二気出之。肺臓病者、胸膈脹満、気出之。脾臓病者、体上游風習習、身痒痛悶、唏気出之。肝臓病者、眼疼愁憂不楽、呵気出之。（心臓の病は身体が冷えたり火照ったりするので、吹呼の二気を出す。肺病は胸に膨張感があるので、嘘の気を出す。脾臓の病は風がそよそよと吹いて身体にあたるような痒みと痛みでうっとうしいので、唏の気を出す。肝臓病は目の痛みで憂鬱で不快なので、呵の気を出す）」

これは六字訣に関する最古の文献の記載です。歴代の医家はこの基礎の上にさらに研究努力を重ね完成に近づけ、六字気訣の歌訣、その歌訣を総訣、分訣、四季祛病歌の三つの部分にまとめたのです。

六字訣総訣

肝若噓時目睜睛　肺知呬気手双擎
心呵頂上連叉手　腎吹抱取膝頭平
脾病呼時須撮口　三焦客熱臥嘻寧

六字訣分字訣

吹腎気訣

腎為水病主生門　有疾尫羸気色昏
眉蹙耳鳴兼黒瘦　吹之邪妄立逃棄

呵心気訣

心源躁煩急須呵　此法神通更莫過
喉内生瘡並熱痛　依之日下便安和

噓肝気訣

肝主龍涂位号心　病来還覚好酸辛
眼中赤色兼多泪　噓之立去病如神

呬肺気訣

呬呬数多作生涎　胸膈煩満上焦痰
若有肺病急須咽　用之目下白安然

呼脾気訣

脾宮属土号太倉　痰病行之勝薬方
瀉痢腸鳴並吐水　急調呼字免成殃

嘻三焦気訣

三焦有病急須嘻　古聖留言最上医
若或通行去壅塞　不因此法又何知

六字訣四季却病歌訣

春噓明目木扶肝　夏至呵心火自閑
秋呬定收金肺潤　腎吹唯要坎中安
三焦嘻却除煩熱　四季常呼脾化餐
切忌出声聞口耳　其功尤勝保神丹

一般大衆の健康に寄与しようと、二〇〇一年から、国家体育総局健身気功センターの中国健身気功協会が様々な領域の専門家を組織して、伝統的な六字訣を掘り起こし、整理し、さらに現代科学に関係する理論や方法も合わせて『健身気功・六字訣』を編集しました。この功法は、吐納、導引を一緒にした、簡単で学びやすく、安全で効果的な功法です。現在すでに第六二項群衆体育の項目として中華人民共和国が正式に普及に努めています。私も幸運にもこの功法の主な編集者、講師となり、関係する書籍、教材、DVDなどで模範を示したりもしています。完全な統計ではないですが、今日までに、すでに三〇カ国以上の国や地域で数百万人の人が練習しています。具体的な練習方法は、人民体育出版社が出版した『健身気功・六字訣』、北京体育大学出版社の『健身気功・六字訣』教学用VCDなど関連著書や論述を参考にしてください。

4　観想息法の治病法門――天台宗十二息

隋末唐初の頃、中国仏教天台宗の智者大師（智顗（ちぎ））の著作『天台小止観（童蒙止観（どうもうしかん））・治病第九』の中に、呼吸吐納の六字訣を用いて病気治療をしたこと、また「天台宗十二息」を創作したことなどの記載があります。これは、呼吸吐納を観想と組み合わせた独特の病気治療方法です。十二息に関しては、以下に簡単に紹介します。

もし観想の方法を用い十二種の息法を上手に使うことができれば、多くの疾病を治療することができます。

一為上息、主治沈重。（一は上息と為し、主に沈重を治す）

二為下息、主治虚懸。（二は下息と為し、主に虚懸を治す）

三為満息、主治枯瘠。（三は満息と為し、主に枯瘠を治す）

四為焦息、主治腫満。（四は焦息と為し、主に腫満を治す）

五為増長息、主治羸損。（五は増長息と為し、主に羸損〈虚弱〉を治す）

六為滅壊息、主治増盛。（六は滅壊息と為し、主に増盛を治す）

七為煖息、主治冷疾。（七は煖息と為し、主に冷疾を治す）

八為冷息、主治熱疾。（八は冷息と為し、主に熱疾を治す）

九為衝息、主治壅塞不通。（九は衝息と為し、主に壅塞〈塞がり〉不通を治す）

十為持息、主治戦動。（十は持息と為し、主に戦動を治す）

十一為和息、通治四大不和。（十一は和息と為し、四大不和を通治する）

十二為補息、滋補四大衰弱。（十二は補息と為し、四大衰弱を滋補する）

この十二種の息法は、観想息法を用いて修練していきますが、正しい先生の伝授を得て、この法訣を修得する必要があります。

5　峨眉宗九息法と吐納煉気十訣

南宋末、峨眉山金頂（きんちょう）の白雲禅師が創始した峨眉臨済宗丹医養生学派は、仏、道、医、武、気を融合させて一体化した総合的な修練体系をもちます。吐納行気、行気煉脈に関しては特に精緻にできています。「峨眉九息」や十種類の吐納煉気の口訣が伝承されています。

峨眉九息法

①鼻呼鼻吸法
②鼻吸口呼法
③口吸鼻呼法
④口呼口吸法
⑤単呼不吸法
⑥単吸不呼法
⑦不呼不吸法
⑧肚臍（とせい）呼吸法
⑨毛孔（もうこう）呼吸法

峨眉吐納煉気十訣

①嘶字訣（ス〈sī〉じけつ）——昇気訣

②嘿字訣（ヘイ〈hēi〉じけつ）――降気訣
③嘘字訣（シュイ〈xū〉じけつ）――開気訣
④噻字訣（サイ〈sāi〉じけつ）――合気訣
⑤吽字訣（ホン〈hōng〉じけつ）――進火訣
⑥哈字訣（ハー〈hā〉じけつ）――退火訣
⑦呸字訣（ペイ〈pēi〉じけつ）――制念訣
⑧吹字訣（チュイ〈chūi〉じけつ）――制幻訣
⑨噝字訣（ス〈sī〉じけつ）――制驚訣
⑩噯字訣（アイ〈āi〉じけつ）――制煩訣

これらの呼吸吐納、行気煉脈の方法は、それぞれ素晴らしい効果があります。また功法や練功の状態の違いによって用いるものも異なりますから、師から直接教授してもらう必要があります。勝手な理解によってわずかな違いが後に大きな誤りにならないよう、想像で理解しないでください。また、改めて紹介することにして、ここでは省略します。

三　一分間呼吸法――最も簡単な吐納煉気術

峨眉伸展功は、身体の伸展を主とする典型的な導引術なのですが、私たちが練習を続け要領を把握してくると、学び始めた頃の息切れや、汗だくになることは徐々になくなります。それは、知らず知らずのうちに「最小の力で最大の伸展をする」ことができるようになり、また呼吸も自然に身体の動きに合わせることができるようになったからです。

読者の皆さんが、今後、より深く練習していけるよう、前述した呼吸吐納に関する基本的知識以外に、最も簡単な吐納煉気法である「一分間呼吸法」を紹介します。伸展功の補助的な練習として、伸展功の練習が終わった後この吐納調息を行います。

現代のテンポの速い生活は、私たちの心身にプレッシャーを与えます。多忙な現代生活を送る多くの人が、中国伝統文化を学んで、伝統的な養生術の恩恵を受けられるように、またそこから環境と自らの生命、生活に密接な関係があることを理解するために、私は数年前に「一分間養生法」を作りました。一分間伸展操、一分間呼吸法、一分間瞑想法、一分間拍打功、一分間五禽拳で構成されています。その中の「一分間伸展操」は、本書で紹介する峨眉伸展功の簡略版です。そして「一分間呼吸法」は、伝統的な「哈気（ハーき）放鬆功」を基にして簡略化したものです。この養生操は簡単で学びやすく、実用的であり効果的でもあるので、たいへん好まれており、多くの人が実践しています。

一分間呼吸法は、伸展功の練習が終わったとき、調息のために用いてもよいですし、これだけを取り出して単独に用いて呼吸の練習として行うこともできます。具体的な練習方法を以下に簡単に説明します。

一分間呼吸法

1　鼻吸口呼（鼻で吸って口で呼く）

- 両脚を開いて、自然に立ち、両腕は自然に体側に垂らします（1）。
- 鼻で深く息を吸い、その後口を開き、「哈（hā）」と発声しながら息を吐きます。このとき、静かにこの声を聞き、身体の上から下まで徐々に放鬆するのを体感します（2）。
- 意念：自分が自然界の万物と一緒に呼吸し、エネルギーの交換をしていると想像して行います。
- 一〜三回くり返します。

2　仰吸俯呼（仰向きに吸い、俯いて呼く）

- 鼻で深く息を吸いながら、頭をわずかに後ろに傾けます（3）。

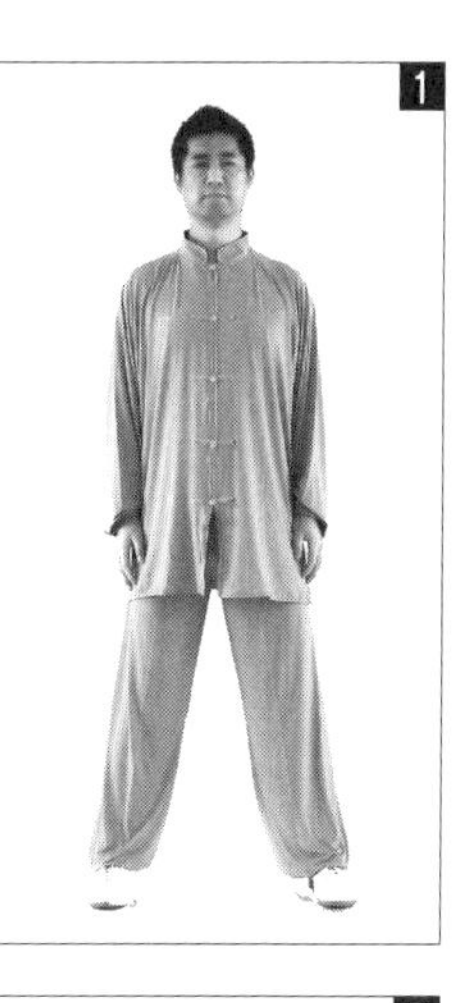
1

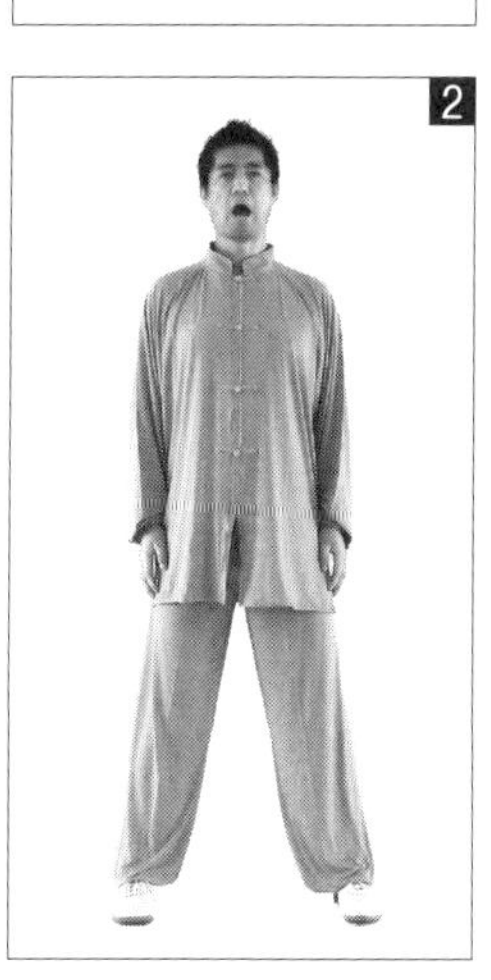
2

・口を開き、「哈（hā）」と発声しながら息を吐きつつ頭を元に戻し、目は前方を見て、同時に静かにこの声を聞き、身体の上から下まで徐々に放鬆するのを体感します（**4**）。

・意念：自分が自然界の万物と一緒に呼吸し、エネルギーの交換をしていると想像して行います。

・一～三回くり返します。

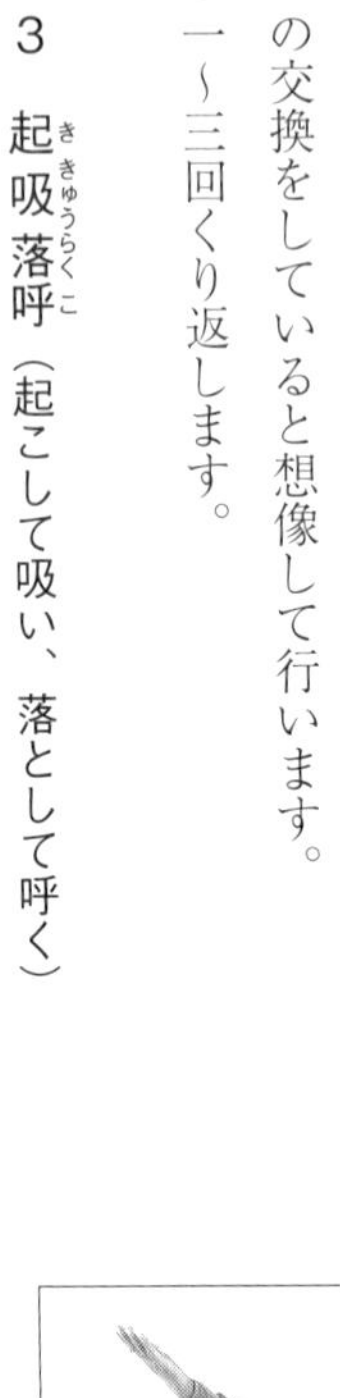

3　起吸落呼（ききゅうらくこ）（起こして吸い、落として呼く）

・鼻で深く息を吸いながら、頭をわずかに後ろに傾け、両腕を左右四五度に目の高さまで上げてゆきます。掌心は

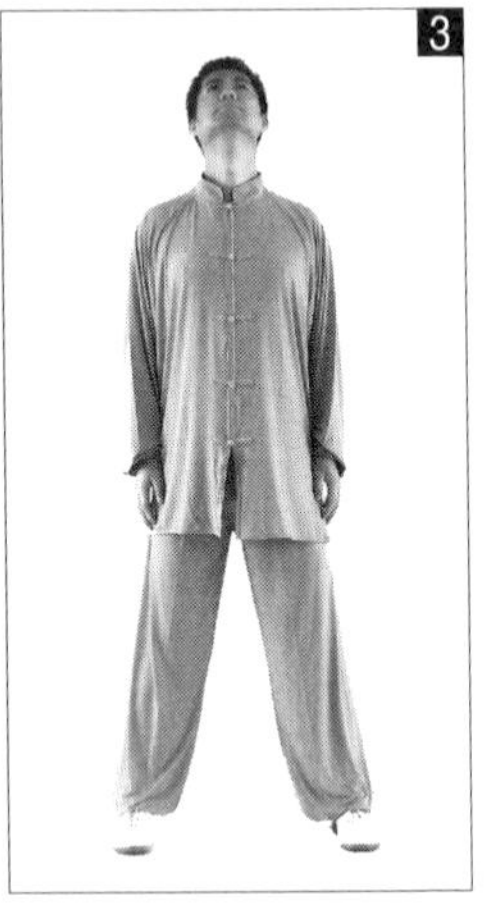

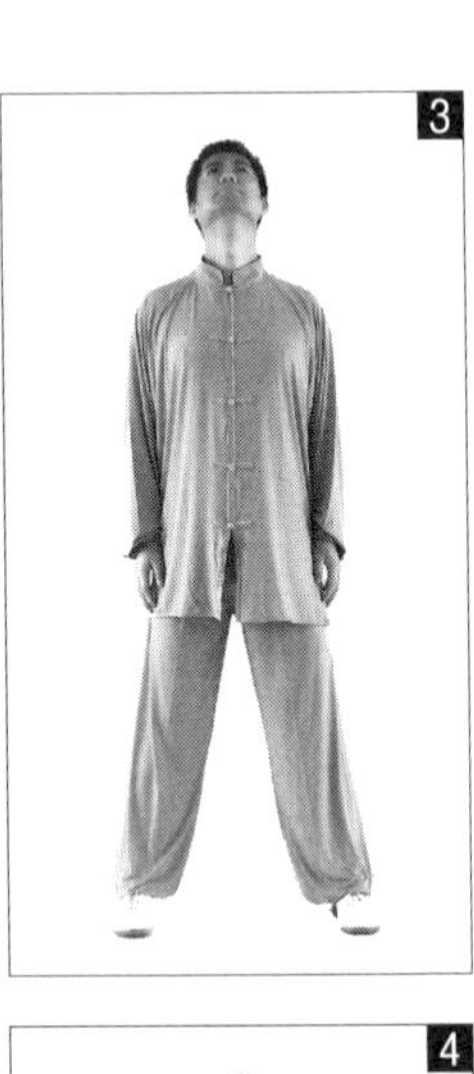

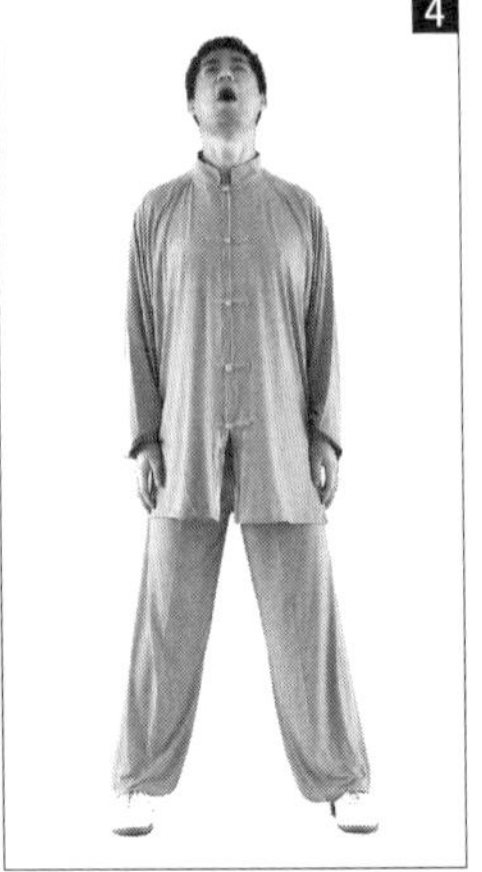

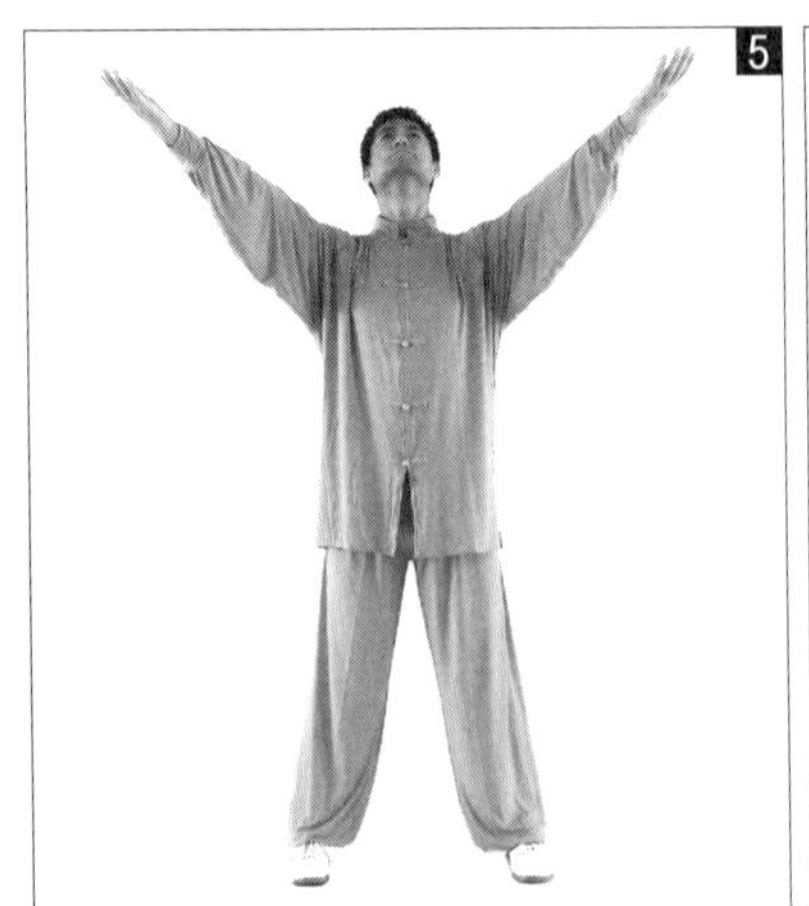

上に向けます（5）。

- 掌心を反して下にし、口を開き（6）、「哈（hā）」と発声しながら両腕を下ろし元の位置に戻します。頭を真っ直ぐにし、目は前方を見て、同時に静かにこの声を聞き、身体の上から下まで徐々に放鬆するのを体感します。
- 意念：自分が自然界の万物と一緒に呼吸し、エネルギーの交換をしていると想像して行います。
- 一～三回くり返します。

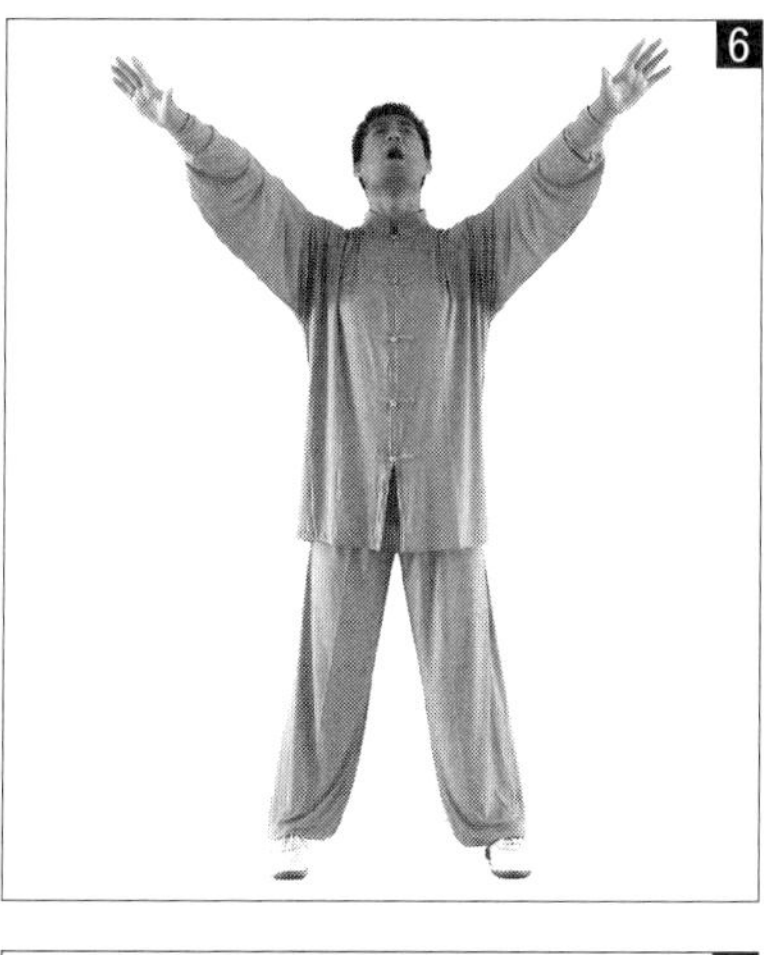

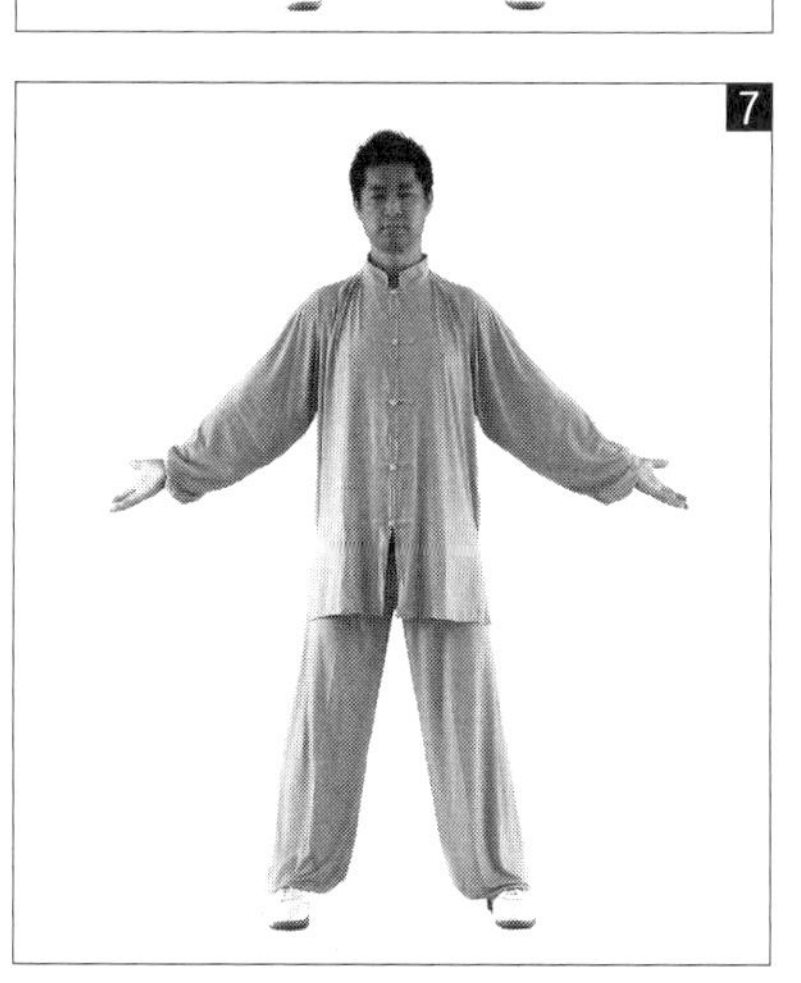

4　捧気沐浴（気をささげて沐浴する）

・鼻で息を吸いながら、頭をわずかに後ろに傾け、両腕を体側から上げてゆき頭頂上方で掌心を下に向けて囲むように環を作り、掌心は下に向けます。このとき、両腕で大自然の清気を抱えていると想像します（7 8）。

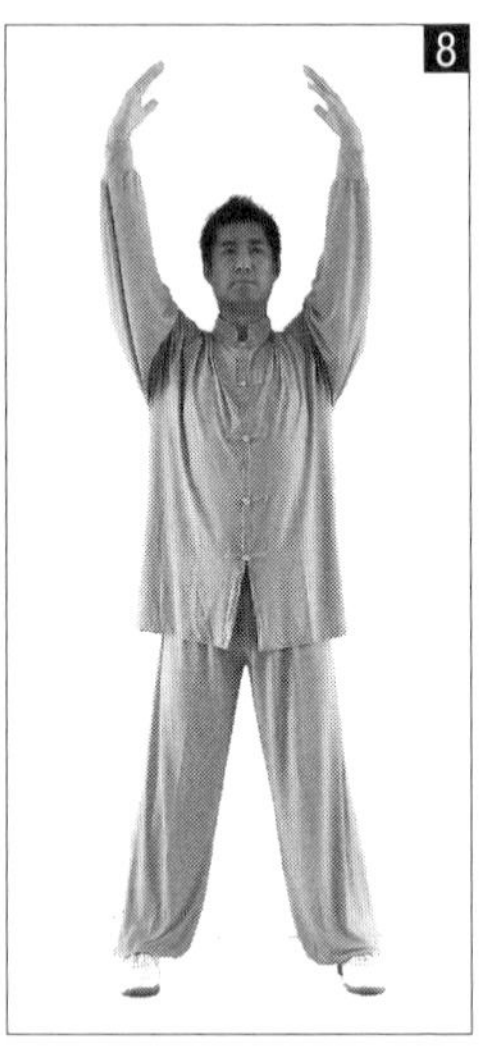

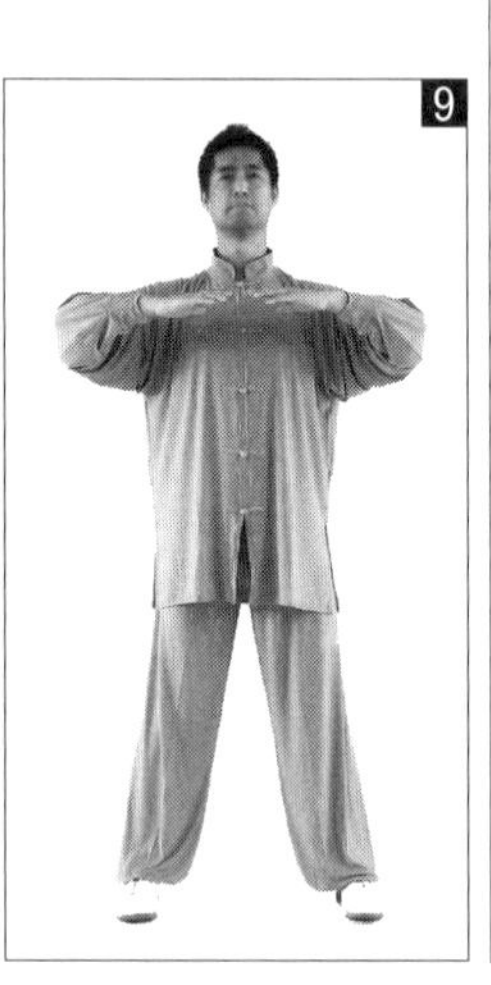

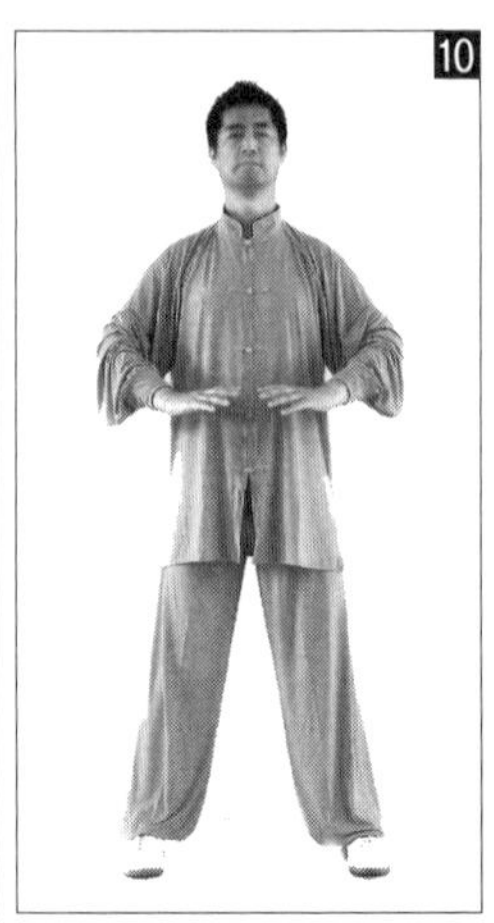

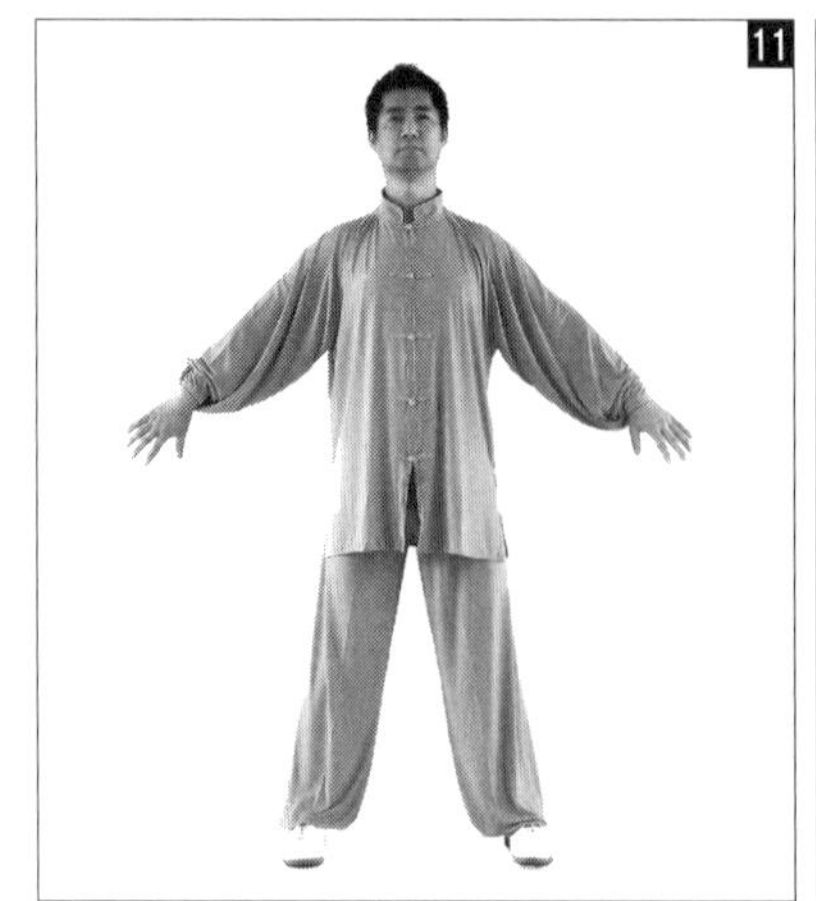

・頭を真っ直ぐにして、鼻で息を吐きながら、両手を下腹部の前まで下に押すように下ろし、再び体側に戻します。このとき、「清気」が頭から足まで沐浴するように身体全体を洗い流し、すべての病痛、悩みも洗い流されて消えてゆき、影も形も無くなり身体は傷一つ無く純白で、きらきらと透明に輝いていると想像します。（9 10）

5 攏気帰元（気を抱き寄せて元に帰る）

・両手を腹部の前で臍部に向かって攏気（気を抱き寄せる）し（11 12）、そのまま自然に両手の虎口（親指と人差し指の間）を交差して重ねます（13）。掌心を内に向け、軽く臍部に置き、静養し、全身を放鬆させ、愉快な気持ちに浸ります。

・両手を体側に戻し、呼吸を整え、全身放鬆します。

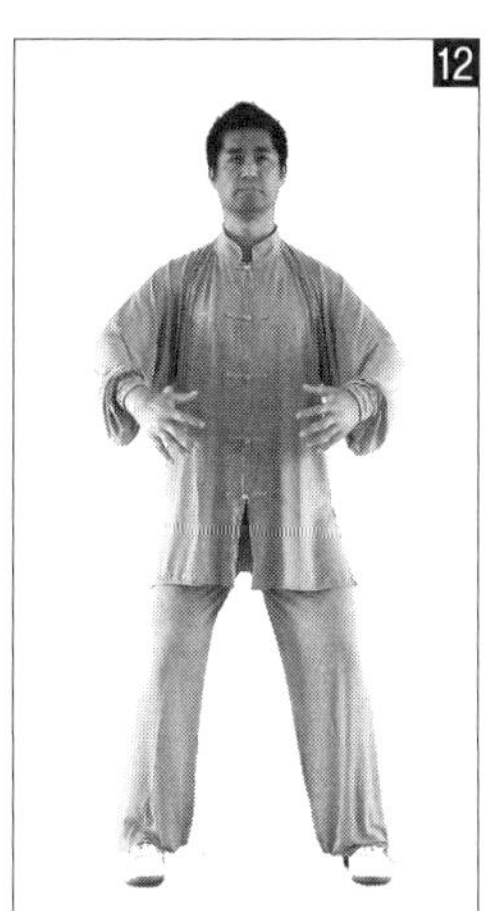

珠玉篇

一　峨眉伸展功各式の主な治療対象症状の一覧表

	各式の名称	主な治療対象症状
1	頸項式	頭痛、めまい、頭重、頭部の不快感、頸項部のこわばりによる疼痛、肩部痛、背部痛、背中の冷え、背中のこわばり、腕の疼痛、腕の麻痺、腕の痙れん・拘縮、上肢挙上困難（腕が上がらない）
2	肩肘式	頭痛、めまい、頭重、頭部の不快感、頸項のこわばりによる疼痛、肩部痛、背部痛、背中の冷え、背中のこわばり、胸苦しさ、胸痛、乳房の腫脹や痛み、乳房のしこり、胸脇部（側胸部から季肋部）の腫脹や痛み、腕の疼痛、腕の麻痺、腕の痙れん・拘縮、上肢挙上困難（腕が上がらない）、指の疼痛、指の麻痺、指の痙れん・拘縮
3	腕指式	指の疼痛、指の麻痺、指の痙れん・拘縮、指の震え、手首の疼痛や動きの悪さ
4	揺頭擺尾式	腰痛、腰のだるさ、腰の冷え、腰が重い、足腰の無力、肩腕の疼痛、背部痛、脊柱部の痛み、背中のこわばり、胸苦しさ、胸痛、胸脇部の膨満感、胸脇部の疼痛、下肢痙れん・拘縮、下肢疼痛、下肢麻痺

5	旋腰式	腰痛、腰のだるさ、腰の冷え、腰が重い、足腰の弱り、背部痛、背中のこわばり、背骨の痛み、下肢痙れん・拘縮、下肢疼痛、下肢麻痺
6	脇肋式	胸苦しさ、胸痛、胸脇部の腫脹や疼痛、肩部痛、背部痛、背中の冷え、背中のこわばり、腕の疼痛、腕の麻痺、腕の痙れん・拘縮、上肢挙上困難、腰痛、腰のこわばり、腰の冷え、腰が重い、足腰の弱り、下肢疼痛、下肢麻痺
7	双角式	背痛、背中のこわばり、背骨の痛み、背骨・背部の緊張によるだるさとこわばり、肩部疼痛、上肢挙上困難、下肢疼痛、下肢麻痺、腰痛、腰のだるさ、腰の冷え、腰が重い、足腰の弱り
8	腰胯式	腰・股関節が重い、腰・股関節痛、足腰の弱り、腰痛、腰のこわばり、腰の冷え、腰が重い、下肢疼痛、下肢麻痺、頭痛、めまい、頭部の不快感
9	旋膝式	膝の疼痛、膝関節の屈伸困難、足関節の疼痛、足関節の動きの悪さ、腰・股関節の重さや疼痛、下肢痙れん・拘縮、下肢疼痛、下肢麻痺、腹部膨満感、腹痛、胃の冷え、胃痛
10	展腿式	背骨の痛み、腰痛、腰のこわばり、腰の冷え、腰が重い、下肢痙れん・拘縮、下肢疼痛、下肢麻痺、肩部痛、上肢挙上困難、
11	仆腿式	下肢痙れん・拘縮、下肢疼痛、下肢麻痺、股関節の疼痛、
12	左顧右盼式	腰部疼痛、腰のだるさ、腰の冷え、腰部が重い、下肢痙れん・拘縮、下肢疼痛、下肢麻痺、脊柱部の疼痛、全身の倦怠感
13	呼吸放鬆式	全身の倦怠感、憂鬱感、頭部の不快感、思惟の混乱、緊張不安、焦慮、憤怒、懊脳、失意

二　よくある病気の症状に対して選択的に行う峨眉伸展功功法一覧表

よくある症状	対症別選択功法
頭痛、めまい、頭重、頭部の不快感	頸項式＋肩肘式＋腰胯式
頸項のこわばりによる疼痛	頸項式＋肩肘式
肩部疼痛 こわばり	頸項式＋肩肘式＋揺頭擺尾式＋脇肋式＋双角式＋展腿式
背部疼痛、背中の冷え、背部のこわばり	頸項式＋肩肘式＋揺頭擺尾式＋旋腰式＋脇肋式＋双角式＋旋膝式
背骨部の疼痛、だるさとこわばり	揺頭擺尾式＋旋腰式＋双角式＋展腿式＋左顧右盼式
腕の疼痛、しびれ、痙れん・拘縮	頸項式＋肩肘式＋腕指式＋揺頭擺尾式＋脇肋式
上肢挙上困難	頸項式＋肩肘式＋揺頭擺尾式＋脇肋式＋双角式＋展腿式
胸苦しさ、胸部痛	肩肘式＋揺頭擺尾式＋脇肋式＋双角式
乳房の腫れや痛み、乳房のしこり	肩肘式＋揺頭擺尾式＋脇肋式＋双角式
胸脇部の腫脹や疼痛	肩肘式＋揺頭擺尾式＋脇肋式＋旋腰式
指の疼痛、麻痺、痙れん・拘縮	頸項式＋肩肘式＋腕指式
指の震え、手首の痛みや動きの悪さ	肩肘式＋腕指式

腰痛、腰のだるさ、腰の冷え、腰が重い、足腰の弱り	揺頭擺尾式＋旋腰式＋脇肋式＋双角式＋腰胯式＋展腿式＋左顧右盼式
下肢の疼痛、麻痺、痙れん、拘縮	揺頭擺尾式＋旋腰式＋脇肋式＋双角式＋腰胯式＋展腿式＋仆腿式＋左顧右盼式
股関節の重さ、疼痛	腰胯式＋旋膝式＋仆腿式
膝の疼痛、膝関節の動きの悪さ	旋膝式＋展腿式
足関節の疼痛、足関節の動きの悪さ	旋膝式＋展腿式＋仆腿式
腹部膨満感、胃の冷えによる胃痛	揺頭擺尾式＋旋膝式
全身の倦怠感	頸項式＋左顧右盼式＋呼吸放鬆式
憂鬱感、頭部の不快感、思惟の混乱、緊張不安、焦慮、憤怒、	哈気放鬆式
肝臓系統疾病	頸項式＋揺頭擺尾式＋脇肋式＋展腿式＋仆腿式
心臓系統疾病	頸項式＋肩肘式＋腕指式＋揺頭擺尾式＋双角式＋展腿式
脾臓系統疾病	揺頭擺尾式＋旋腰式＋双角式＋展腿式＋左顧右盼式
肺臓系統疾病	肩肘式＋揺頭擺尾式＋脇肋式＋双角式
腎臓系統疾病	揺頭擺尾式＋旋腰式＋双角式＋腰胯式＋展腿式＋左顧右盼式

三　張明亮の導引箴言録

・最も小さい力で、最も大きい伸展を行います。

・伸展の中で放鬆を体感し、放鬆の中で伸展を行います。

・伸展功の練習方法は、表面的には身体の最も遠い二点を相反する方向へ直線的に動かしているように見えますが、この最も遠い二点はお互いを見合っていて、ある範囲内で二点が接触しようと試み、円を作ろうとしているのだと考えられます。

・伸展した私たちの生命は、満開の花のようであり、生命の源である陽光や雨露は、「回流」して私たちの生きた慧根（えこん）（煩悩を抑え、悟りを開かせる働きのある智慧）を養ってくれるのです。

・形をもって気を導くのが練習方法で、気をもって形を運ぶのが境地です。

・意が気に随って行くのが「体（本体）」で、これは練習法です。意をもって気を領（りょう）す、神（しん）をもって気を馳（はしら）すのは「用（作用）」で、日常の練習方法ではありません。

・神と荘（功法）を合わせ、意と形を合わせるところから始め、次第に神と気を合わせ、神と脈を合わせる境地に入っていきます。

・拙力（荒っぽい力）から霊勁に転じ、霊勁から真気を体感し、真気から内景を知り理解するのです。

・導引は体内の気血の流れを増大します。また、心を静かにして内観することは気血の流れの感度を高めます。このようにして徐々に内気の存在が真実であることや、その流れの状態を体感します。

・中国伝統文化の観点からいえば、気はこの世界を構成している基本的な元素です。人は世界の中の一分子ですから、当然気によって構成されています。よって人と世界全体は同じであり、通じ合っています。

・気は、目に見え触ることができる身体を構成しているだけでなく、私たちの生命を主宰する思いや霊魂も構成しています。さらに重要なのは、気が、身体と心を一つの分けることができないものとして、結合させていることなのです。

・中国伝統医学では、私たちの疾病、苦しみ、悩みは、実は気が原因であると考えます。中医、鍼灸、推拿、気功、導引、太極拳、静坐などの真の目的は、系統的な学習と実践を通して、徐々に気の流れやその存在を感知し、気のコントロール能力を高めることです。さらには、一定の範囲内において、気の調整やコントロールを通して心身を変化させ、病を除き、養生の目的に達し、最終的には身、心、行（行為）、境（環境）四位一体の完全な生命と生活状態を獲得することです。

・生命は誕生した瞬間から衰えに向かって歩き始めています。生命はとどまることのない「消耗」の過程であり、また、自分だけではなく、周囲の環境の中の様々な資源も消耗しています。養生の真諦は、生命の消耗をできるだけ減少し、消耗する過程を遅らせ、努力して身、心、行、境四位一体の完全な生命状態に達することなのです。

・養生は一つの方法であるだけでなく、健康な、持続性のある生活方式です。

- 創造者や先覚者は、必ず自分で心身を調整できて、安静になることができる人です。ある感情の状態から瞬時に別の感情の状態に入ることができる人は、きっと非凡な仕事効率、能力、決断力をもつでしょう。長期の修練は自分で心身を自在にコントロールする能力を高めるために行うのです。
- 気の基本的な特性は、「温かい」「運動している」「普遍的に関連しながら変化している」の三つです。
- 気の運動形態は「昇、降、開、合」の四種類です。
- 形・気・神は、生命の三つのレベルです。
- 円とは、直線を伸展した極限であるので、「円の中に直が有る」というのです。
- 私欲が無いことを前提に、自分の感覚にしたがって行ってください。

経絡・経穴図〈1〉

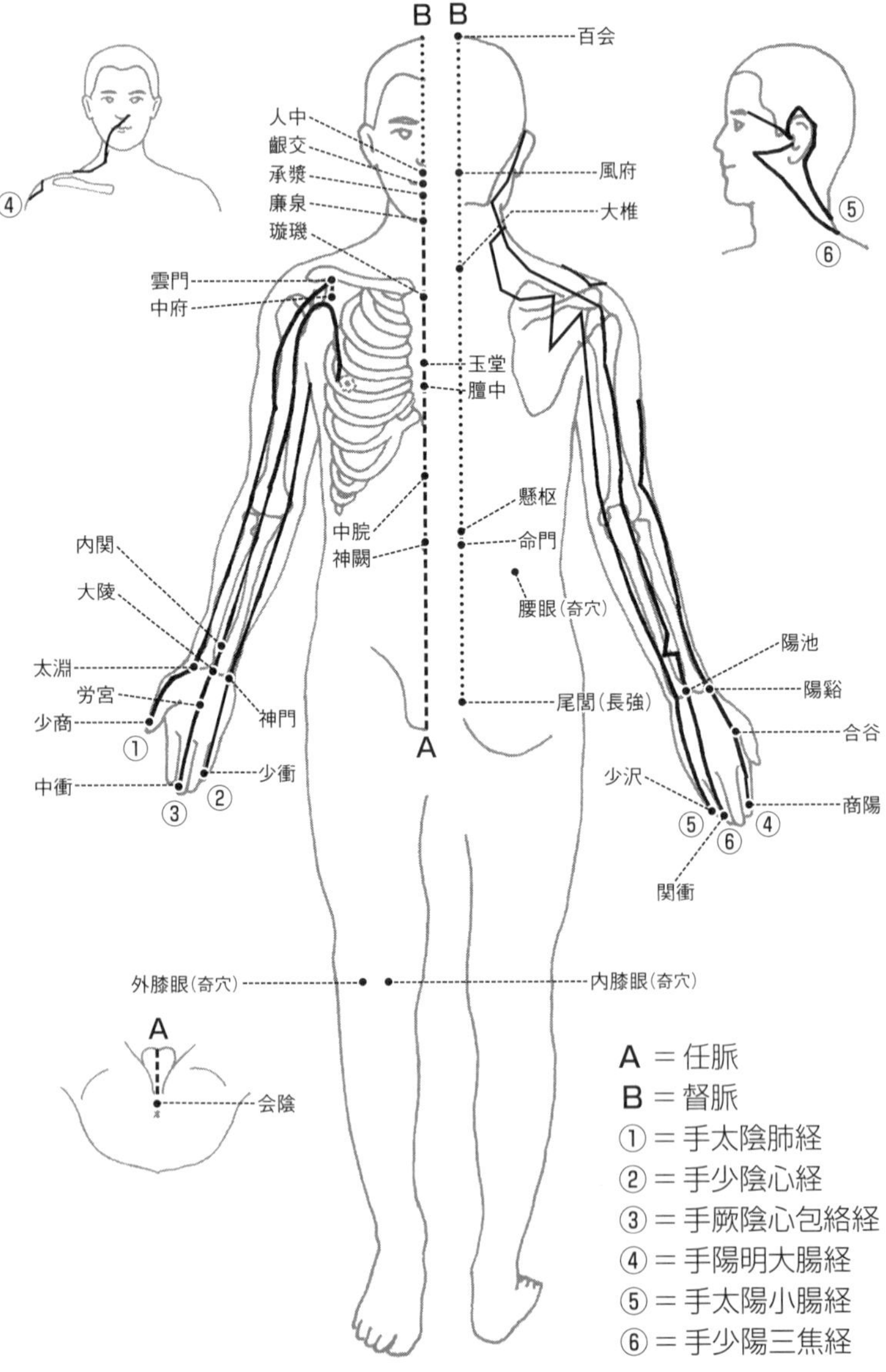

A = 任脈
B = 督脈
① = 手太陰肺経
② = 手少陰心経
③ = 手厥陰心包絡経
④ = 手陽明大腸経
⑤ = 手太陽小腸経
⑥ = 手少陽三焦経

経絡・経穴図〈2〉

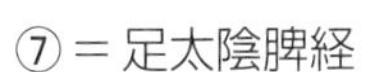

⑦＝足太陰脾経
⑧＝足少陰腎経
⑨＝足厥陰肝経

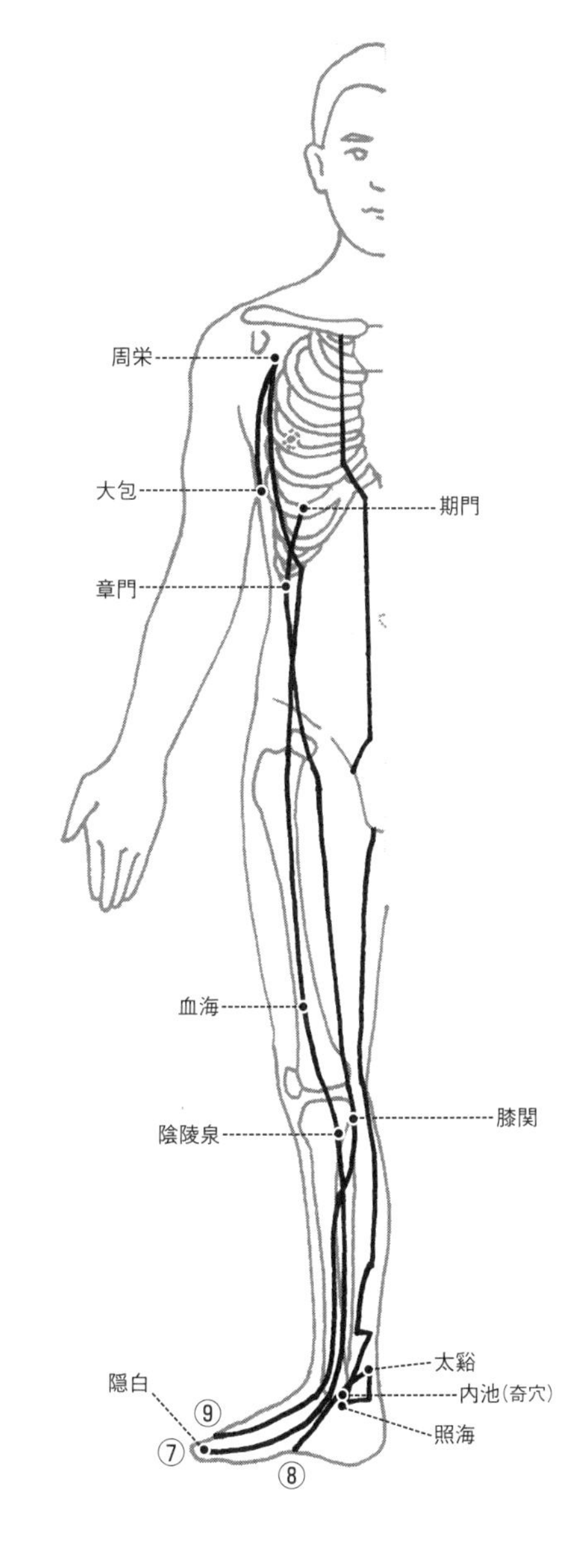

周栄
大包
期門
章門
血海
膝関
陰陵泉
太谿
隠白
内池(奇穴)
照海
⑨
⑦
⑧

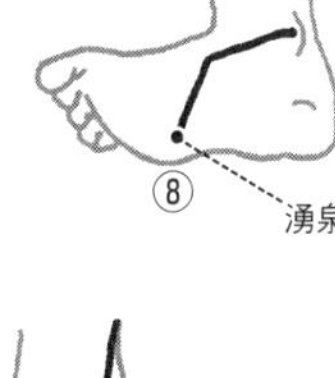

⑧
湧泉

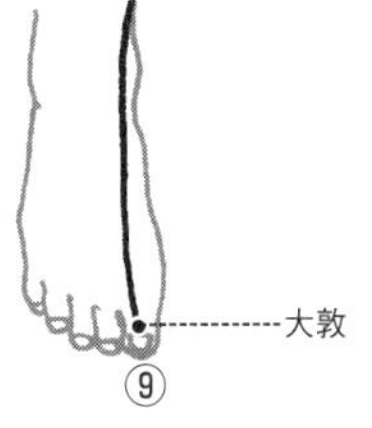

大敦
⑨

経絡・経穴図〈3〉

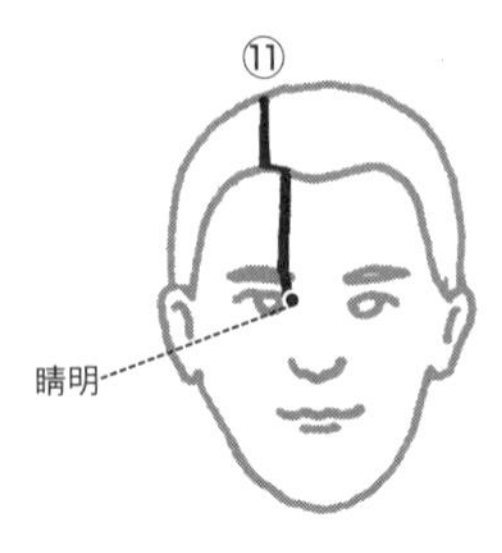

⑪＝足太陽膀胱経

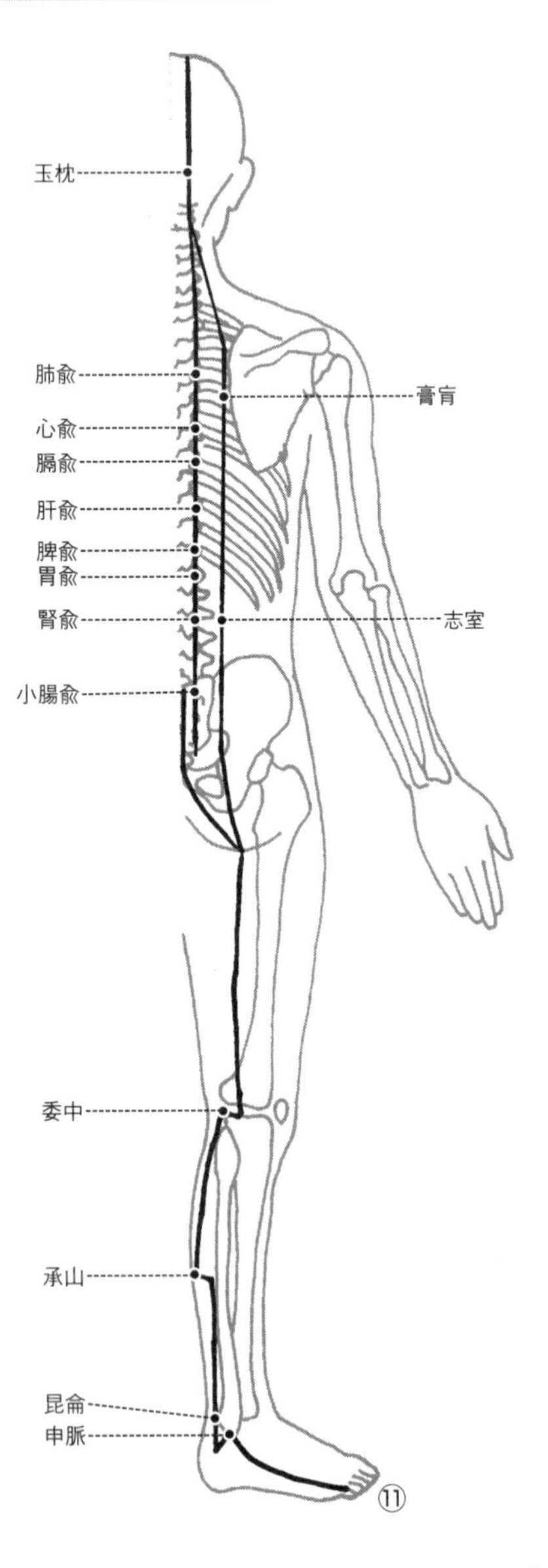

経絡・経穴図〈4〉

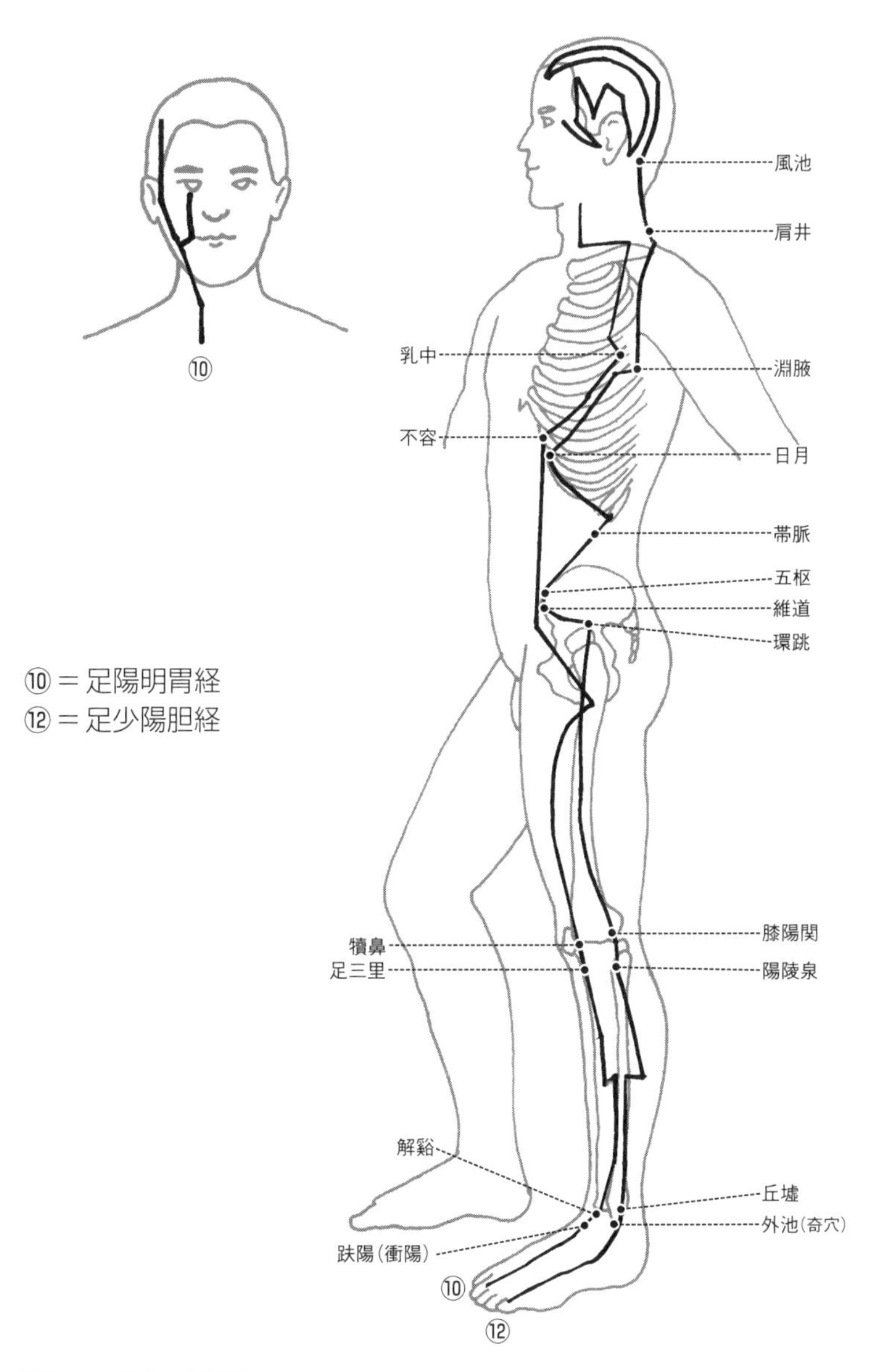

⑩
風池
肩井
乳中
淵腋
不容
日月
帯脈
五枢
維道
環跳
⑩＝足陽明胃経
⑫＝足少陽胆経
膝陽関
犢鼻
足三里
陽陵泉
解谿
丘墟
外池(奇穴)
趺陽(衝陽)
⑩
⑫

【著者プロフィール】

張 明亮◉ Zhang Mingliang
1970年、中国山西省太原生まれ。中医師、導引養生専門家、峨眉丹道医薬養生学派第十四代伝人、北京黄亭中医薬研究院創設者・院長。国家体育総局中国健身気功協会常任委員。日本峨眉養生文化研修院院長、スイス（峨眉）丹道中医学院院長、フランス東方文化伝播センター峨眉養生学院院長。フランス、スイス、ドイツ、スペイン、ポルトガル、イギリス、アメリカ、カナダなどに赴き、丹道中医学、健身気功、導引養生の普及に尽力している。国家体育総局より「健身気功普及優秀者賞」を受賞。主な著書に『二十四節気導引養生法』『五臓の音符』『気功の真髄』などがある

【訳者プロフィール】

山元啓子（やまもと・けいこ）
三重県在住。台湾大学文学部中国文学科卒業、同大学院中退。会議通訳、商業通訳、司法通訳などに携わる。また約10年間、張明亮氏の気功のセミナーの通訳やテキストの翻訳を担当。訳書に『気功の真髄』（張明亮著、角川学芸出版）がある。

峨眉伸展功　教室：http://www.emei-japan.net/
「峨眉気功への招待」

協力：一般社団法人 峨眉養生文化研修院
編集協力：鳥飼美和子
制作協力：森崎史子

峨眉伸展功
—あなたの身体を呼び覚ませ—

2016年4月15日　初版第1刷発行
2024年5月15日　初版第2刷発行

著　者————張 明亮
訳————山元啓子
発行者————野村敏晴
発行所————株式会社 ビイング・ネット・プレス
〒252-0303 神奈川県相模原市南区相模大野8-2-12-202
電話 042-702-9213　FAX 042-702-9218
装　丁————矢野徳子＋島津デザイン事務所
印刷・製本————モリモト印刷株式会社

ISBN978-4-908055-11-9 C0075 Printed in Japan